갖가지 암을 다스리는 약초와 산나물

노나무
개오동 나무라고도 부른다.
간암, 간경화에 약으로 쓴다.

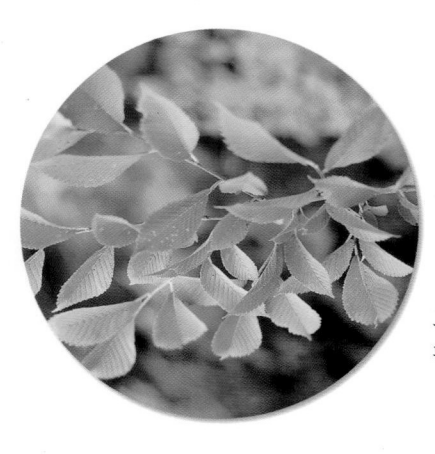

느릅나무
뿌리 껍질은 종기, 종창에 특효가 있다.

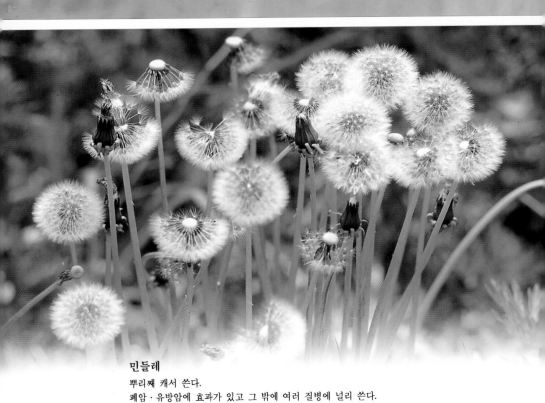

민들레
뿌리째 캐서 쓴다.
폐암 · 유방암에 효과가 있고 그 밖에 여러 질병에 널리 쓴다.

겨우살이
참나무에 기생하는 것이 약효가 높다.
암세포를 억제하고 마음을 안정시키며 뼈와 근육을 튼튼하게 한다.

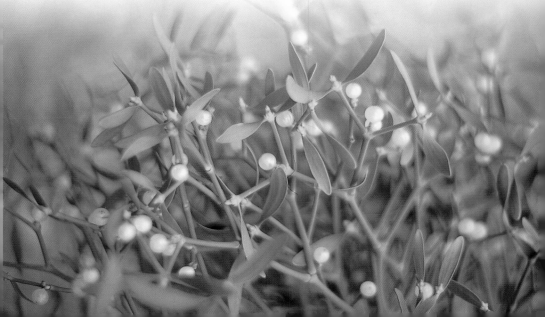

자연건강총서 1

토종의학 - 암 다스리기

자연건강총서 1

토종의학

암 다스리기

김인택, 박천수 지음

태일출판사

머리말

 이 책은 우리 겨레의 토종 의학으로 현대인의 사망 원인 1위이자 인류 최후의 난치병으로 꼽히는 암을 고치는 방법을 자세하게 적은 책입니다.

지은이는 오랫동안 암을 고치는 방법 및 예방법들을 연구해 왔습니다. 주변에서 흔히 구할 수 있으며 아무 부작용이나 독성이 없는 자연 약재나 천연 식품을 이용하여 말기암 환자들을 고칠 수 있는 방법을 찾아내는 것이 목표였고, 지금까지의 연구 결과 아직 미흡하긴 하지만 여러 좋은 결과를 얻었습니다. 각종 암으로 고통받는 환자가 큰 효과를 거두어 건강한 사람이 되는 것을 많이 경험했습니다.

이 책에는 지은이가 사용하는 암 치료법이 고스란히 자세하게 적혀 있습니다. 암을 어느 한두 가지 약물로 고치기는 어렵다고 생각합니다. 그래서 지은이는 토종 약재를 이용한 약물요법을 기본으로 쑥뜸요법, 약차요법, 체질에 따른 식이요법, 기공이나 단전호흡 등 다양한 치료법을 종합적으로 사용합니다. 이 책에 적힌 대로 충실히 실행하면 대부분의 암 환자가 암을 고치거나 호전시킬 수 있을 것입니다.

자연계에는 암을 비롯하여 어떤 병이든지 고칠 수 있는 약재가 반드시 존재합니다. 다만 사람의 지혜나 노력이 부족하여 그것을 찾아내지 못하고 있을 뿐입니다. 암을 고칠 수 있는 약은 멀리 있지 않고 가까운 곳에 있기가 쉽습니다. 이를테면 길 옆에서 자라는 천대받는 흔한 잡초에도 암을 퇴치하는 약효가 숨어 있을 수 있습니다.

지은이는 이 땅에서 자라는 모든 식물과 동물에 관심을 갖고 그 속에 숨은 약성을 찾아내는 일에 몰두해 왔고 이제 조그마한 성과를 얻었다고 자부합니다.

이 책은 암 환자를 위한 책이며 또한 암을 예방하는 데도 도움이 되는 책입니다. 암으로 고통받는 많은 분들이 이 책을 통해서 치료법을 찾고 고통에서 해방될 수 있기를 간절히 바랍니다.

1997년 3월
지은이 김인택 · 박천수

토종의학 암 다스리기 · 차례

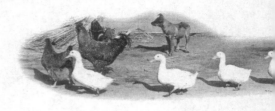

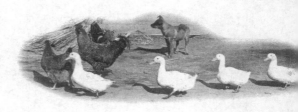

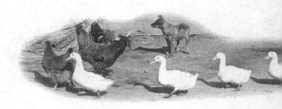

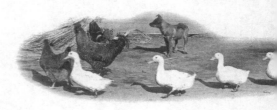

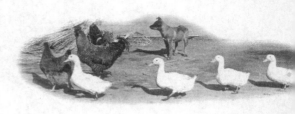

첫째 가름

자연에서 멀어지면
암이 온다

1
암에서 살아남기

암은 사람들이 제일 무서워하는 병입니다. 암에 걸리면 대부분이 목숨을 잃기 때문입니다.

암은 세상의 어떤 것보다 귀한 사람의 목숨을 가장 참혹하고 고통스럽게 빼앗아 갑니다. 암은 사람을 좌절과 절망의 수렁에 빠트려 이루 말로 표현할 수 없는 충격과 고통과 슬픔을 가져다 준 뒤에, 결국에는 목숨마저 빼앗아 가고 맙니다. 암은 가장 잔인하고도 저주스러운 질병입니다. 암으로 인해 세상에는 더 많은 한숨과 눈물과 비통함이 생겨납니다. 그러나 암은 그렇게 무서운 병인 것만은 아닙니다.

대부분의 사람들은 암을 고칠 수 없는 병으로 여깁니다. 암에 걸린 사람은 거의 다 죽었고, 또 아직 암을 고칠 수 있는 특효약은 나오지 않았기 때문입니다.

그러나 암이 고치기가 몹시 어려운 병임에는 틀림없지만, 고칠 수 없는 병은 아닙니다. 곧 난치병이기는 하지만 불치병은 아니라는 애깁니다. 지은이는 이 책에서 암은 고칠 수 있다는 확신과 암을 고칠 수 있는 방법을 아는 대로 낱낱이 가르쳐 드리려고 합니다.

지은이는 꽤 여러 해 동안 암 치료 및 예방법을 연구해 왔습니다. 그런 가운데 수많은 암 환자들을 만났고 저희가 연구해 만든 약물과 보조 치료법들을 사용해 적지 않은 사람들이 효과를 보았습니다. 물론 환자들이 다 나은 것은 아닙니다. 솔직히 말하면, 치료 도중에 죽은 사람이 훨씬 더 많을 것입니다. 목숨이 얼마 남지 않은 환자에게는 세상에 아무리 좋은 약이 있다 하더라도 소용이 없을 경우가 많습니다. 저희가 만나 치료한 환자는 대부분이, 음식을 제대로 먹지 못하고 걸음을 제대로 걸을 수 없을 만큼 병이 깊어진, 그래서 병원에서도 치료를 포기한 곧 말기 중에서도 최고 말기 암 환자들이었습니다. 이런 말기 암 환자한테는 백가지 약과 치료법이 다 효과를 거두기 어렵습니다. 이만큼 병이 깊어지면 어떤 약이나 음식도 몸에 흡수되지 않기 때문입니다.

그러나 병원에서 두 달이나 세 달밖에 살지 못할 것이니, 마음에 각오를 해 두라는 진단을 받은, 그래서 약을 주지 않으려 했지만, 간곡하게 애원하다시피 하는 바람에 마지못해 약을 주고는 약준 것을 후회했던 환자가, 한 달이나 두 달 뒤에 건강이 회복되어 찾아와서는 이렇게 좋은 약이 있는 줄 몰랐다면서 감사의 눈물을 흘리는 거짓말 같은 일이 있기도 합니다. 모든 환자에게 이 같은 기적적인 치유가 일어난다면 얼마나 좋겠습니까. 이럴 때 저희는 병을 고친 환자들 못지 않은 기쁨과 보람을 느낍니다. 사람의 목숨을 구하는 일보다 더 값진 일이 또 어디에 있겠습니까?

저희를 찾아오는 환자 가운데 백이면 구십 명은 말기암 환자들입니

다. 이미 병원에서 수술, 항암제, 방사선 치료 등을 받아 체력과 식욕이 떨어지고 몸이 많이 지친 분들이거나, 아니면 좋다는 약과 치료법들을 여러 군데 찾아다니다가 마지막으로 지푸라기라도 잡는 심정으로 오시는 분들입니다. 수술 · 항암제 치료를 받지 않고 온 환자는 백 명 중에 하나도 되지 않습니다.

저희 경험으로는 수술 · 항암제 치료를 받지 않고 온 환자가 수술 · 항암제 치료를 받은 사람보다 치료 효과가 훨씬 더 좋았습니다. 이런 환자는 거의 대부분 한 달이나 두 달쯤 지나면서 몸이 좋아지기 시작하여 서너 달 뒤면 상당히 회복됩니다. 입맛도 좋아지고 몸무게도 늘어나며 기운이 나기 시작합니다. 대부분의 종양 환자는 수술이나 항암제나 방사선 치료를 받고 나면 체력과 식욕이 저하되는 경우가 많습니다.

우리 인간의 삶의 뿌리는 먹는 것입니다.

음식이든 약이든 먹을 수 있어야 생명 유지가 가능하고 치료도 가능한 것입니다. 많은 환자들이 체력과 식욕이 떨어져 있는 상태에서 치료하려니까 여간 어려운 것이 아닙니다.

2
스스로 암 고치기

이 책은 누구든지 자기 병을 자기 스스로 고치도록 하는 데 목적을 두고 있습니다. 병은 남이 고쳐 줄 수 있는 것이 아닙니다. 스스로 고쳐야 합니다. 아무리 좋은 치료법이나 약이 있다 하더라도 환자 스스로가 병을 고치겠다는 의지와 노력이 없으면 고치기 어렵습니다. 이와는 반대로 아무리 병을 이기겠다는 의지가 강하더라도 훌륭한 치료법이나 약을 알지 못하면 이 역시 좋은 결과를 얻기 어려울 것입니다.

가장 훌륭한 치료법을 선택해서 병을 꼭 이기겠다는 신념을 갖고 최선의 노력을 기울이는 것이 암이라는 무서운 병을 이겨낼 수 있는 방법입니다.

모든 암 환자들한테 간곡하게 부탁하고 싶은 것은 너무 늦기 전에 가장 훌륭한 치료법을 찾아 치료를 받으라는 것입니다. 저희를 찾아오는 대부분의 환자들처럼 이미 아무것도 할 수 없는 상태, 죽음이 코앞에 있는 상태가 되기 전에 가장 좋은 치료법을 찾아내어 최선의 노력을 기울이라는 것입니다.

저희는 저희가 하고 있는 방법이 가장 훌륭한 치료법이라고 생각하지는 않습니다. 모든 암 환자를 다 살려낼 수 있는 그런 치료법이나 약이 있다면 그것은 가장 훌륭한 치료법이라고 자신 있게 말할 수 있을 것입니다만, 그렇게 되기까지에는 아직 멀었고 다만, 지금까지 암 환자들을 치료해서 적지 않은 효험을 얻었기에 좋은 치료법으로 입증된 방법들을 낱낱이 세상에 알려 모든 사람과 지식을 공유하려고 합니다.

저희의 치료법은 철저한 자연 요법이라 할 수 있습니다. 사람이 자연과 멀어졌기 때문에 병이 왔고, 그 병을 고치기 위해서는 자연으로 돌아가야 한다는 것이 지은이들의 신념이자 치료 원리입니다. 자연에는 모든 병을 고칠 수 있는 힘이 감추어져 있고 사람은 그것을 찾아내어 잘 활용만 하면 세상의 어떤 병이든지 고칠 수 있습니다. 가장 위대한 의사는 언제나 자연입니다. 또한 자연은 가장 위대한 스승이며 영원불멸의 진리를 담고 있는 경전이기도 합니다. 인간의 오만하고도 보잘것없는 지식을 버리고 대자연과 하나 되어 그 섭리를 몸에 받아들이면 병은 저절로 물러가게 마련입니다.

3
자연에서 멀어지면 암이 온다

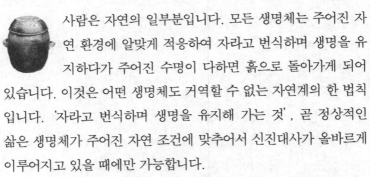 사람은 자연의 일부분입니다. 모든 생명체는 주어진 자연 환경에 알맞게 적응하여 자라고 번식하며 생명을 유지하다가 주어진 수명이 다하면 흙으로 돌아가게 되어 있습니다. 이것은 어떤 생명체도 거역할 수 없는 자연계의 한 법칙입니다. '자라고 번식하며 생명을 유지해 가는 것', 곧 정상적인 삶은 생명체가 주어진 자연 조건에 맞추어서 신진대사가 올바르게 이루어지고 있을 때에만 가능합니다.

그러나 정상적인 삶을 살던 생명체가 어떤 비자연적인 원인으로 인하여 신진대사에 탈이 나면 정상적인 기능을 잃고 질병에 걸리게 됩니다. 질병은 자연스러움, 곧 자연을 벗어난 것에 대한 필연적인 결과입니다. 모든 생물은 자연을 벗어나면 병이 오게 되어 있습니다.

한 그루의 나무가 나서 번식하고 자라는 데에는 오염되지 않은 자연 그대로의 환경이 필요합니다. 곧 맑은 물과 기름진 흙, 깨끗한 공기와 따뜻한 햇빛 같은 것들이 나무가 자라는데 반드시 필요한 조건입니다. 이들 중 한 가지라도 잘못되어 환경이 바뀌면 나무는 병들거나 죽어 버리게 됩니다.

　나무뿐만 아니라 지구에 있는 모든 생명은 나름대로 생존에 꼭 필요한 조건이 있고, 이 조건이 자연계의 법칙이 아닌 다른 힘으로 인해 파괴되었을 때에는 하나같이 병이 들거나 목숨을 잃게 되어 있습니다. 이처럼 자연계의 법칙을 벗어난 것은 모두 병이 들거나 죽게 되어 있습니다.

4
사람은 자연계의 암

지금은 세상의 거의 모든 것이 병들어 있습니다. 세상에 병들지 않은 것을 찾아보기가 힘들 지경입니다. 하늘도 땅도 땅에서 나는 산물도 모두 병이 들어 있습니다. 흙과 물과 공기도, 생명 있는 것과 생명 없는 것이 모두 병들어 있습니다. 영국의 시인 엘리어트의 말대로 이 지구는 '죽어 가는 것들로 모인 하나의 거대한 병원'과 같습니다.

사람의 손에 더럽혀지지 않은 자연, 태고의 순수함과 아름다움을 지닌 자연은 이제 어디에도 존재하지 않습니다. 사람들은 그 어머니인 지구를 더럽혀 놓았습니다. 이 세상은 사람이 만들어 낸 갖가지 화학 물질로 오염되어 있습니다. 사람이 만들어 낸 온갖 독물질, 이를테면 농약, 방사능, 자동차 배기가스, 공장 폐수 같은 수천 가지 독물질로 인해 이 지구의 땅과 물과 공기의 조성 성분이 모두 바뀌었습니다. 이 세상의 모든 것 가운데 가장 깊이 병든 것도 사람이고, 이 세상을 온갖 죽어 가는 것들이 모인 병원과 같이 되게 한 것도 사람입니다.

　사람이 만든 독을 먹고 지금 지구가 죽어 가고 있습니다. 땅속의 벌레도, 물 속의 고기도 산의 나무와 짐승도 하늘의 새도 죽어 갑니다. 지금 15분마다 한가지 생물이 멸종되어 가고 있다고 합니다.

　지구에는 학자에 따라 견해를 달리하지만, 대개 500만 종에서 1억 종 쯤의 생물이 있다고 합니다. 흙 1그램에도 수천만 마리의 박테리아와 곰팡이가 살고 있습니다.

　지구는 헤아릴 수 없이 많은 생명체로 가득한 곳입니다. 헤아릴 수 없이 많은 생물들이 서로 공존 공영하고 있습니다.

　그런데 사람들은 사람만의 번영과 편리를 위해 다른 생명을 죽이고 학대했습니다. 사람은 자연의 단물만 빨아먹고 돌보지 않았습니다. 사람이 땅의 학대하였으므로 땅이 저주를 받았습니다. 지금 지구 전체의 모든 생물이 병들고 죽어 가는 일은 사람의 갖가지 죄악이 축적된 결과입니다.

　지구에 사는 생명체들이 죽으면 지구는 사막이 됩니다. 지금 지구는 빠른 속도로 사막이 되어 가고 있습니다. 해마다 남한 만한 땅이 사막으로 바뀝니다. 현재 육지의 30퍼센트가 사막으로 바뀌었고 앞으로 10년 안에 육지의 40퍼센트가 사막으로 바뀔 것이라고 합니다.

　지구의 사막화는 지구의 종말, 자연의 죽음을 뜻합니다. 지금 자연의 종말은 눈앞에 다가와 있습니다. 지구의 미래를 낙관하는 생태학자는 없습니다. 자연의 끔찍하고 무서운 종말은 이미 초읽기에 들어가 있습니다. 이것은 정말 알고 싶지 않고 마주 대하고 싶지 않은 무서운 진실입니다. 이 자연의 종말을 막을 아무런 대안이 없습니다. 이제 최후의 발악만이 남아 있을 뿐입니다.

이미 순수한 의미의 자연, 백년 전에 있던 자연은 세상에 없습니다. 하늘에서 내리던 비는 예전의 비가 아닌 나무를 죽이고 바위까지도 녹이는 죽음의 산성비입니다. 우리가 한순간도 쉬지 않고 들이마시는 공기도 예전의 공기가 아니라 아황산가스, 납, 오존, 일산화탄소 따위로 오염된 독가스입니다. 물도, 흙도, 흙에서 나는 모든 산물, 이를테면 우리가 날마다 먹는 쌀, 채소, 고기 같은 것들도 순수한 자연의 산물이 아닙니다. 모든 것에 죽음의 독, 병들게 하는 물질, 발암물질이 있습니다. 자연계의 모든 것이 사람의 손에 그 화학 조성이 바뀌었습니다. 이것은 전대미문의 전 지구적 물리. 화학 실험입니다. 이미 자연은 그 오묘한 자정(自淨)능력도 스스로의 조절 능력도 잃어 가고 있습니다.

지금의 계절과 기후는 인간의 힘이 가해진 인공의 기후입니다. 이 인공의 기후가 무시무시한 폭군의 모습으로 덮쳐 들고 있습니다. 예전에 없던 가뭄, 폭우, 지진 같은 천재지변이 전세계에서 옛날보다 더 흔히, 더 강력하게 나타나고 있습니다.

프레온가스로 인한 오존층의 파괴, 이산화탄소 증가로 인한 지구 온난화, 산성비로 인한 지구의 사막화, 모든 생물체의 화학 체내 오염으로 인한 갖가지 질병의 만연, 생태계의 파괴와 흙의 죽음 이 모든 것들이 한꺼번에 나타나므로 그 어느 것 한가지도 제대로 손을 쓰지 못하고 있습니다. 특별한 - 우리가 간절히 바라는 것이기도 한 - 기적이 일어나지 않는 한 우리는 지구의 마지막 세대가 되는 운명을 타고났는지도 모릅니다.

5

환경오염으로 인한 체내오염이 암의 원인

이름난 영국의 생물학자 에드워드 윌슨은 사람을 가리켜 '자연계의 암'과 같은 존재라고 했습니다. 암세포는 주위의 정상 세포를 파괴하면서 끝없이 증식을 계속하는 특성이 있습니다. 사람은 지구의 모든 생명체들을 죽이면서 저 혼자 번성하려 합니다. 그런데 그 사람들이 이제 암으로 죽어 가고 있습니다. 사람이라는 '암'적 존재로 말미암아 지구 전체가 암이라는 회복되기 어려운 병에 걸렸습니다.

1백년 전만 하더라도 암은 매우 희귀한 병이었습니다. 암이 흔한 병이 된 것은 기껏해야 수십 년에 지나지 않습니다. 그러던 것이 지금은 가장 흔한 병이 되어 버렸고, 앞으로는 더욱 흔해져서 거의 모든 사람이 암으로 목숨을 잃게 될지도 모릅니다.

암은 매우 빠른 속도로 늘어나고 있습니다. 현재 미국과 유럽, 우리나라에서 네 사람 혹은 세 사람 가운데 한 명은 암으로 죽는다고 합니다. 암 환자는 문명이 발달한 나라일수록, 환경오염이 심한 나라일수록 더 많습니다. 우리나라는 문명이 크게 발달한 나라는 아니지만 환경 오염은 세계에서도 가장 심한 나라에 듭니다. 반대로 문명을 모르거나 거부하고 자연 속에서 사는 사람들, 이를테면 아프리카 오지의 원주민들이 암에 걸리는 일은 지극히 드물고, 암에 걸렸더라도 쉽게 나아 버립니다. 우리나라에도 수십 년 동안 산 속에서 주로 나무 열매와 풀뿌리 같은 것을 먹으며 사는 사람들이 있는데, 이 사람들은 암은커녕 어떤 병도 걸리지 않습니다.

암이 생기는 원인에 대해서 여러 가지 말이 많습니다만 아직까지 정확한 원인을 밝혀 내지 못하고 있습니다. 그러나 한가지 분명한 것은 지금처럼 공해라는 것이 없던 시절에는 암에 걸리는 사람이 극히 드물었다는 사실입니다. 그러므로 환경 파괴로 인한 공해독이 암이 생기는데 직접적이건 간접적이건 매우 밀접한 관련이 있을 수밖에 없습니다.

사람에게 암을 일으킬 수 있는 직접적인 발암 인자는 다음과 같은 것들입니다.

1) 오염된 음식물로 인한 독

농약, 살충제, 방부제 같은 화학 물질은 직접적으로 암을 일으킬 수 있는 물질입니다. 농약을 뿌리지 않고 가꾼 곡식과 과일과 채소는 찾아보기 어렵습니다. 방부제가 들어가지 않은 가공식품도 극히 드뭅니다. 우리나라의 대부분의 논과 밭은 수십년 동안 독한 농약을 쳐서 흙이 아니라 독극물 범벅으로 바뀌었습니다. 요즘 논에는 개구리, 메뚜기, 거미, 물방개, 새우 같은 벌레가 대부분 살지 못

합니다.

일부 음식에는 인체에 유해한 물질이 들었습니다. 요즘 쌀은 바구미가 먹지 않습니다. 밀가루도 그렇습니다. 수천 가지의 가공식품에 수백 가지의 농약과 화학 첨가물이 들어 있습니다. 대부분의 음식, 채소, 과일, 청량음료, 육류, 가공식품들이 그렇습니다. 믿을 수 있는 식품이 많지 않습니다. 작은 벌레나 박테리아 곰팡이 같은 것들을 죽이기 위해 만든 첨가물의 독으로 사람이 암을 비롯한 갖가지 병의 원인이 되기도 합니다. 예컨데 사람도 조금 큰 벌레와 다름없습니다. 이처럼 인체에 유해한 음식을 먹고 살면서 암에 걸리지 않는다면 그것이 오히려 이상한 것이고 비정상적인 것입니다. 암은 사람의 몸이 독극물과 온갖 썩은 것들로 가득하게 되었을 때 그 독극물과 썩은 것을 영양으로 하여 자라는 독버섯과 같은 것이라 생각됩니다.

2) 공기오염으로 인한 독

자동차 배기가스에는 여러 가지 유독 물질이 많이 들어 있습니다. 산업 공단에서 나오는 매연이나 담배 연기 속에도 온갖 발암물질이 들어 있습니다. 지금 대도시의 공기는 수백 가지의 화학 독가스로 가득한 가스실이 되었다 해도 과언이 아닐 것입니다. 농촌 역시 여름철에는 논밭에 치는 농약 냄새 때문에 코를 막고 살아야 할 지경입니다. 요즘 폐암 환자가 매우 빠른 속도로 늘어나고 있는데 이것은 대기 오염과 가장 밀접한 관련이 있습니다. 암세포는 깨끗하고 순수한 공기를 싫어합니다. 암세포는 자연 그대로의 산소, 곧 산이나 숲이 우거진 곳의 공기 속에서는 살 수가 없습니다. 더러워진 공기는 암을 비롯한 거의 모든 질병의 원인이 되기도 합니다.

3) 전자파·방사능·자외선

텔레비전이나 휴대용 전화를 비롯한 많은 전자 제품에서 나오는 전자파와 방사능, 자외선 같은 것도 암을 일으키는 직접적인 원인이 될 수 있습니다. 전자파 같은 것들은 지극히 오묘하고 정밀한 인체의 생리 체계를 혼란시킵니다. 사람의 몸은 달이나 별 태양의 변화에도 민감하게 반응합니다. 우리가 잘 알지도 못하는 먼 곳에서 발생한 작은 구름 하나가 우리나라에 거대한 태풍이 되어 닥쳐올 수가 있듯이, 몸으로 느낄 수조차 없는 전자파나 방사선 자외선 같은 것들이 치명적인 병을 가져다 줄 수 있습니다.

4) 영양의 불균형

흰쌀, 흰소금, 흰밀가루, 흰설탕 등이 암을 비롯한 갖가지 질병의 원인이라고 주장하는 사람들이 있습니다. 이들 식품들은 보기 좋고 보관하기 좋고 먹기 좋게 하기 위하여 정제한 식품들입니다. 본디 모든 곡식에는 그 곡식이 싹이 나서 자라는 데 필요한 영양 물질이 완벽하게 갖추어져 있습니다. 쌀, 밀, 보리 같은 것들이 다 그렇습니다. 그런데 사람들은 그 영양물질의 상당수를 깎아 없애 버리고 먹습니다. 소금이나 설탕도 마찬가지입니다. 소금에는 주성분인 염화 나트륨 말고도 수십 가지의 미량 원소가 달라붙어 있는데 이것을 다 깎아 없애 버리고 99퍼센트 염화 나트륨만을 남긴 것이 요즘 사람들이 대부분 먹고 있는 정제 소금입니다. 설탕도 이와 마찬가지로 본래 사탕수수의 과즙에는 당분 말고도 갖가지 성분들이 많이 들어 있는데, 그것들을 다 없애 버리고 당분만 남긴 것이 흰설탕입니다.

이처럼 사람의 손이나 기계를 여러 번 거친 가공식품들은 거의 모두 영양분이 어느 한두 가지의 성분에 편중되어 있고 나머지 미량 원소들은 결핍되어 있습니다. 화학비료나 농약을 쳐서 재배한 곡식이나 과일, 비닐 온상에서 키운 채소 같은 것들 역시 많은 영양소들이 결핍되어 있거나 인체에 유해한 화공약성 등을 함유하고 있습니다. 자연 그대로의 것이 아닌 것, 인위적인 손길이 미친 것은 무엇이건 비정상적인 것이라 할 수 있을 것입니다.

수밖에 없습니다. 요즘은 소, 돼지, 닭 같은 가축이나 온갖 물고기들을 항생제와 성장 촉진제를 먹여서 키웁니다. 그래서 1년 동안 자라야 할 짐승이 6개월이면 다 자랍니다. 비정상적인 음식을 먹고 자란 가축은 영양의 결핍으로 저항력이 몹시 약해져서 병에 잘 걸릴 수밖에 없고, 그 고기를 먹는 사람 역시 그 가축과 같이 저항력이 약해질 수밖에 없습니다. 몸에서 꼭 필요한 미량 원소는 섭취하지 않고 지방, 단백질, 탄수화물 같은 것들만 지나치게 섭취하는 까닭에 요즘 사람들은 살이 찌고 키가 크면서도 몸은 매우 허약하고 병에 잘 걸립니다. 병든 땅에서 난 병든 음식을 먹기 때문입니다. 영양의 불균형으로 인해 대사 기능에 이상이 생기면 그것이 직접적인 암의 원인이 될 수 있습니다.

둘째 가름

암을 고치는 3대 원리

1

해독

암을 치료하는 원리는 ① 몸 안에 쌓인 독풀기, ② 기운 높이기, ③ 암세포 죽이기의 세 가지입니다. 이 치료법은 자연의 원리에 따른 것입니다. 암은 몸과 마음이 갖가지 화학 물질로 인한 독과 깨끗하지 못한 것들로 가득 찼을 때 생깁니다. 온갖 독과 더러운 것들이 살과 피와 뼈에 가득하여 견디기 어렵게 되었을 때 몸의 세포 가운데 하나가 그 독과 더러운 것에도 견딜 수 있도록 몸을 변화시킨 것이지요. 사람이 세포에 꼭 필요한 것들은 주지 않고 독을 주었기 때문에 세포가 반란을 일으킨 것이 암입니다. 암세포는 더럽고 독한 환경에서는 매우 잘 자라지만 깨끗한 환경, 독이나 더러운 것이 없는 데서는 살수 없습니다. 몸을 깨끗하게 하면 암은 더 자랄 수 없게 됩니다. 그러므로 암을 퇴치하기 위해서는 암이 자라지 못하도록 환경을 먼저 바꾸어 주어야 합니다. 몸 안에 쌓인 갖가지 독과 더러운 물질을 청소하여 없애는 것, 이것을 해독이라 합니다.

　다행스럽게도 자연에는 몸에 쌓인 갖가지 공해독, 화학약품독, 방사능독, 같은 독을 풀어 주는 식품이나 약재가 많이 있습니다. 오리, 돼지, 명태, 생강, 대추, 감초, 쑥, 무, 쥐눈이콩, 잔대, 지치, 천마 같은 것들이 천연 해독약이며 식품입니다. 재래식으로 잘 담근 된장, 간장, 고추장 같은 것도 훌륭한 해독 식품이 될 수 있습니다.

　뱀에 물리거나 상한 음식을 먹고 중독 되었을 때 우리나라 동해안에서 잡아서 겨울철에 덕에 걸어 말린 명태를 몇 마리 푹 끓여 먹으면 금방 낫는 것을 경험한 분들이 더러 있을 것입니다. 농약을 마셨거나 식중독에 걸렸거나 할 때에 어성초 생즙을 마시거나, 천마 생즙을 마시면 쉽게 풀립니다. 한약재 중에는 부자나 초오, 천남성 같은 독성이 강한 것들이 더러 있는데 이것들을 잘못 먹어 중독 되었을 때에는 대개 감초와 생강을 달인 물을 마시면 풀립니다.

　오리나 거위는 몸 속에 강한 해독 능력을 지닌 동물입니다. 아무 것이나 잘 먹고 여간해서는 병에 걸리지 않습니다. 오리에게 독극물 가운데 하나인 유황을 먹이면 오리의 해독력이 더 커집니다. 유황은 보양 효과가 매우 높은 약이지만 독이 있어서 사람이 먹으면 죽습니다. 오리에게 유황을 먹이면 유황의 독성이 없어지고 약성분만 오리 몸에 남고, 오리가 본래 가진 해독 능력도 훨씬 강해집니다. 그러므로 이 오리를 약으로 쓰면 사람 몸 속에 쌓인 독을 풀 수 있습니다.

　쑥뜸 역시 몸 속을 흐르는 핏속의 더러운 것들을 걸러 내는 작용을 합니다. 기공이나 단전호흡 같은 것들도 몸 안에 쌓인 독을 풀어 밖으로 내보내는 데 큰 도움이 될 수 있습니다. 깨끗한 물과 맑은 공기, 비료와 농약을 치지 않고 가꾼 곡식, 과일, 채소, 가공하지 않은 자연 그대로의 음식 같은 것도 몸 안에 쌓인 독을 풀어내는 데 필수적인 요소입니다. 이런 좋은 해독제, 맑은 물과 공기 깨끗하고 오염되지 않은 음식들을 할 수 있는 한 많이 몸 안에 받아들여 나쁜 것들을 몰아내야 합니다. 몸 안에 본래 있던 스스로 몸을 깨끗하게 하는 능력 곧, 자정 능력을 도와줘서 암이 성장할 수 없도록 하는 것이 암 치료법의 첫 번째 원리입니다.

2
보원 · 보기

암 치료의 두 번째 원리는 보원(補元), 보기(補氣)입니다. 이는 간단하게 말하면 몸에 힘과 기운을 높이는 것을 말합니다. 모든 난치병 환자는 몸이 몹시 허약해집니다. 특히 암은 체력을 몹시 빠르게 소모시켜 탈진 상태에 빠트립니다. 암에 걸린 사람은 몸전체의 성질이 암 자체가 가진 성질을 닮아 갑니다. 곧 간에서 만드는 효소가 암 조직이 만드는 효소를 차츰 닮아 가고, 몸 전체의 구성 성분도 암 조직과 점점 같아집니다. 암에 걸리면 온몸이 암화되는 것입니다.

온몸이 암화되는 것을 막기 위해서는 몸의 기운과 기력을 크게 북돋아 줘서 몸 스스로 암과 싸워 이기도록 해야 합니다.

암 환자는 단계별로 나누어 몇 가지 온몸 증상이 나타납니다. 초기에는 몸이 쉽게 피곤해지고 몸무게가 줄고, 중기나 말기에는 얼굴빛이 나빠지고 밥맛 떨어져 음식을 제대로 먹지 못하게 되며, 얼굴의 표정이나 근육이 잘 움직이지 않아 표정이 굳어집니다. 최말기에 이르면 몸이 바싹 야위고 얼굴이 누르스름하거나 검은빛이 돌며 신체의 모든 장부의 기능이 떨어집니다.

몸에 자연의 정기가 충만하면 암에 걸리지 않고 걸렸다 하더라도 자신도 모르는 사이에 나아 버립니다. 실제로 매우 건강한 사람이 사고를 당하여 수술을 하던 중에 암이 생겼다가 나아 버린 흔적이 발견되는 수가 더러 있고, 또 어떤 경우에는 암이 자라다가 수십 년 동안 성장을 멈추어 버리기도 합니다. 몸에 저항력이 강해지면 암이 자라지 못합니다.

암과 싸우는 것은 체력입니다. 모든 신체 장부의 기능을 강하게 하여 암을 스스로 물리칠 수 있도록 하는 것이 보원, 보기의 원리입니다.

우리나라의 전통 음식과 자연 약재 중에는 옛날부터 보약으로 알려진 것들이 많이 있습니다. 이들 중에는 암세포의 기운을 억누르면서 몸의 원기를 북돋아 주는 것들이 있습니다. 이를테면 마늘은 이름난 보양 식품이며 항암 식품입니다. 마늘을 많이 먹으면 근육과 뼈, 위, 심장, 간, 폐, 대장, 신장 같은 거의 모든 장부의 기능이 강화됩니다. 옛날 이집트의 피라미드와 중국의 만리장성을 쌓던 사람들은 혹독한 노동을 견뎌 낼 수 있는 힘을 파와 마늘에서 얻었습니다. 암은 온몸을 혹사시키는 질병이고 그에 맞서기 위해서는 마늘처럼 강한 힘을 얻을 수 있는 음식과 약을 늘 섭취해야 합니다. 마늘은 암을 억누르면서 기운을 세게 하는 제일 이상적인 식품입니다.

마늘을 음식에 양념으로 넣어 먹는 것만큼으로 먹어서는 제대로 효과를 기대할 수 없습니다. 그보다 훨씬 많이 먹어야 합니다. 생마늘은 맵고 냄새가 나며 자극이 심해서 많이 먹을 수 없으나 불에 구워서 먹으면 많이 먹을 수 있습니다.

유황을 먹여 키운 오리 역시 강력한 해독 작용과 함께 몸의 기운을 크게 돋우는 작용을 겸한 약재입니다. 파, 다슬기, 자라 껍질 같은 것도 다 몸의 기운을 북돋아 주는 힘이 강한 것들입니다.

암과의 싸움은 결국 체력과의 싸움입니다. 암이 가진 파괴력보다 거기에 맞서 싸우는 힘이 더 세면 결국 이길 것입니다. 그러므로 무엇보다도 암 환자는 음식을 잘 먹어야 합니다. 잘 먹어야 힘이 납니다. 잘 먹되 자연의 정기가 많이 들어 있는 음식과 약을 먹어야 합니다.

3
해암

암 치료의 세 번째 원리는 해암(解癌) 곧, 항암 효과가
높은 식품이나 약물, 보조 요법을 써서 암세포가 자라
지 못하게 하거나 죽이는 것입니다. 이 원리는 직접적
으로 항암 효과가 탁월하면서도 독성이나 부작용이 전혀 없는 약
초들을 이용하여 암과 직접적으로 싸우게 하는 것입니다.

우리나라에는 대략 5천 가지의 식물이 자라고 있습니다. 이 5천
가지의 식물 가운데는 암세포를 직접 죽이거나, 성장을 억제하거
나, 암에 대한 저항력을 키워 주는 성분을 지닌 것들이 퍽 많습니
다. 산이나 들에서 자라는 거의 모든 식물이 항암 활성을 지니고 있
다고 해도 지나친 말이 아닐지도 모릅니다. 이들 식물체 속에는 식
물이 흙에서 영양분을 빨아올리고 식물 자체에서 광합성을 통해 합
성한 수천 가지의 성분이 들어 있습니다. 이들 성분은 인위적인 조
작이 덜 가해진 순수한 자연과 가까운 것에서 만들어진 것입니다.

이들 자연의 식물들, 산이나 들의 오염이 적거나 거의 없는 곳에 자라는 식물에는 자연의 힘과 정기가 한껏 축적되어 있습니다. 그 속에는 세상의 어떤 병이든지 고칠 수 있는 약이 반드시 있기 마련입니다. 병이 있으면 그 병을 고칠 수 있는 약이 반드시 존재합니다. 병이 흔하면 흔할수록 그 병을 고칠 수 있는 약도 흔하기 마련입니다. 암이 제일 흔한 병 가운데 하나가 되었다면 분명히 암을 고칠 수 있는 물질 또한 가장 흔한 물질 중의 하나일 것입니다.

암에 효과가 있는 것으로 알려진 식물은 수백 가지가 됩니다. 그러나 아직 사람이 그 효과를 알아내지 못한 것이 훨씬 더 많습니다. 세계에는 고등 식물이 30만종이 넘는데 그 가운데서 약효 성분을 찾아내어 의약으로 이용하고 있는 것은 5천 종도 채 되지 않습니다. 우리가 아무 생각 없이 보고 지나치는 흔한 풀들 중 하나가 암에 특효약이 될 수도 있습니다.

1) 산 속에서 풀만 먹고 뇌종양을 고친 보기

한 30대 초반의 젊은이가 뇌종양에 걸렸습니다. 혹시 병원에서 진단을 잘못한 것이 아닌가 하여 몇 군데 병원에 가서 진단을 받아 보니 모두 뇌종양이라는 판정이 나왔습니다. 그 젊은이는 수술, 항암제 요법, 방사선요법 같은 첨단 현대 의학의 치료를 거부하고 산으로 들어갔습니다. 그에게는 막대한 병원비를 감당할 방법이 없었기 때문입니다.

그는 죽기로 작정하고 소금과 된장을 한 단지씩 싸서 짊어지고 사람이 없는 깊은 산으로 들어갔습니다. 깊은 산속 맑은 샘가에 나뭇가지와 산대나무잎으로 엉성하게 간신히 비와 이슬을 막을 수 있는 움막집을 지었습니다. 죽더라도 사람이 보이지 않는 곳에서 죽어 흔적을 나타내지 않으려 한 것입니다.

그는 배가 고플 적마다 주변에 있는 풀을 뜯어먹었습니다. 양식을 지니고 가지 않았기 때문에 먹을 것이라고는 주변에 풀이나 산열매밖에 없었습니다. 그는 먹어서 독이 없을 것이라고 생각되는 것을 골라서 산나물, 풀잎, 풀뿌리 같은 것들을 된장과 함께 부지런히 먹었습니다. 이름도 모르는 풀이었지만 그것이 그의 목숨을 지켜 주었습니다.

그렇게 산에서 맑은 공기와 깨끗한 물을 마시고, 소금과 된장과 풀만 먹으며 살아가는 동안에 쇠약해진 몸은 차츰 회복되었습니다. 간신히 기다시피 해서 산에 올라올 수 있었던 몸이 마음대로 뛰어다닐 수 있게까지 되었습니다. 자신도 모르는 사이에 암이 다 나아 버린 것입니다. 그는 6개월 뒤에 매우 건강한 몸으로 산에서 내려와 10년 가까이 지난 지금까지 아무 탈없이 건강하게 살고 있습니다.

이 젊은이는 이전의 모든 생활 습관을 버리고 산으로 들어갔기 때문에 병을 고칠 수가 있었습니다. 그를 치료한 것은 자연이라는 위대한 의사입니다. 만약 그가 그대로 도시에 있었거나, 첨단 현대 의학에 몸을 맡겼다면 살아 있지 못했을지도 모를 일입니다. 산의 풀, 공기, 물이나 나무 같은 것들이 세상에서 가장 훌륭한 항암제입니다. 그가 뜯어먹은 몇 가지의 풀에만 암을 이기는 성분이 있었던 것은 아닐 것입니다.

그 젊은이는 자신도 모르는 사이에 해독, 보원·보기, 해암의 3단계 치료 원리를 실천하고 있었던 것입니다. 산의 맑은 물과 공기, 이름을 모르는 약초들의 해독 효과로 몸이 깨끗하게 되었고, 갖가지 산나물과 풀뿌리 같은 것들은 보원·보기 효과와 암을 직접 없애는 작용을 동시에 해주었습니다.

부처손, 느릅나무뿌리껍질, 겨우살이, 머위, 질경이, 조릿대, 화살나무, 짚신나물, 민들레 같은 것들은 독성이나 부작용이 없으면서도 암이나 궤양, 염증을 치료하는 효과가 높은 식물입니다. 민간에서 간혹 농촌 사람들이 느릅나무뿌리껍질이나 화살나무, 꾸지뽕나무 같은 것들을 부지런히 달여 먹고 암을 고친 사례가 있습니다. 이것들은 분명히 매우 훌륭한 항암제입니다. 아직 그 약리 작용과 성분이 완전히 규명되지 않았지만 암을 직접적으로 억제하는 것임에는 틀림이 없습니다. 이웃나라 중국에서는 항암 효과가 있는 식물 수백 가지를 가려내어 임상에 활용하여 상당한 효과를 거두고 있습니다. 여러 해 전에는 중국에 사는 한 교포 의사가 몇 가지 약초를 이용해서 말기암 환자를 90퍼센트쯤 완치시켰다는 보도가 난 적도 있습니다.

2) 쑥만 먹고 말기 위암을 고친 보기

어느 40대의 아주머니는 위암에 걸려 병원에서 두 달밖에 살 수 없을 것이라는 판정을 받았습니다. 몸은 장작개비처럼 마르고 위의 통증이 심했으며 음식도 간신히 먹는 형편이었습니다.

집에 돌아와 죽음을 기다리는 수밖에 없는 상황일 때 이웃 사람한테서 쑥을 열심히 먹으면 나을 수도 있다는 얘기를 들었습니다. 그 아주머니는 그 날부터 바구니를 들고 집 주변을 다니면서 쑥잎, 쑥뿌리를 채취하여 생즙을 내어 먹기도 하고 죽을 끓여 먹기도 했습니다. 날마다 한 광주리씩 쑥을 캐어 먹는 일이 반복되는 동안 차츰 위의 통증이 없어지고 속이 편해졌습니다. 6개월 뒤에는 수척했던 몸이 정상으로 회복되었고 병원에서 암이 없어졌다는 판정을 받았습니다.

이 아주머니의 경우도 암을 자연의 힘으로 치유한 적절한 한 보기입니다. 쑥은 아무데나 흔하여 오히려 귀찮은 풀이지만 암을 고치는 약이 될 수도 있습니다. 병원에 갈 능력이 없는 가난한 사람들이 쑥을 열심히 먹고 위암, 복통, 통풍, 자궁근종, 류마치스관절염 같은 어려운 병을 고친 예가 많이 있습니다. 최근의 연구에서도 쑥에 암세포의 성장을 막는 효과가 있다는 것이 밝혀졌습니다.

셋째 가름

암을 고치는 종합 요법

1
잘 낫는 폐암과 위암

암은 전신 질병입니다. 그러나 암이 생긴 부위에 따라서 약과 치료 방법이 약간 다릅니다. 이를테면 간암에는 간의 기능을 도와주는 약재를 위주로 하고, 폐암에는 폐의 기능을 도와주는 약재를 위주로 약재를 선택합니다.

지금까지 여러 해 동안 환자를 치료한 결과로는 폐암의 치료율이 제일 높았습니다. 대개 폐암은 치료가 가장 어려운 암의 하나로 꼽고 있지만 약물요법과 쑥뜸, 마늘과 죽염 복용, 항암 약차 복용, 난반 복용, 식이요법, 호두기름 복용 등의 여러 가지 보조 요법을 종합적으로 써 본 결과 가장 효과가 빠르고 결과도 좋은 것으로 나타났습니다.

위암, 췌장암, 백혈병, 뇌종양, 골수암, 자궁암, 유방암, 직장암, 간암 같은 다른 암도 말기에 이르러 음식을 제대로 먹지 못하고 몸이 극도로 쇠약해진 상태가 아니라면 대체로 모두 효과가 좋았습니다. 어떤 암이든지 음식을 잘 먹고 체력이 강한 사람일수록 회복이 빠르고, 몸에 힘이 없고 음식을 제대로 먹지 못하는 사람일수록 회복이 늦고 결과도 좋지 않았습니다.

암은 체력과의 싸움입니다. 조금이라도 힘이 더 남아 있을 때, 몸무게가 1그램이라도 줄어들기 전에 종합적인 자연 치료법을 시작하는 것이 좋은 결과를 기대할 수 있습니다.

2
음식을 먹지 못하면 못 고친다

밥을 잘 먹지 못하거나 몸이 몹시 쇠약해진 사람은 치료가 어렵습니다. 온몸의 기능이 약해져서 약효를 받아들일 수 없기 때문입니다. 위의 기능이 약해져서 어떤 음식도 소화시키지 못하는 상태에서는 약이나 보조 요법들이 별 효과를 못 볼 때가 많습니다.

암 절제 수술을 한 사람도 치료 효과가 훨씬 낮습니다. 암에 칼을 대는 것은 그다지 좋은 것이 아닌 것으로 여겨집니다. 수많은 환자들을 대하면서 느낀 것은, 암 수술을 받은 환자는 수술을 받지 않은 환자보다 약효도 잘 나타나지 않고 다른 보조 치료법의 효과도 훨씬 적게 나타나거나 느리게 나타난다는 사실입니다.

항암제나 방사선 치료를 받은 사람도 마찬가지로 자연 치료법으로 큰 효과를 보기 어렵습니다. 특히 항암제는 체력이 몹시 쇠약해지고 입맛이 없어지는 등의 부작용이 많이 나타납니다. 항암제의 독이 몸 안에 남아 있고, 또 항암제로 인해 몸이 극도로 허약해지거나 음식을 잘 못 먹는 사람은 자연 치료법으로는 효과가 훨씬 더디게 나타납니다.

아무리 좋은 약이 있어도 환자가 약을 받아들이지 못하면 아무 소용이 없기 마련입니다. 이미 치료 시기를 놓쳐 버린 사람에겐 어떤 치료법도 무용지물일 때가 많습니다. 암 말기에 이르러 다른 곳으로 전이되고 온몸이 암세포 가득한 상태가 되어서야 찾아오는 환자가 많습니다. 그런 상태에 이르기 전에, 이를테면 병원에서 암이라는 판정을 받고 나서 바로 몸에 힘이 웬만큼 남아 있을 때 이 책에서 권하는 자연 요법을 시작한다면 그 노력 정도에 따라서 좋은 결과를 기대할 수 있을 것입니다.

3

병은 마음 자세로 고친다

기적 같은 일이 일어나야만 암이 낫는 것은 아닙니다. 어떤 암이든지 어떤 상태에서든지 훌륭한 치료법을 찾아 열심히 따르기만 한다면 나을 가능성이 있습니다. 병은 부지런하고 낙천적인 사람이 고칠 수 있습니다. 병은 스스로 고치는 것이지 남이 고쳐 주는 것이 아닙니다. 의사는 다만 스스로 암을 고치도록 도와주는 역할을 할 수 있을 뿐입니다.

암이 낫기까지는 꽤 긴 시간이 필요합니다. 몇 달 아니, 몇 년 동안 끈질기게 싸워야만 암을 이겨낼 수 있습니다. 암을 치료하는 과정에는 번거롭고 귀찮고 고통스러운 일이 많이 있을 수 있습니다.

먼저 환자들은 대개 입맛이 없으므로 밥을 제대로 먹기 어렵습니다. 그런 상태에서 이 책에서 권하는 유황 오리가 들어간 약물, 마늘과 죽염, 항암 약차 같은 것들을 시간에 맞춰서 빠뜨리지 않고 복용하기가 쉽지 않습니다. 또 쑥뜸 요법이나 체질에 맞게 음식을 골라서 먹는 것이나 여러 가지 금기 사항을 지키기도 어렵습니다.

직장에 다니면서 약을 먹기만 하면 낫지 않겠냐는 사람도 있고, 보조 치료법들이 귀찮고 번거로우니까 그런 것들은 빼고 약만 먹으면 낫지 않겠느냐는 사람이 있습니다. 또 술이나 담배, 커피를 끊지 못하겠다는 사람도 있습니다. 성관계, 술, 담배, 돼지고기, 닭고기 같은 금기 사항을 지키지 않으면서 약을 복용하는 환자도 있습니다.

암은 스스로 고치겠다는 마음의 자세가 매우 중요합니다. 이 책을 읽고 이 책에서 제시하는 방법대로 따르기로 결심했다면 철저하게 그 방법을 따라야 효과를 기대할 수 있습니다.

대개 환자들은 귀가 얇아서 여러 가지 근거 없는 말에 현혹되기 쉽습니다. 변덕이 심해서 이 약 한번 써 보고 저 약 한번 써 보고 우왕좌왕하는 사이에 병은 돌이킬 수 없을 정도로 깊어 버리기 일쑤입니다.

열심히, 그리고 끈기 있게 꾸준히 자연 원리에 따라서 치료를 해 나가면 꼭 좋은 결과를 볼 수 있을 것입니다.

4
암 고치기의 실제

1) 유황 약오리를 이용한 약 물요법

(1) 약재의 종류와 분량

❶ 위암·췌장암·식도암

· 집오리 또는 유황을 먹여 키운 오리 2마리
· 밭마늘 굵은 것 1접, 자잘한 것 1접
· 굵은 파 25뿌리(수염뿌리를 포함한 흰 부분만 씁니다)
· 다슬기(민물 고둥) 10킬로그램
· 별갑(자라 등껍질) 3.5근(볶은 것으로)
· 행인(살구씨)   〃   〃
· 백개자   〃   〃
· 신곡   〃   〃
· 맥아   〃   〃
· 공사인   〃   〃

- 익지인   3.5근(볶은 것으로)
- 백두구   〃   〃
- 초두구   〃   〃
- 금은화(인동꽃)   〃
- 느릅나무뿌리껍질 〃
- 포공영(민들레)   〃
- 하고초   1.5근
- 생강   〃
- 감초   〃
- 대추   〃
- 산사   〃
- 목향   〃
- 석고   3.5근(소양 체질인 사람에게만 넣습니다)

❷ 폐암, 유방암, 대장암, 직장암, 자궁암, 난소암

- 집오리 또는 유황을 먹여 키운 오리 2마리
- 밭마늘 굵은 것 1접, 자잘한 것 1접
- 굵은 파 25뿌리(수염뿌리를 포함한 흰 부분만 씁니다)
- 다슬기(민물 고둥) 10킬로그램
- 별갑(자라 등껍질)   3.5근(볶은 것으로)
- 과루인(하늘타리 씨)   〃   〃
- 행인(살구씨)   〃   〃
- 백개자   〃   〃
- 신곡   〃   〃
- 맥아   〃   〃
- 민들레(포공영)   3.5근
- 백강잠   〃(생강으로 법제하여 사용)
- 석룡자   300~600그램(생강으로 법제하여 사용)
- 금은화(인동꽃)   〃
- 느릅나무뿌리껍질   〃
- 적하수오   1.5근
- 백하수오   〃
- 공사인   〃(볶은 것)
- 익지인   〃   〃
- 백두구   〃   〃
- 대추   〃
- 산사   〃
- 목향   〃
- 생강   〃
- 감초   〃
- 하고초   〃
- 석고   3.5근(소양 체질인 사람에게만 넣습니다)

❸ 신장암

· 집오리 또는 유황을 먹여 키운 오리 2마리
· 밭마늘 굵은 것 1접, 자잘한 것 1접
· 굵은 파 25뿌리(수염뿌리를 포함한 흰 부분만 씁니다)
· 다슬기(민물 고둥)   1근
· 금은화(인동꽃)   3.5근
· 느릅나무뿌리껍질   〃
· 민들레   〃
· 행인(살구씨)   3.5근(볶은 것으로)
· 백개자   〃   〃
· 신곡   〃   〃
· 백강잠   〃(생강으로 법제하여 사용)
· 석룡자   300~600그램(생강으로 법제하여 사용)
· 맥아   〃
· 구기자   1.5근
· 오미자   〃
· 산수유   〃
· 생산약   〃
· 차전자(질경이 씨)   1.5근(볶은 것으로)
· 목통(으름 덩굴)   〃
· 생강   〃
· 대추   〃
· 감초   〃
· 산사   〃
· 목향   〃
· 석위   3.5근
· 석고   3.5근(소양 체질인 사람에게만 넣습니다)

❹ 방광암, 요도암

· 집오리 또는 유황을 먹여 키운 오리 2마리
· 밭마늘 굵은 것 1접, 자잘한 것 1접
· 굵은 파 25뿌리(수염뿌리를 포함한 흰 부분만 씁니다.)
· 다슬기(민물 고둥) 10킬로그램
· 석위　　　　　3.5근
· 금은화(인동꽃) 〃
· 느릅나무뿌리껍질 〃
· 민들레　　　　　　　 〃
· 행인(살구씨)　　3.5근(볶은 것으로)
· 백개자　　　　　　 〃　　　　 〃
· 신곡　　　　　　　 〃　　　　 〃
· 맥아　　　　　　　 〃　　　　 〃
· 백강잠　　　　　　　　 〃 (생강으로 법제하여 사용)
· 석룡자　　　　　 300~600그램(생강으로 법제하여 사용)
· 구기자　　　　　 1.5근
· 오미자　　　　　 〃
· 산수유　　　　　 〃
· 생산약　　　　　 〃
· 차전자　　　　　 1.5근(볶은 것으로)
· 생강　　　　　　 1.5근
· 감초　　　　　　 〃
· 대추　　　　　　 〃
· 산사　　　　　　 〃
· 목향　　　　　　 〃
· 목통　　　　　　 〃
· 통초　　　　　　 〃
· 호장근　　　　　 3.5근
· 석고　　　　　 3.5근(소양 체질인 사람에게만)

암을 고치는 종합 요법

❺ 간암, 담낭암, 담도암, 간경화

· 집오리 또는 유황을 먹여 키운 오리 2마리
· 밭마늘 굵은 것 1접, 자잘한 것 1접
· 굵은 파 25뿌리(수염뿌리를 포함한 흰 부분만 씁니다.)
· 다슬기(민물 고둥)   10킬로그램
· 노나무(개오동나무)   3.5근
· 느릅나무뿌리껍질   〃
· 금은화(인동꽃)   〃
· 민들레   〃
· 인진쑥   〃
· 별갑(자라 등껍질)   3.5근   (볶아서)
· 행인(살구씨)   〃   〃
· 백개자   〃   〃
· 신곡   〃   〃
· 맥아   〃   〃
· 공사인   1.5근   (볶아서)
· 익지인   〃
· 백두구   〃   〃
· 초과   〃   〃
· 원시호   1.5근
· 천황련   〃
· 생강   〃
· 감초   〃
· 대추   〃
· 목향   〃
· 산사   〃
· 산머루 덩굴   〃
· 석고   3.5근 (소양 체질인 사람에게만)

❻ 백혈병

· 집오리 또는 유황을 먹여 키운 오리 2마리
· 밭마늘 굵은 것 1접, 자잘한 것 1접
· 굵은 파 25뿌리(수염뿌리를 포함한 흰 부분만)
· 다슬기(민물 고둥) 10킬로그램
· 인진쑥   3.5근
· 노나무(개오동나무)   〃
· 천궁   〃
· 당귀   〃
· 금은화(인동꽃)   〃
· 느릅나무뿌리껍질   〃
· 민들레   〃
· 행인(살구씨)   3.5근 (볶아서)
· 백개자   〃   〃
· 신곡   〃   〃
· 맥아   〃   〃
· 별갑(자라 등껍질)   〃   〃
· 과루인(하늘타리 씨)   〃   〃
· 산사   1.5근
· 목향   〃
· 하고초   〃
· 생강   〃
· 감초   〃
· 대추   〃
· 석고   3.5근(소양 체질인 사람에게만)

❼ 뇌종양

· 집오리 또는 유황을 먹여 키운 오리 2마리
· 밭마늘 굵은 것 1접, 자잘한 것 1접
· 굵은 파 25뿌리(수염뿌리를 포함한 흰 부분만)
· 다슬기(민물 고둥) 10킬로그램
· 상백피(뽕나무 뿌리 속껍질) 2.700그램
· 천마   2.100그램
· 향부자   1.020그램
· 연의 (연꽃씨)   〃
· 진피(귤껍질)   〃
· 하고초   〃
· 산조인(멧대추 씨)   〃 (검게 볶은 것)
· 소회향   675그램(약간 볶은 것)
· 소엽(차조기 잎)   675그램
· 갈근(칡뿌리)   〃
· 우슬   〃
· 적복령   〃
· 오약   〃
· 현호색   540그램
· 홍화   〃
· 생강   600그램

하루 두 번 아침저녁으로 밥먹기 30분전에 130~150밀리그램씩 복용합니다.

❽ 골수암, 골수염

- 집오리 또는 유황을 먹여 키운 오리 2마리
- 밭마늘 굵은 것 1접, 자잘한 것 1접
- 굵은 파 25뿌리(수염뿌리를 포함한 흰 부분만)
- 다슬기(민물 고둥) 10킬로그램
- 백강잠 (생강으로 법제한 것) 3.5근
- 석룡자(도마뱀) 1.5근 (생강으로 법제한 것)
- 강활   3.5근
- 우슬   〃
- 원방풍   〃
- 속단   〃
- 모과   〃
- 익모초   〃
- 천궁   〃
- 당귀   〃
- 백출   〃
- 금은화(인동꽃)   3.5근
- 느릅나무뿌리껍질   〃
- 민들레   〃
- 동송근(동쪽으로 뻗은 소나무 뿌리)   7근
- 행인(살구씨)   3.5근 (볶아서)
- 백개자   〃   〃
- 신곡   〃   〃
- 맥아   〃   〃
- 공사인   〃   〃
- 익지인   〃   〃
- 백두구   〃   〃
- 초두구   〃   〃
- 홍화씨   〃   〃
- 하고초   1.5근
- 생강   〃
- 감초   〃
- 대추   〃
- 석고   3.5근 (소양 체질인 사람에게만)

❾ 임파선암, 갑상선암, 후두암

· 임파선암 환자는 폐가 약하면 폐암 처방을, 신장이 약하면 신장암 처방을 씁니다.

· 갑상선암 환자는 폐가 약하면 폐암 처방을, 신장이 약하면 신장암 처방을 씁니다.

· 후두암 환자는 폐가 약하면 폐암 처방을, 신장이 약하면 신장암 처방을 씁니다.

좋은 약재를 구하는 요령

좋은 약재를 써야 효능이 높은 약재를 만들 수 있습니다. 품질이 나쁘거나 오염된 약재를 쓰면 병 치료에 도움이 되기는 커녕 오히려 몸에 해로울 수도 있습니다. 그러므로 약성이 높고 품질이 좋은 약재를 구하는 일은 무엇보다도 중요합니다.

지금 우리나라에 유통되고 있는 약재는 거의 대부분 중국에서 수입한 것들입니다. 값이 싸고 종류도 풍부한 중국산에 밀려 국산 약재는 거의 찾아보기도 힘든 지경이 되었습니다.

그런데 대부분의 중국산 약재는 우리나라에서 난 것에 견주어 약효가 형편없이 떨어집니다. 이것은 중국이 우리나라와는 기후와 토양이 달라서이기도 하고 또 우리나라에 들어오는 것들이 대개 오래 묵은 것들이기 때문이기도 합니다. 게다가 중국산 약재는 수입하는 과정에서 방부제, 항생제, 살충제, 살균제 같은 농약을 많이 뿌리므로 병을 고치려고 먹은 약이 오히려 목숨을 위협하는 독약이 될 수도 있습니다.

암 치료약에 들어가는 약재는 반드시 우리나라에서 난 것을 구해서 써야 합니다. 우리나라에서 난 것 중에서도 재배한 것이 아닌 자연산을 써야 제대로 효과를 기대할 수 있습니다. 공사인, 익지인, 백두구, 초과, 감초, 별갑 등 우리나라에서 나지 않는 것 몇가지를 빼고는 모든 약재를 우리나라에서 난 것을 써야 합니다. 민들레, 금은화, 오미자, 차전자 등을 중국산과 견주어 보면 우리나라에서 난 것이 약효가 거의 열 배 이상 높게 나타납니다.

직접 산에 가서 구하거나 시골에 사는 사람, 혹은 약초꾼에게 부탁해서 품질 좋은 국산 약재를 구하는 것이 병을 고치는 데 가장 중요한 것입니다. 구하기 어렵고 값이 비싸다 할지라도 우리나라에서 난 자연산 약재를 써야 암을 퇴치할 수 있습니다.

(2) 약 달이는 법

① 약 달이는 솥 준비

약재의 전체 분량이 무게로 90근이 넘으므로 매우 큰 솥이 필요합니다. 큰말로 열 말(2백 리터)넘게 들어가는 스테인레스 솥을 주문하여 만들어 쓰는 것이 약 달이기에 용이합니다. 시골 농가에서 쇠죽 끓일 때 쓰는 무쇠 가마솥을 이용할 수도 있으나 약물이 바닥에 눌어붙기 쉬우므로 가마솥 바닥에 촘촘한 쇠그물로 된 시루를 얹어 놓고 약재를 달여야 합니다.

약 달이는 솥을 만들려면 지름이 1미터 이상, 높이가 1.3미터 이상이 되게 해야 합니다. 그보다 작으면 약재를 다 넣을 수가 없습니다. 재질은 스테인레스가 좋고 무쇠나 알루미늄 같은 것은 좋지 않습니다. 약재 중에는 쇠를 꺼리는 것이 있기 때문입니다.

② 약 달이는 법

유황 약오리를 비롯한 스물 여섯 에서 서른 가지 쯤 되는 약재들을 솥에 넣고 약재 부피보다 물을 3~4배쯤 붓고 끓입니다. 장작불로 끓이는 것이 가장 좋으나 가스불로 끓여도 됩니다. 물이 끓기 시작하면 불을 약하게 낮추어 놓고 24시간쯤을 달입니다. 약한 불로 오래 달여야 약재 속에 들어 있는 약 성분이 고루 잘 우러나오게 됩니다. 센 불로 급하게 달이면 약재 속에 들어 있는 갖가지 중금속 성분이나 농약 성분이 우러나올 수도 있습니다. 옛 책에는 오동나무 숯으로 달이는 것이 가장 좋다고 하였는데 오동나무 숯불은 불힘이 약하면서도 은은하게 오래 지속되기 때문입니다.

24시간쯤을 달여 약 성분이 충분히 우러나오면 약재 찌꺼기를 건져내어 이를 짜지 말고 물만 따라서 받은 다음 은은한 불로 다시 24시간쯤 농축시킵니다. 너무 진하게 졸이면 고약 같이 되어 먹기가 불편하므로 약간 걸쭉할 정도로 달이는 것이 좋습니다.

약 달일 때 주의해야 할 것은, 약을 달이는 도중에 물이 부족하여 물을 더 부어야 할 때에는 반드시 뜨거운 물을 부어야 합니다. 찬물을 부으면 약성이 많이 줄어들게 됩니다. 물도 수돗물 같은 것은 피하고 좋은 생수나 지하수를 쓰는 것이 좋습니다.

이렇게 달인 약물을 한약 포장 팩에 담으면 120cc 짜리로 200 개쯤 됩니다. 대략 두 달쯤 먹을 분량이지요. 이렇게 포장 팩에 담은 약을 물에 넣고 30분 이상 끓여서 냉장고 또는 햇볕이 들지 않는 서늘한 곳에 두고 보관합니다. 팩에 담은 약을 다시 한번 더 끓이는 이유는 그렇게 해야 완전히 멸균되어 오래 두어도 변질되지 않기 때문입니다.

약을 달이는 데에는 정성이 많이 듭니다. 만약에 약 달이는 시간을 제대로 지키지 않거나, 방법을 정확하게 지키지 않으면 약효가 제대로 나타나지 않습니다.

큰솥을 구하기가 어려우면 작은 솥에 여러 번으로 나누어 달일 수도 있습니다. 작은 솥에 나누어 달일 때에도 마지막에 약을 진하게 농축시킬 때에는 반드시 한 군데 합쳐서 졸여야 합니다. 그러나 약재를 나누어서 달이면 대개 약효가 훨씬 줄어듭니다.

③ 약물의 보관

팩에 담은 약물은 냉장고의 냉장실에 보관하는 것이 제일 좋고 아니면 햇볕이 들지 않고 서늘한 곳에 그냥 두어도 괜찮습니다. 보존 기간이 한 달을 넘을 때에는 한 달에 한 번씩 약봉지를 물에 넣고 30분 이상 끓여서 보관합니다.

④ 석룡자와 백강잠을 법제하는 법

석룡자와 백강잠은 독이 약간 있으므로 법제해서 씁니다. 법제란 약재를 가공해서 품질을 높이며 오래 보관하게 하고 조제와 제재에 편리하게 하며 부작용과 독성을 낮추면서 치료 효능을 높이도록 하는 것을 말합니다.

약재를 법제해서 쓰는 것은 매우 중요합니다. 법제를 하지 않거나 법제를 잘못한 약재를 쓰면 약성이 나타나지 않거나 독성 물질로 인해 큰 피해를 입을 수도 있습니다. 이를테면 부자는 오래 전부터 몸을 덥게 하는 보약으로 흔히 써 온 약재입니다. 그런데 부자에는 독이 매우 센 알칼로이드가 들어 있어서 그대로 쓰면 사람이 죽을 수도 있습니다. 그러므로 옛사람들은 부자를 가공하여 포부자를 만들어 안전하게 써 왔습니다. 또 끼무릇이라 부르는 반하도 그대로 쓰면 입안의 점막이 헐어서 고생하게 됩니다. 그러므로 이 약재도 생강으로 법제를 해서 써야 합니다.

법제를 하면 약재의 성질이 달라지는 것도 있습니다. 이를테면, 지황을 보기로 들면 생지황은 열을 내리는 작용이 있어 열병을 치료하는 데 쓰고, 생지황을 아홉 번 쪄서 말리기를 반복한 숙지황은 피를 보하는 작용이 있어 보약으로 씁니다.

석룡자는 그대로 쓰면 맛이 비리고 역하여 먹기 힘들뿐 아니라 가루로 만들기도 힘듭니다. 그러나 굽거나 볶으면 맛도 좋고 가공하기에도 편리합니다. 또 무엇보다도 독을 완전히 없앨 수 있습니다.

백강잠 역시 독을 없애고 약성을 높이며 보관하기 좋게 하기 위해서는 법제를 해야 합니다.

석룡자와 백강잠을 법제하는 방법에 대해서는 옛 의학 책에 꽤 여러 가지가 나와 있으나 독을 완전히 없애려면 다음과 같이 하는 것이 가장 좋습니다.

생강을 깨끗하게 씻은 다음 3~5밀리미터쯤으로 얇게 썰어서 스테인레스로 만든 솥에 담습니다. 알루미늄이나 양은 그릇은 안 됩니다. 얇게 썬 생강을 4~5센티미터 두께로 스테인레스 솥바닥에 깔고 그 위에 석룡자나 백강잠을 얹어 놓고 뚜껑을 덮고 불을 때서 푹 찝니다. 한참 후에 생강이 타면서 연기가 나기 시작하면 석룡자나 백강잠을 꺼내어 잘 말려서 약으로 씁니다. 찔 때 불이 너무 세거나 너무 오래 찌면 백강잠이나 석룡자가 타 버릴 수도 있으므로 주의해야 합니다. 대개 30~40분쯤 찌는 것이 좋습니다. 법제하는 데 쓴 생강은 버립니다. 생강은 석룡자나 백강잠을 비롯 반하, 전갈, 지네, 복어알 같은 독성이 있는 약재를 법제하는 데 흔히 씁니다.

약을 먹는 방법

ㄱ) 복용량

처음에는 한번에 반 숟갈부터 복용하기 시작하여 몸에 흡수되는 것을 봐 가면서 차츰 양을 늘려 나갑니다. 암 환자는 대개 체력이 약해져 있고 위장 기능도 떨어져 있기 때문에 한꺼번에 많은 양을 복용하면 몸에서 제대로 흡수를 하지 못합니다. 복용량을 조금씩 천천히 늘려 나가서 한번 복용량이 반봉지(대략60~65cc)쯤 되게 합니다.

약을 먹는 중에 설사가 나거나 소화가 잘 되지 않으면 복용을 중지하고, 위장 기능이 정상으로 돌아올 때까지 하루나 이틀쯤 기다렸다가 복용합니다. 환자의 체력과 소화 능력 등에 맞추어 먹는 량을 조절하되 하루 1~3봉 범위 안에서 복용합니다. 복용량이 모든 환자한테 꼭 같이 정해진 것이 아닙니다. 소화력이 좋고 체력이 왕성한 사람은 복용량을 늘리고, 그렇지 못한 사람은 자기 소화 능력과 체력의 범위 안에서 줄여서 복용하면 됩니다.

그리고 열 다섯이 안된 어린이나 체력이 몹시 쇠약한 사람은 양을 반으로 줄여 복용합니다.

다음의 보기와 같이 복용량을 늘려 나갈 수 있습니다.

① 복용 첫날에서 2일째까지는 약 1봉지를 하루 6~7번 나누어
   복용.
② 3~5일까지는 하루 2봉지를 6~7번으로 나누어 복용.
③ 6일 이후부터는 하루 3봉지를 6~7번으로 나눠 복용.

ㄴ) 복용 시간

약은 조금씩 자주 복용하는 것이 원칙입니다. 아침, 점심, 저녁
으로 밥 먹기 30분전, 밥먹고 30분 뒤, 그리고 잠자기 30분전 이
렇게 하루 7번 복용합니다.

약물은 반드시 따뜻하게 데워서 복용해야 합니다. 찬 것을 복용
하면 위장에서 흡수가 잘되지 않습니다. 암 환자는 몸을 따뜻하게
하고, 찬 음식을 먹거나 찬바람을 쐬지 말아야 합니다. 약은 말할
것도 없고 모든 음식을 따뜻하게 해서 복용해야 합니다.

ㄷ) 약을 먹는 동안 피해야 할 것

약을 먹는 동안에는 술을 마시거나 담배를 피우지 말아야 합니
다. 돼지고기, 닭고기, 밀가루음식, 커피, 녹두, 오이, 명태, 두부,
땅콩, 갖가지 인스턴트 식품 등도 먹지 말아야 합니다. 그리고 일
체의 성행위를 해서는 안됩니다. 이같은 금기사항들을 반드시 지
켜야만 약효가 제대로 나타납니다.

2) 밭마늘·죽염 먹기

(1) 죽염

① 죽염의 기원

죽염은 천일염을 대통 속에 넣고 아홉 번을 거듭 구워서 만든 약소금입니다. 죽염은 위염, 위궤양, 장염, 장궤양 같은 갖가지 소화기관 질병과 축농증, 비염, 안질, 같은 눈코입귀의 여러 질병, 암, 당뇨와 같은 성인병, 탈모증, 습진, 화상, 상처 같은 갖가지 외과질병에 이르기까지 여러 질병에 두루 예방과 치료에 효과가 있다고 알려져 있습니다.

죽염은 우리나라의 오랜 민간요법의 전통에서 비롯된 것입니다. 본디 우리나라에서는 소금을 볶아서 쓰거나 대통 속에 넣고 한두번 구워서 체했을 때나 소화가 잘 안될 때 상처가 났을 때 지혈제나 소독제, 이를 닦는 재료 등으로 써 왔습니다. 이 민간요법은 지금도 우리나라의 여러 지방에 남아 있는데 이렇게 구운 소금을 구염(灸鹽) 또는 약소금이라 불렀습니다.

조상 대대로 전해 오던 약소금에서 단서를 얻어 이를 깊이 연구하여 지금과 같은 죽염을 개발한 사람은 1992년에 타계한 민속 의학자 인산 김일훈 선생입니다. 죽염이라는 명칭은 그가 1981년에 펴낸 책 〈우주와 신약(宇宙와 神藥)〉에 처음 나옵니다. 그후 1986년에 나온 책 〈신약(神藥)〉이 크게 호응을 받으면서 죽염이 세상에 널리 알려졌습니다.

② 죽염 만드는 법

죽염은 한반도 서해안에서 난 천일염을 세 해 넘게 자란 대를 잘라 만든 대통 속에 다져넣고 깊은 산에서 파 온 붉은 진흙으로 대통 입구를 막은 다음 쇠로 만든 가마에 넣고 소나무 장작불로 아홉 번을 구워서 만듭니다.

소나무 장작불로 한번 구우면 대는 타서 재가되고 소금은 녹으면서 굳어 하얀 기둥처럼 됩니다. 이러는 동안에 대나무 속에 들어 있던 대 기름(竹瀝)이 불기운에 밀려 소금 속으로 스며듭니다. 굳어진 소금 덩어리를 가루로 빻아 다른 대통에 넣고 굽기를 여덟 번을 거듭합니다.

한번씩 구워 낼 때마다 소금 빛깔이 차츰 회색으로 짙어지는 데 마지막 아홉 번째 구울 때에는 송진을 뿌리면서 풀무질을 하여 불의 온도를 1천도 넘게 올리면 소금이 녹아 용암처럼 흘러내립니다. 이것이 식어 굳으면 돌덩어리나 얼음 덩어리 모양이 되는데 이것을 먹기 편하도록 가루 내거나 작은 알갱이로 만든 것이 완성된 죽염입니다.

죽염을 만드는 주요 재료는 천일염, 대나무, 진흙의 네 가지입니다. 모두 우리나라에서 난 것을 써야 합니다. 그것은 우리나라 서해안에서 난 소금에 갖가지 미량 원소가 가장 많고 대나무 또한 우리나라 땅에서 자란 것이 약성이 제일 많기 때문입니다. 일본이나 중국, 대만에서 난 대는 대가 약해서 대통이 터져 버리므로 만들기도 어렵고 약효도 한결 떨어집니다.

③ 죽염이 약이 되는 원리

소금은 사람을 비롯 모든 생물체의 생리에 없어서는 안되는 중요한 물질입니다.

사람의 혈액 속에는 0.8퍼센트쯤의 소금이 들어 있지 않으면 생명을 유지할 수가 없습니다.

소금은 세포 안에서 노폐물을 밀어내고 새로운 것을 받아들이는 신진대사 작용을 촉진하고 체액의 삼투압을 일정하게 유지시키며 산과 알칼리의 균형을 이루게 합니다.

사람의 건강을 해치는 가장 큰 원인은 신진대사의 이상입니다. 신진대사가 제대로 이루어지지 않을 때 혈액이 산성으로 되고, 면역성이 떨어져서 암 같은 갖가지 질병이 생길 위험이 높아집니다. 한 실험에 따르면 병자의 환부에서 뽑아 낸 피에 소금을 넣으면 금방 피가 맑아졌다고 합니다. 소금은 혈액뿐만 아니라 위액이나 담즙 속에도 포함되어 그 기능을 돕고 있습니다.

그러나, 소금 속에는 짠 성분 말고 갖가지 미량 원소들이 많이 들어 있는데 이들 미량 원소 가운데는 간수나 비소 같은 몸에 해로운 것들도 들어 있습니다. 소금 속에 이로운 물질과 해로운 물질이 함께 들어 있는 것입니다.

문제는 소금 속에 들어 있는 해로운 성분입니다. 이 해로운 성분 때문에 '소금을 많이 먹으면 고혈압에 걸린다'는 식의 이론이 생겨났습니다. 그러나 이런 이론은 소금에 대한 편견에 지나지 않습니다.

소금의 질도 문제가 됩니다. 요즘 대부분의 사람들이 먹고 있는 소금, 이른바 정제염은 엄밀히 말해 소금이라고 할 수도 없는 화학 물질에 지나지 않습니다. 정제염은 천일염인 자연 그대로의 소금이 불결하고 맛이 없다고 하여 자연 소금에 붙은 갖가지 미량 원소들을 다 깎아 내 버리고 염화 나트륨만을 99퍼센트 넘게 농축시킨 것입니다. 꽃소금, 흰소금 따위로 부르는 정제염에는 천일염 속에 붙어 있는 여러 가지 광물질, 곧 유산 칼륨, 유산 마그네슘, 철, 요드, 금 같은 미량 원소들이 전혀 들어 있지 않습니다.

현재 세계 대부분의 나라에서 이 정제염을 먹고 있고, 정제하지 않은 소금을 먹는 곳은 아프리카의 후진국 몇몇 나라뿐입니다. 세계 대부분의 사람들이 몸에 해로운 '살인 소금'을 열심히 먹고 있는 것이지요. 이것이 무조건 소금이 몸에 해롭다는 현대 의학 상식과 편리하고 깨끗한 것만을 추구한 결과라면 참 한심한 노릇입니다.

요즘 사람들이 갖가지 질병에 잘 걸리는 것은 올바른 소금을 버려 두고, 소금이라고 할 수도 없는 화학 물질 곧 염화나트륨만을 먹기 때문입니다. 소금은 만년을 가도 썩지 않는 물질이고 또 살아 있는 세포를 썩지 않게 하는 특성을 지니고 있습니다. 그런데 요즘 사람들은 썩는 소금을 먹고 있기 때문에 허약하고 온갖 질병에 잘 걸립니다.

요즈음엔 몸에 소금이 부족하여 생기는 질병이 흔히 나타나고 있습니다. 몸 안에 소금이 부족하면 사고력이 둔해지고 나른해지며 잠이 잘 안 오는 등의 생리적 반응이 옵니다. 이같은 증상은 혈액 속에 소금이 부족하여 산소를 체내에 제대로 공급하지 못하기 때문에 생깁니다.

이뿐 아니라 소금 부족이 노인성 치매, 곧 노망의 원인이라는 발표가 있고, 또 몸 안의 염분이 부족하면 암에 쉽게 걸린다는 보고도 있습니다.

죽염은 천일염 속에 들어 있는 독을 높은 열로 태워 없애고 대나무와 소나무, 황토흙 속에 들어 있는 유익한 성분을 높은 열 속에서 합성한 것입니다. 그러므로 죽염은 몸에 가장 이로운 소금이라 할 수 있습니다.

죽염은 소금이 본디 지니고 있는 특성, 곧 모든 세포가 썩지 않도록 하는 성질을 훨씬 높인 소금입니다. 모든 생명체는 몸 속에 짠 성분이 모자라면 질병에 대한 내성이 약해져 쉽게 병에 걸리게 되는데, 죽염은 바로 이 짠 성분 곧 염성을 보충하여 갖가지 염증이나 질병을 예방하는 효과가 있습니다.

죽염이 지닌 가장 뛰어난 약성은 탁월한 염증 치료 효과입니다. 위염, 위궤양, 십이지장궤양, 대장염, 대장 궤양, 같은 갖가지 염증과 궤양에는 놀랄 만큼 뛰어난 효력이 있습니다. 죽염은 암세포를 직접 파괴하거나 암세포의 성장을 억제하는 효과도 있습니다. 암 환자들에게 보조 치료법으로 죽염을 복용하게 하였더니 치료가 더 빨라졌습니다. 이는 죽염의 강한 염증 치료 작용과 항균 작용, 면역 증강 작용 때문인 것으로 생각됩니다.

④ 죽염을 먹는 법

암 환자는 죽염을 수시로 먹는 것이 좋습니다. 죽염 속에 들어 있는 갖가지 미량 원소들이 신진대사를 좋게 하고 신체 내의 자연 치유력을 높여 줍니다.

죽염은 엷은 회색에 약간 달걀노른자 맛이 나는데 처음 먹는 사람은 몹시 짜서 먹기가 불편하고 또 구토를 하는 사람도 있습니다.

그러나 습관이 되면 죽염 특유의 맛을 느낄 수 있게 됩니다.

죽염을 먹는 제일 좋은 방법은 쌀알만한 크기로 입에 물고 침으로 녹여 천천히 삼키는 것입니다. 이렇게 먹기를 처음에는 틈나는 대로 하루 5~10번 복용하다가 차츰 양을 늘립니다. 항암차 또는 생강과 감초를 각각 반씩 넣고 차를 끓여서 그 찻물과 함께 찻숟가락으로 죽염 한 찻숟가락씩 먹어도 됩니다. 약국에서 쉽게 구할 수 있는 활명수나 위청수, 까스명수와 같은 드링크제와 함께 복용할 수도 있습니다.

수시로 죽염을 먹는 것 말고 모든 음식의 간을 죽염으로 맞추어 먹는 것이 좋습니다. 이를테면 김치, 간장, 된장, 고추장을 담글 때 소금 대신 죽염을 쓰고, 국이나 찌개 반찬 등의 간을 맞추는데 죽염을 쓰는 것입니다. 죽염은 암 치료의 보조 요법으로 상당한 효과가 있습니다.

신장병 환자는 복용 중에 몸이 붓거나 하면 복용량을 줄이고, 고혈압 환자도 혈압이 높아지지 않는 범위 내에서 적절하게 복용량을 조절합니다. 신장병이나 고혈압이 있는 환자는 죽염을 너무 많이 복용하지 않도록 주의해야 합니다.

(2) 밭마늘과 죽염을 함께 복용

마늘은 모든 식품 가운데서 제일 높은 항암 효과를 지니고 있으면서도 아울러 보양 효과와 염증 치료 효과가 탁월한 식품입니다. 이 마늘과 죽염의 약성이 서로 합해지면 항암 효과, 염증치료 효과가 높아질뿐더러 체력을 늘리는 효과도 훨씬 높아집니다.

마늘을 죽염과 함께 먹는 가장 좋은 방법은 마늘을 불에 구워서 죽염에 찍어 먹는 것입니다. 마늘은 반드시 밭에서 키운 것이어야 합니다. 논에서는 대개 농약을 많이 치는데, 마늘은 농약 속의 수은 성분을 흡수하는 성질이 있어서 좋지 않다고 합니다. 마늘 뿌리 부분에 붉은 황토가 붙어 있는 것은 밭마늘로 보아도 무리가 없을 것입니다. 대개 논바닥이 붉은 흙으로 남아 있는 일은 드물기 때문입니다.

생마늘은 자극이 심하여 많이 먹을 수도 없고 냄새도 많이 나지만, 마늘을 구우면 매운맛과 특유의 냄새가 휘발되어 없어집니다.

마늘의 냄새 성분은 알리신 이라고 하는 단백질 성분입니다. 마늘 속에는 알리나제라고 하는 효소가 들어 있는데 이 알리나제가 산소와 접촉하면 알리인 알리신으로 변하여 마늘 특유의 냄새를 내는 것입니다.

알리나제 성분은 열에 매우 약해서 가열하면 몇 분 사이에 파괴됩니다. 마늘을 익히거나 알루미늄 호일에 싸서 굽거나, 전자레인지에 넣으면 냄새가 나지 않게 되는 것은 이 때문입니다. 그러나 마늘을 먹을 때 냄새가 나지 않더라도 알리인은 몸 안에서 알리신으로 바뀝니다. 그것은 우리 몸 안에 있는 비타민 B6이 알리나아제의 기능을 대신하기 때문입니다. 익혀서 알리나아제가 없어져도 마늘의 알리인은 몸 안에서 천천히 알리신으로 변해서 그 효력을 나타냅니다. 그러므로 마늘을 익혀 먹어도 그 약효에는 변화가 없습니다.

마늘 굽는 법

마늘을 굽는 방법에는 여러 가지가 있습니다. 어떤 방법으로든지 말랑말랑하게 완전히 푹 익히면 됩니다.

① 잿불 속에 마늘을 통째로 넣고 완전히 익힌다.

② 가스 오븐이나 전자렌지에 마늘을 껍질을 까지 말고 쪽을 내어 넣어 익힌다.

③ 마늘을 쪽을 내어 껍질 채 프라이팬에 넣고 뚜껑을 덮은 다음 은은한 불로 푹 익힌다.

④ 마늘을 껍질을 까서 증기로 푹 찐다.

위의 방법 중 어떤 방법으로 하던지 상관없습니다.

마늘 먹는 법

말랑말랑하게 잘 익힌 마늘을 질 좋은 죽염에 찍어서 먹습니다. 처음에는 하루 1~2통을 2~3번에 나누어 복용하고, 차츰 양을 늘려 몸에 적응이 되면 하루 10통 이상씩 먹는 것이 좋습니다.

마늘은 많이 먹을수록 좋습니다. 차츰 양을 늘려서 습관이 되면 하루 20통 이상 먹어도 부작용이 없습니다. 그러나 갑자기 한꺼번에 많은 양을 먹으면 소화 장애가 생길 수도 있으므로 차츰차츰 양을 늘려 나가야 합니다. 마늘은 체질에 상관없이 모든 사람한테 다 잘 맞는 식품이며, 항암 효과, 항균 작용, 이뇨 작용, 면역 증강 작용, 강심 작용이 뛰어나고 쇠약한 체력을 회복시키는 데 더할 나위 없이 좋은 보약입니다.

이밖에 마늘을 음식을 조리할 때 양념으로 많이 넣어서 먹고, 국이나 찌개를 끓일 때에도 듬뿍 넣어 먹는 식으로 여러 가지 방법으로 마늘을 많이 섭취하는 것이 좋습니다. 마늘을 많이 복용하면 분명히 암 환자의 회복 속도가 빨라집니다. 위암이나 장암 초기 환자가 구운 마늘과 죽염 유근피 달인 물을 꾸준히 먹고 완전히 나은 사례도 있습니다. 암환자는 마늘을 부지런히 먹는 것이 매우 중요합니다.

3) 호도 기름 먹기

호도 기름은 기침을 멎게 하는데 좋은 효과가 있습니다. 기관지 천식으로 숨이 차고 기침이 나서 눕지 못할 때와 폐렴, 폐암 등으로 인한 심한 기침에 호도 기름이 좋은 약이 됩니다.

폐암의 주요 증상 중의 하나가 기침인데 이 기침은 매우 완고하여 기침약을 먹어서는 낫지 않습니다. 이럴 때 호도 기름을 복용하면 기침이 차츰 순해지고 목이 부드러워지면서 차츰 기침이 멎게 됩니다.

호도는 식료품 보약입니다. 특히 폐와 신장에 좋은 것으로 알려져 있지요. 옛날부터 신장이 허해서 생기는 요통이나, 폐와 신장이 허약해서 생기는 기침, 유정, 음위증 등을 치료하는 약으로 썼고, 또 몸이 허약할 때 보약으로 많이 썼습니다. 호도를 오래 먹으면 살이 찌고 힘이 생기며 피부가 고와지고 머리칼이 까맣게 된다고 합니다. 또 호도살이 사람의 뇌처럼 생겼기 때문에 호도를 먹으면 머리가 좋아진다고 합니다.

호도의 약성에 대해 〈동의학사전〉에는 이렇게 적혀 있습니다.

"맛은 달고 성질은 따뜻하다. 폐경, 신경에 작용한다. 신과 폐를 보하고 머리칼을 검게 하며 천식을 낫게 한다. 호도 기름은 동맥이 굳어지는 것을 막는다. 신이 허하여 허리가 아프거나 다리가 연약한데, 천식(폐신허증), 머리칼이 일찍 희어지는데, 연주창 등에 쓴다. 일반 보약으로 몸이 허약한 데도 좋고 동맥경화증을 예방하는 데도 쓸 수 있다. 하루 9~18그램을 달임약, 알약, 가루약 형태로 먹는다. 외용약으로 쓸 때는 짓찧어서 붙인다. 폐열로 기침하는 데는 쓰지 않는다. 호도나무 잎은 이슬, 옴, 등에 달여 쓰며 호도 껍질은 약성이 남게 태워서 자궁출혈, 젖알이, 옴 등에 쓴다. 호도나무 가지는 연주창, 옴에 호도 기름 촌충 구제약으로 쓴다. 호도나무 뿌리는 보기약, 늙은이 이쏘기 약으로 쓴다."

호도에는 기름이 50~60퍼센트, 단백질이 18퍼센트, 탄닌이 0.8~4.5퍼센트, 펜토잔이 1~15퍼센트 들어 있습니다. 이밖에도 당분, 무기질, 마그네슘, 망간, 인산칼슘, 철, 비타민 A, B, C, E등이 풍부하게 들어 있습니다.

〈의학 입문〉이라는 책에는 호도살의 쭈그러진 모양이 폐의 모양과 비슷하므로 폐를 수렴시키는 작용이 있어 폐기로 숨이 가쁜 것을 치료하고 신을 보하고 허리가 아픈 것을 멎게 한다고 적혔습니다.

호도는 장을 부드럽게 하는 효과가 있으므로 변비 치료에도 좋습니다. 특히 노인성 변비나 앓고 난 뒤에 오는 변비, 간과 신장이 허약하여 오는 변비에 마자인, 육종용과 함께 쓰면 효과가 매우 좋습니다. 암 환자는 변비로 애를 먹을 때가 많은데 이럴 때에도 호도 기름이 도움이 됩니다.

호도 기름 짜는 법

호도에는 약간의 독이 있으므로 법제를 해저 기름을 짜야 합니다. 호도 속껍질에는 독이 있다고 하여 〈동의보감〉이나 〈향약집성방〉, 〈제중신편〉같은 옛날 책에는 속껍질을 벗겨 내고 약으로 써야 한다고 했습니다. 그러나 호도의 속껍질을 벗겨 내기란 쉬운 일이 아닙니다.

호도는 쌀뜨물로 법제합니다. 쌀뜨물로 법제하는 약재로는 호도 말고도 고삼, 사삼, 도라지 같은 것들이 있습니다. 호도를 법제하여 기름을 짜는 방법은 다음과 같습니다.

밥솥에 쌀을 씻지 않은 채로 1킬로그램쯤 넣고 물을 쌀 량의 3~4배쯤 부은 다음 열을 가하여 끓입니다. 쌀 물이 끓기 시작하면 호도살 2킬로그램을 베주머니에 싸서 쌀물에 푹 잠기게 넣어 푹 삶습니다. 완전히 익은 뒤에 누렇게 변한 밥과 밥물은 버리고 호도 살만을 꺼내어 햇볕에 말립니다.

이와 같은 방법으로 세 번을 법제해야 호도의 독성이 완전히 없어집니다. 반드시 한번 법제할 때마다 쌀을 바꿔야 합니다. 또 이렇게 법제한 호도살을 살짝 볶아서 기름 짜는 기계로 기름을 짜거나 기름집에 가서 기름을 짜서 약으로 씁니다. 호도 기름은 폐암으로 인한 심한 기침, 천식, 어린이 폐염 등 갖가지 기침 증상에 탁월한 효과가 있습니다.

호도 기름 먹는 법

처음에는 찻숟갈로 반숟갈에서 한 숟갈씩 하루 세 번에서 다섯 번씩 복용하다가 차츰 양을 늘립니다. 한꺼번에 많이 먹으면 소화

기능에 이상이 올 수 있으므로 차츰 양을 늘려 나가는 것이 중요합니다.

호도 기름은 산화하여 변질되기 쉬우므로 마개를 꼭 막아서 어둡고 서늘한 장소에 보관하고, 오래 보관하려 할 때는 기름병을 소금 속에 묻어 두는 것이 좋습니다.

4) 난반 먹기

난반은 종양을 없애고 새살을 나오게 하는 약

난반은 백반을 오래 구워 가루 낸 다음 오골계 흰자위를 섞어 반죽하여 만든 약입니다. 난반은 갖가지 궤양과 염증, 종양을 치료하는 효과가 탁월합니다.

백반은 옛날부터 악창, 종양 같은 것을 치료하는 약으로 써 왔습니다. 〈동의보감〉에는 백반의 약성에 대해 이렇게 적혔습니다.

"성질은 차며 맛은 시고 떫으며 독이 없다. 담을 삭히고 이질을 멎게 하며 음식창과 악창을 낫게 하고 코의 군살을 없애고 갑자기 목구멍이 막힌 것을 낫게 한다. 뼈와 이빨을 튼튼하게 하며 나력, 서루(鼠瘻), 옴 등을 낫게 한다... 여러 가지 헌 데를 낫게 하는데 궂은 것을 없애고 새살이 돋아나게 하는 좋은 약이다."

백반은 습기를 제거하는 작용이 있습니다. 백반을 물에 풀어 종이에 글을 쓰면 그 물기가 마를 때부터 그 글씨에 물이 묻지 않습니다.

백반은 명반석이라는 광석물을 정제하여 만든 것으로 분자 구조

식은 (K2SO4 AL2(SO4) 324H2O)입니다. 명반석을 캐내어 잡질을 골라내고 물에 풀어서 거른 다음 끓였다가 식히면 불규칙한 모양의 결정이 생깁니다. 이 결정을 모아서 말린 것이 백반입니다. 요즘은 유산 알루미늄과 유산칼륨 같은 것으로 합성하기도 합니다. 백반의 성분은 칼륨, 알루미늄의 유산염 복합염으로 적은 양의 철과 칼슘도 들어 있습니다.

백반은 그대로 약으로 쓰기도 하지만 대개 구워서 고백반으로 만들어 씁니다. 고백반으로 만들면 백반 본래의 성질인 수렴 작용이 훨씬 세어집니다.

난반 만드는 방법

난반을 만들기 위해서는 먼저 백반을 구워 고백반을 만들어야 합니다. 백반을 가열하면 자체의 결정수로 인하여 녹습니다. 대개 섭씨 920도에서 녹으며 섭씨 1000~1600도에서는 결정수가 완전히 증발되어 가볍고 퍼석퍼석한 덩어리가 됩니다. 고백반을 만드는 방법은 다음과 같습니다.

백반을 스테인레스 그릇에 넣고 가열하면 곧 녹아서 부글부글 끓습니다. 이때 고약한 냄새가 나므로 반드시 집 바깥에서 작업을 해야 합니다. 24시간쯤 계속 끓이면 백반의 물기와 독기가 다 날아가고 흰 잿빛을 띠면서 마치 벌 둥지 모양으로 퍼석하게 굳습니다. 이때 한 번 뒤집어서 끓여 물기를 완전히 날아가게 한 다음 퍼석퍼석하게 굳은 것을 꺼내어 식혀서 가루를 만든 것이 완성된 고백반입니다.

난반은 이 고백반 가루에 오골계란 흰자위를 넣어 반죽하여 굳힌 것입니다. 만드는 방법은 다음과 같습니다.

고백반 5백 그램에 오골계란 흰자위 13개를 넣고 반죽하면 백반과 오골계 흰자위의 단백질과 서로 화학반응을 일으켜 뜨겁게 열이 나면서 굳어집니다. 이때 계란의 크기에 따라서 반죽이 너무 질게 될 수도 있고 되게 될 수도 있으므로 적절하게 반죽하는 요령이 필요합니다. 또 반죽할 때 열이 나서 손을 데일 수도 있으므로 고무장갑을 끼고 반죽해야 합니다. 그리고 많은 양을 한꺼번에 많이 써서 만들어야 열이 뜨겁게 나고 약효도 높아집니다. 이렇게 해서 반죽이 식은 뒤에 딱딱한 덩어리를 가루 내어 그 가루 1에 죽염 3의 비례로 섞은 것이 완성된 난반입니다.

오골계란 대신 보통 달걀이나 토종닭의 알을 쓸 수 있으나, 양계장에서 사료를 먹여 키운 닭이 낳은 계란이나 무정란은 안 됩니다. 흰자위를 고백반과 반죽해도 열이 전혀 나지 않기 때문입니다. 놓아먹인 토종 달걀은 약간 열이 나고, 오골계도 사료를 먹여 키운 것이 아니라 놓아먹인 닭이 낳은 것이라야 반죽할 때 열이 납니다.

난반 먹는 법

난반은 맛이 몹시 시고 떫어 그냥 먹기에는 불편하므로 캡슐에 넣어 먹는 것이 좋습니다. 5백 밀리그램 짜리 캡슐에 죽염과 난반을 3:1의 비율로 넣어 처음 3일 동안은 밥 먹기 전에 한 개씩 하루 세 번씩 복용하고, 3일이 지난 뒤부터는 한번에 2개씩 하루 세 번 복용합니다.

난반은 위염, 위궤양, 십이지장궤양, 구내염 등 갖가지 염증에 효과가 높을 뿐 아니라, 갖가지 암에 보조 요법으로 효과가 높습니다. 난반은 굳은 것을 무르게 하고 새살을 돋아 나오게 하는 작용이 있으므로 암 환자한테는 꼭 필요한 약입니다.

백반의 항암 효과

〈본초연의〉라는 중국 책에는 백반이 악육(惡肉)을 썩게 하고 새살을 나게 한다고 적혔습니다. 악육이란 종양이나 궤양 같은 정상적인 세포 조직이 아닌 것을 말합니다. 백반은 상당히 높은 항암 활성을 지니고 있는 약재입니다. 일본의 오사까의 한 의학 연구소에서 실험한 바에 따르면 백반의 열수 침출물이 JTC-26 암세포 억제율이 90퍼센트가 넘고 고백반의 JTC-26 암세포 억제율은 70~90퍼센트에 이른다고 했습니다. 또 중국에서도 위암과 비인암, 혀암, 등에 고백반을 써서 좋은 치료 실적을 거두었다고 합니다. 우리나라에서도 백반을 암 치료에 이용하여 상당한 명성을 얻은 사람이 있습니다.

백반은 위암, 식도암, 혀암 같은 소화기 계통의 암에 효과가 높습니다. 중국에서의 임상 경험을 보면 위암에는 고백반 9그램을 가루 내어 식초 180그램을 붓고 5분간 끓여서 맑은 웃물을 마신다고 했고 콧속에 생긴 종양에는 고백반 가루를 돼지기름에 개어 솜에 싸서 콧구멍에 넣는다고 했습니다. 또 혀암에는 백반과 동록(銅綠:구리에 파란 녹이 슨 것)각 3그램을 아픈 부위에 뿌리고 따뜻한 식초로 양치질을 한다고 했습니다.

5) 항암차 마시기

항암차는 여러 가지 약재 가운데서 독성이 없으면서 항암 효과가 높은 것들만을 모아서 한데 넣고 끓인 것입니다. 이 항암차는 암세포에 직접 작용하여 암세포의 성장을 억제하거나 파괴할 뿐만 아니라 인체의 면역 기능을 높이고 체력을 돋우는 등의 여러 가지 효과가 있습니다.

항암차의 재료 (재료는 구할 수 있는 범위 내에서 가감하여 사용합니다.)

· 느릅나무뿌리껍질 100그램
· 겨우살이 80그램
· 부처손, 또는 바위손 50그램
· 천마 50그램
· 꾸지뽕나무 〃
· 산죽 잎 〃
· 으름 덩굴 〃
· 복령 〃
· 짚신나물 〃
· 백화사설초 〃
· 오갈피나무 〃
· 화살나무 〃
· 삼백초 〃
· 생강 10쪽
· 감초 10 ~ 15쪽
· 대추 10개

위의 약재들은 감초를 빼고는 모두 우리나라에서 난 토종을 써야 합니다. 감초는 우리나라에서는 거의 생산되지 않습니다. 값이 싸다고 하여 수입산을 쓰면 거의 효과를 기대할 수 없습니다.

겨우살이는 참나무과 나무에 기생하는 것이 효과가 좋습니다. 이들 항암차 재료들의 약성에 대해서는 나중에 자세히 설명하겠습니다.

항암차 달이기와 복용법

위의 열몇 가지 재료를 스테인레스나 옹기로 된 솥에 넣고 물을 13~15리터(7~8되)쯤 붓고 열을 가하여 끓입니다. 물이 끓기 시작하면 불을 약하게 낮추어 5시간 이상 달여서 물의 양이 반으로 줄었을 때 물만 따라서 씁니다. 대부분의 약재는 오래 달일수록 약성분이 잘 우러나서 약효가 높아지므로 오래 달이는 것이 중요합니다. 꼭 같은 약재라도 오래 달일수록 약성이 더 높아집니다.

이렇게 달인 약차를 냉장고에 보관해 두고 수시로 물이나 차 대신 마십니다. 아무런 독성이나 부작용이 없으므로 많이 마셔도 탈이 나지 않습니다. 하루 3~10번쯤 자주 마시는 것이 좋습니다.

위의 적힌 분량이 4~5일쯤 복용할 양입니다. 여기에 항암 효과가 있는 다른 약재, 이를테면 천문동, 어성초, 광나무, 석창포, 바위솔, 마름열매, 일엽초, 까마중 같은 것들을 더해도 좋습니다.

6) 솔잎땀 내기

솔잎땀의 효과

솔잎땀은 솔잎을 자리 밑에 깔고 방을 뜨겁게 덥혀서 땀을 흠뻑 내는 것입니다. 솔잎땀 요법은 피부 속에 있는 염증과 병독을 몰아내고, 새살을 돋아나게 하며 근육과 뼈 오장육부의 기능을 골고루 강화하는 작용이 있습니다. 솔잎 속에 들어 있는 송진 성분이 뜨거운 열기에 증발되어 사람의 땀구멍 속으로 들어가서 여러 가지 치료 효과를 나타내는 것이지요. 암 환자는 온 전신에 독소가 퍼져 있으므로 독소를 뽑아 내고 새로운 활력을 얻기 위해서는 솔잎땀 요법을 자주 하는 것이 좋습니다. 솔잎 땀을 한번 내고 나면 어떤 사람이든지 몸이 날아갈 듯이 가벼워지는 것을 느낄 수 있을 것입니다.

솔잎땀 내는 방법

방바닥에 솔잎을 3~4센티미터 두께로 깔고 그 위에 홑이불을 덮습니다. 그런 다음 방바닥이 뜨거울 정도로 온도를 올려놓고 홑이불 위에 속옷만 입고 누워서 이불을 덮고 머리 위에도 수건을 덮어 찬 기운이 들어오지 못하게 한 다음 땀을 흠뻑 냅니다. 황토로 지은 집 온돌방에서 솔잎땀 요법을 하는 것이 제일 좋지만 방바닥 온도를 높일 수 있는 곳이라면 어디에서나 가능합니다.

솔잎 땀을 낼 때 주의해야 할 것은, 땀을 푹 내고 나서 식힐 때 갑자기 찬 곳에 나가면 안 된다는 것입니다. 갑자기 찬바람을 쐬면 한기가 몸 안으로 들어가서 도리어 몸에 해로울 수가 있습니다.

솔잎땀을 내는 가장 쉽고 간단한 방법은 솔잎을 3~4센티미터 두께로 요처럼 깔고 그 위에서 날마다 잠을 자는 것입니다. 늘 방 안에 은은한 솔내음이 가득하고, 날이 갈수록 몸이 가벼워지는 것을 느낄 수 있을 것입니다. 이것도 하기 힘들다면 솔잎을 따서 방 안에 갖다 두는 것만으로도 약간 효과를 기대할 수 있겠지요. 솔잎땀을 낼 때 사용한 솔잎은 20일에 한번씩 갈아주어야 합니다.

토종꿀을 한두 숟갈 마시고 솔잎땀을 흠뻑 내면 효과가 더욱 좋습니다. 그러나 꿀이 체질에 맞지 않은 사람도 있으므로 주의해야 합니다. 꿀을 먹고 땀을 내는 도중에 갈증이 나더라도 절대로 물을 마시면 안됩니다. 덥고 목이 마르다고 하여 찬물을 벌컥벌컥 마시는 사람이 있는데, 이렇게 하면 솔잎 땀을 안낸 것보다 오히려 몸에 더 해롭습니다.

솔잎 땀 요법은 갖가지 암뿐만 아니라 중풍, 산후풍, 간경화 등에 보조 요법으로 아주 좋습니다.

7) 체질에 맞는 음식 골라 먹기

암 환자에게는 식이요법이 매우 중요합니다. 약을 복용하는 것보다 때로는 식이요법이 더 좋은 효과를 거둘 때도 있습니다. 또 앞에서 말한 약물요법과 보조 요법들을 실시하면서 식이요법을 겸하면 치료가 훨씬 빨라질 수 있습니다. 반대로 아무리 좋은 약을 복용하더라도 식이요법을 제대로 하지 못하면 약 효과가 현저히 떨어지거나 전혀 나타나지 않을 수 있습니다.

암은 간단하게 낫는 병이 아닙니다. 암은 전신의 질병이므로 그 치료법도 한두 가지만을 고집할 것이 아니라 종합적인 방법을 써야 합니다. 다음에 소개하는 식이요법은 여러 해 동안 암 환자를 치료해 오면서 가장 좋은 효과가 있다고 여겨지는 방법을 간추린 것입니다.

밥짓기

밥은 쌀, 현미, 강낭콩, 쥐눈이콩, 조, 옥수수, 율무 등으로 잡곡밥을 지어먹거나 죽을 쑤어 먹습니다. 가능하면 천천히 오래 씹어서 먹고 배가 부르게 과식하지 않도록 주의합니다.

소금 섭취

암 환자는 질 좋은 소금을 적절히 섭취하는 것이 치료에 도움이 됩니다. 모든 반찬이나 음식을 죽염으로 간을 맞추어 먹는 것이 좋습니다. 아니면 굵은 천일염을 센 불로 한시간 이상 볶아서 씁니다. 소금을 볶을 때 유독가스가 나오므로 밀폐된 공간에서 볶지 않도록 주의하십시오.

김치를 담글 때나 채소를 절일 때, 또 간장, 된장, 고추장, 청국장 같은 장류 식품을 담글 때에도 꼭 죽염이나 볶은 소금을 사용하여 잘 숙성시킨 다음에 먹어야 합니다. 우리나라의 김치와 된장은 항암 효과가 높다고 과학적으로 입증된 세계에 자랑할 만한 식품입니다.

고기, 생선류

암환자에게 고기, 생선류가 무조건 나쁘다고 주장하는 사람도 있습니다. 그러나 필자의 경험으로는 암은 체력을 많이 소모시키는 질환이기 때문에 환자의 체력 유지를 위해서는 해독력과 보양효과가 뛰어난 오리 고기와 자기 체질에 맞는 고기, 생선류를 적절히 섭취해 주는 것이 건강 회복에 도움이 된다고 생각합니다. 단 돼지고기, 닭고기는 투병 생활 중에는 먹지 않는 것이 좋습니다.

오리탕, 다슬기(민물고동)탕

암환자의 건강 회복은 물론 일반인의 건강 유지에도 좋은 것으로 다음과 같이 만들어 먹는 것이 효과적입니다.

* 오리탕
· 오리 : 1마리(머리, 발, 간 포함)
· 마늘 : 5~20통
· 파 : 2~3뿌리
· 생강 : 적정량
· 된장, 고추장, 후추
· 머위줄기
※ 끓여서 기름을 걷어내고 드시되 식욕이 없으신 분은 국물만 드셔도 됩니다.

* 다슬기(민물고동)탕
· 다슬기 : 1그릇
· 마늘 : 5~10통
· 된장 : 적정량
· 파 : 2~3뿌리
· 생강
· 죽염
※ 탕을 만들 때 2~3시간 이상 달여서 드시되 재탕하십시오.

산나물, 야채

쑥, 달래, 냉이, 머위, 취나물, 돌나물, 두릅 같은 산나물과 표고버섯, 송이버섯, 느타리버섯 같은 버섯류는 다 암 치료에 도움이 되는 것들입니다. 어떤 암 환자는 소금 한 봉지만 들고 산에 올라가 온갖 산나물과 산야초만을 뜯어먹고 암을 고쳤습니다. 먹을 수 있는 산나물 종류를 먹을 수 있는 한 많이 먹도록 하십시오. 질병은 자연과 가장 가까운 생활로 돌아갈 때 자신도 모르는 사이에 낫기 시작합니다. 자연 속에서 자란 야생 풀이나 나무에는 사람이 키우는 채소보다 훨씬 다양한 영양 물질과 약효 성분, 그리고 생명력이 깃들어 있습니다.

무, 배추, 당근, 시금치, 양배추 같은 야채도 많이 섭취하는 것이 좋고 콩나물은 꼭 쥐눈이콩을 이용하여 생수나 지하수로 집에서 길러 먹는 것이 바람직합니다.

간장, 된장

된장이나 간장, 고추장, 청국장 같은 전통 발효 식품들은 우리 겨레의 오랜 지혜가 깃들어 있는, 세계에서도 우수한 식품입니다. 된장이나 청국장이 항암 효과가 있다는 사실은 꽤 오래 전부터 알려져 있습니다. 간장이나 된장은 상당한 해독 작용이 있습니다. 옛 의학 책에 보면 장(醬)은 여러 가지 생선이나 채소, 버섯 등을 먹고 중독된 것을 풀어 주고 또 여러 가지 약으로 생긴 열에 상한 것과 화독(火毒)을 푼다고 했습니다.

간장과 된장은 쥐눈이콩을 써서 죽염으로 담근 것이 해독력이 빼어나게 높습니다. 또 오래 묵은 것일수록 좋습니다. 암이나 갖가지 난치병을 치료하는 데 없어서는 안되는 식품이 간장과 된장입니다. 오래 묵은 간장을 생수에 타서 부지런히 먹고 간경화, 간암 등을 고친 사례가 있습니다. 잘 담근 간장, 된장이 좋은 치료약이 됩니다.

참기름, 들기름

참기름은 5장을 윤택하게 하고 간장과 신장의 기능을 도와줍니다. 들기름 역시 장을 윤택하게 하고 독을 풀어 주며 변을 무르게 해서 변비를 없애는 효과가 있습니다. 참기름과 들기름은 다 같이 성질이 더우므로 냉습으로 인한 위염, 십이지장염, 대장염 같은 질병들을 치료하고 몸을 따뜻하게 하여 오래 먹으면 추위와 더위를 타지 않고 오래 살수 있게 됩니다.

튀김이나 무침 같은 기름을 사용하는 요리에 참기름이나 들기름을 쓰는 것이 좋습니다. 변비가 있을 때에는 찰밥을 지어서 따뜻할 때에 들기름 몇 숟갈을 넣어 비벼 먹으면 변이 부드럽게 나올 뿐더러 장염이나 이질도 잘 낫습니다.

체질에 맞는 식품

체질은 사람마다 다르고 또 체질에 맞게 음식을 섭취해야 합니다. 체질에 맞지 않은 약이나 음식은 질병 치료에 도움이 별로 안 되거나 오히려 더 해로울 수도 있습니다.

체질은 네 가지로 나누기도 하고 여덟 가지로 나누기도 합니다만, 사람마다 체질이 다 다를 수 있으므로 어떤 고정된 틀을 몇 개 정해 놓고 당신 체질은 이것이니 이 체질에 이로운 음식만 섭취해야 한다고 할 수는 없는 것입니다. 여기서는 일반적인 방법대로 네 가지 체질로만 분류해서 설명하겠습니다.

ㄱ) 모든 체질에 다 좋은 식품

곡류: 쌀, 강낭콩, 메조, 옥수수, 쥐눈이콩

채소: 양배추, 푸른 상추, 시금치, 쑥갓, 가지, 아욱, 냉이, 쑥, 파슬리, 취나물, 표고버섯, 송이버섯, 우엉, 연뿌리, 마늘, 고추

과일: 토마토, 딸기, 무화과, 복숭아

고기: 바다 장어, 마른명태, 도미, 미꾸라지, 멸치

기타: 죽염, 도토리

ㄴ) 모든 체질에 다 나쁜 식품

흰설탕, 흰밀가루, 정제한 소금, 달걀 무정란, 유색 상추(푸른색
은 제외)

ㄷ) 체질에 맞는 음식 분류

소양인

■ 이로운 음식

곡물류: 쌀, 녹두, 보리, 검은팥, 통밀가루, 색이 있는 콩, 메밀 , 검정깨, 들깨

채소류: 배추, 푸른 상추, 푸른 야채, 시금치, 열무, 미나리, 샐러리, 신선초, 취나물, 오이,
　　　　마늘, 무, 연근, 토란, 우엉, 가지, 호박

과일류: 감, 곶감, 배, 포도, 참외, 수박, 딸기, 멜론, 바나나, 파인애플

고기류(생선): 오리고기, 돼지고기, 소고기, 계란, 대부분의 어패류

기타: 황설탕, 천일염, 영지

■ 덜 이로운 음식

곡물류: 찹쌀, 차조, 수수, 흰밀가루, 붉은콩, 흰콩, 율무, 참깨

채소류: 감자, 고구마, 파, 양파, 당근, 도라지, 더덕, 마, 생강, 카레, 후추, 겨자, 유색

상추

과일류: 사과, 귤, 오렌지, 레몬, 밤, 대추, 호두고기류(생선): 닭고기, 개고기, 노루고
　　　　기, 양고기, 조기

해조류: 미역, 김, 다시마

기타: 흰설탕, 흰소금, 인삼, 녹용, 꿀, 화분

소음인

■ 이로운 음식

곡물류: 쌀, 찹쌀, 차조, 통밀가루, 흰콩, 유색콩, 옥수수, 감자, 고구마

채소류: 푸른 상추, 양배추, 시금치, 파, 양파, 생강, 마늘, 고추, 취나물, 무, 연근, 우
　　　　엉, 가지, 호박

과일류: 사과, 귤, 오렌지, 토마토, 복숭아, 대추

고기류(생선): 오리고기, 닭고기, 소고기, 양고기, 염소고기, 보통 생선(조기, 명태, 멸
　　　　　　치, 도미, 바다 장어)

해초류: 미역, 김, 다시마, 파래기타: 황설탕, 천일염, 참기름, 인삼, 녹용, 꿀

■ 덜 이로운 음식

곡물류: 보리, 팥, 흰밀가루, 메밀 , 수수, 검정콩, 녹두, 율무, 검정깨, 들깨

채소류: 배추, 케일, 유색 상추, 미나리, 샐러리, 도라지, 더덕, 당근, 오이

과일류: 참외, 수박, 멜론, 감, 곶감, 포도, 밤, 잣, 배, 바나나

고기류(생선): 돼지고기, 조기, 새우, 게, 굴, 오징어, 낙지, 갈치, 고등어, 청어

기타: 흰설탕, 흰소금, 영지, 찬 음식, 얼음, 맥주, 신선초

태양인

■ 이로운 음식

곡물류: 쌀, 통밀가루, 보리, 검정팥, 검정콩, 색이 있는 콩, 호밀, 검은깨, 들깨, 메밀 ,
　　　　메조

채소류: 배추, 양배추, 케일, 푸른 상추, 푸른 야채, 취나물, 가지, 오이, 토마토

과일류: 배, 감, 곶감, 포도, 귤, 오렌지, 모과, 복숭아, 잣, 살구, 딸기, 바나나, 파인애플

암을 고치는 종합 요법

고기류(생선): 바다에서 나는 어패류, 새우 조개, 굴, 오징어, 청어, 고등어
해초류: 김, 미역, 다시마, 기타, 해조류기타: 녹차, 황설탕, 천일염

■ 덜 이로운 음식
곡물류: 찹쌀, 차조, 수수, 흰밀가루, 흰콩, 율무, 땅콩, 빨간 팥, 참깨, 참기름
채소류: 무, 당근, 도라지, 더덕, 마, 열무, 미나리, 샐러리, 유색 상추
과일류: 참외, 사과, 밤, 대추, 호두, 은행, 참외, 멜론, 수박
고기류(생선): 모든 육류
기타: 흰설탕, 우유, 계란, 기름진 음식, 흰소금, 꿀, 화분, 인삼, 녹용, 영지, 홍차

태음인

■ 이로운 음식
곡물류: 쌀, 통밀가루, 찹쌀, 차조, 수수, 흰콩, 빨간 팥, 유색콩, 율무
채소류: 감자, 고구마, 무, 당근, 도라지, 더덕, 연근, 마, 우엉, 시금치, 양배추, 푸른
상추, 취나물, 마늘, 파, 양파, 생강, 콩나물, 가지, 호박
과일류: 사과, 귤, 수박, 밤, 호두, 잣, 은행
고기류(생선): 오리고기, 소고기, 개고기, 닭고기, 여러 가지 생선(조기, 명태, 멸치,
도미, 바다 장어)
해초류: 미역, 김, 다시마기타: 황설탕, 천일염, 인삼, 녹용

■ 덜 이로운 음식
곡물류: 보리, 메밀 , 흰밀가루, 검정콩, 검정팥, 녹두, 검정깨, 들깨
채소류: 배추, 케일, 유색 상추, 미나리, 신선초, 샐러리, 숙주나물
과일류: 감, 곶감, 포도, 대추, 참외, 멜론, 모과
고기류(생선): 조개류, 게, 새우, 굴, 오징어, 낙지, 갈치, 고등어, 청어, 꽁치, 참치
기타: 흰설탕, 흰소금, 영지

체질 분류법

체질을 정확하게 분별하기는 어렵습니다. 현재 체질 분류법으로

완력 검사, 오링 테스트, 체형이나 성격을 보고 판단하는 방법, 혈액형을 보고 판단하는 방법 등이 있는데 그 중 어느 것이 가장 좋은 방법이라고 단정짓기는 어렵습니다. 체질을 판별하는 방법에 따라서 혹은 검사하는 사람에 따라서 다른 체질로 분별될 수가 있기 때문입니다.

체질 감별은 그 분야의 전문가한테 검사를 해서 알아보는 방법이 바람직합니다. 여기서는 간단하게 혈액형을 통한 감별법만 소개합니다. 한가지 일러둘 것은 이 방법이 반드시 정확한 것은 아니라는 것입니다.

■ 소양 체질

몸에 화기(火氣)는 지나치게 많고 수기(水氣)는 모자랍니다. 한마디로 열이 많은 체질입니다. 심장의 기능은 튼튼하지만 콩팥의 기능이 약합니다. 대개 혈액형이 O형인 사람이 많습니다. 공해로 인한 독에 매우 약한 편이고 간암이나 위암 환자에 소양인 체질이 많습니다. 보약으로 익모초가 좋고, 성질이 뜨거운 약재인 인삼, 부자, 초오는 좋지 않습니다.

■ 소음 체질

소양 체질과는 반대로 수기는 지나치게 많고 화기는 모자랍니다. 신장 기능은 왕성하지만 심장의 기능이 모자랍니다. 혈액형은 대개 B형입니다. 몸이 찬 편이므로 성질이 따뜻한 음식이나 약을 먹는 것이 좋습니다. 어떤 약이든 약효가 잘 나타나는 편이며, 인삼, 부자 같은 성질이 뜨거운 약재가 보약으로 좋습니다. 소음 체질은 대개 소화 기능이 허약합니다.

■ 태음 체질

음양 오행 학설로 볼 때 목기(木氣)는 지나치게 많고 금기(金氣)는 모자랍니다. 그러므로 간의 기능은 왕성하지만 폐의 기능이 약합니다. 혈액형은 대개 A형이며 폐기능이 약하므로 폐결핵, 폐암, 같은 폐질환을 주의해야 합니다. 폐암 환자의 대부분이 태음 체질입니다. 폐기능을 높이는 식품과 약재, 그리고 몸을 따뜻하게 하는 녹용이나 쑥이 보약으로 좋습니다.

■ 태양 체질
태양 체질은 매우 드뭅니다. 음양오행설로 볼 때 금기(金氣)는 지나치게 많고 목기(木氣)는 모자랍니다. 혈액형이 AB형인 사람 중에 드물게 나타납니다. 좀처럼 병에 걸리지 않으나 한 번 병에 걸리면 여간해서는 잘 낫지 않는 체질입니다.

오링 테스트 ─ 세포는 자기가 좋아하는 것을 안다.

요즈음 체질을 알아내는 방법으로 오링 테스트(O-ring test)를 흔히 씁니다. 방법이 간단하여 전문가가 아니더라도 해볼 수 있습니다.

정남향을 향해 서서 어떤 식품이나 약재를 손에 쥐었을 때 몸에 얼마나 힘이 주어지냐에 따라 체질을 알아내는 방법입니다. 대개 왼손에 식품이나 약재를 쥐고 오른손의 엄지와 검지로 동그라미를 만들어 손가락 끝을 붙여 힘을 주고 그 손가락에 걸리는 힘에 따라서 체질을 알아냅니다.

신기하게도 식품이나 약재, 사람에 따라 손가락에 주어지는 힘이 다르게 나타납니다. 이를테면 소음 체질의 사람이 쌀이나 감자를 쥐었을 때에는 힘이 세게 주어지지만 보리나 팥을 쥐면 힘이 약해집니다.

이 방법은 '같은 성질의 것은 밀어내고 반대 성질의 것은 끌어당기는' 음양의 이치를 극명하게 보여주는 자연계의 한 현상입니다. 자석과 마찬가지로 인체를 구성하고 있는 세포들은 가까이에 다가온 식품의 성질을 스스로 판별하여 온몸의 세포에 이 정보를 전달

하여 반응하게 하는 본능적인 능력을 지니고 있습니다. 세포들은 접촉을 통해서뿐만 아니라 빛, 소리, 또는 마음의 상태에 따라서 각기 다르게 작용합니다.

세포들은 자기가 좋아하는 것과 싫어하는 것에 대해 분명한 반응을 보이고 그 반응이 오링 테스트에 나타납니다. 인체의 각 세포들은 자기에게 도움이 되는 영양분과 물, 산소를 본능으로 찾고 독, 노폐물, 탄산가스 같은 것은 멀리하려 애씁니다.

세포는 자기가 좋아하는 것이 가까이 올 때 힘을 내고 싫어하는 것이 가까이 올 때 힘을 잃는다는 것이 오링 테스트의 기본 원리입니다.

이 방법은 체질을 알아내는 간단한 방법 중의 하나입니다.

8) 뜨겁지 않은 쑥뜸 뜨기

암세포는 열에 약합니다. 섭씨 42도가 넘으면 파괴된다고 하지요. 그리고 쑥은 항암 효과가 매우 높은 식물입니다. 쑥의 약성과 뜸불의 열기가 합쳐지면 암 치료에 크게 도움이 됩니다. 쑥뜸은 몸을 따뜻하게 하고 면역 기능을 높이고 혈액의 흐름을 좋게 하며 소화 기능을 좋게 하는 등 여러 가지 좋은 작용이 있습니다. 암 치료의 보조 요법으로 쑥뜸이 꼭 필요합니다. 현대 의학적인 견지에서 쑥뜸의 효과를 간략하게 정리하면 다음과 같습니다.

ㄱ) 염증을 치료한다

뜸은 암을 비롯한 갖가지 만성 질병 때 생기는 삼출액을 흡수하는 작용을 합니다. 핏줄을 확장시켜 피와 림프액의 순환을 왕성하게 하여 여러 가지 만성 질병으로 생기는 삼출액을 흡수하거나 용해를 촉진합니다. 또한 염증이 퍼지는 것을 막고 낫게 합니다.

ㄴ) 면역 기능을 높인다

뜸은 면역 기능 형성에 작용하여 항체를 늘리는 작용을 합니다. 주로 백혈구가 병균을 잡아먹는 작용을 높이고 항체 형성에도 도움을 줍니다.

ㄷ) 혈액의 흐름을 좋게 한다

뜸을 뜨면 처음에는 혈관이 줄어들었다가 나중에는 늘어납니다. 뜸의 자극이 혈관을 확장하고 혈관 벽의 투과성을 높입니다. 또 뜸을 뜰 때에 혈청 중에 말초 혈관을 줄어들게 하는 물질과 심장 기능을 촉진하는 물질이 생기며 이 물질이 얼마나 많이 생기느냐에 따라서 혈관이 줄어들거나 늘어나게 됩니다.

뜸을 뜨는 동안 혈압의 변화가 일어나는 데 뜨거움을 느낄 때는 혈압이 올라가고 뜨거운 자극이 없어지면 혈압이 내려갑니다.

관원혈에 뜸을 뜨면 다리의 동맥이 넓어져서 혈액순환이 크게 향상되는 것이 실험 결과 확인되었습니다.

ㄹ) 소화 기능을 좋게 한다

뜸은 소화기 계통의 모든 질환에 좋은 효과가 있습니다. 뜸은 위장 운동이 너무 심할 때에는 줄어들게 하고, 부족한 때에는 위운동을 늘어나게 합니다.

만성 소화기 질환을 뜸으로 치료하였더니 만성 위염과 위궤양에는 치료 성적이 72.4퍼센트였으며 위하수에는 치료 성적이 87퍼센트였다고 합니다. 뜸으로 위암이나 췌장암 같은 암을 고친 사례도 여럿 있습니다. 또 뜸을 뜨면 담즙도 많이 생긴다고 합니다.

ㅁ) 내분비선 기능을 조절한다

뜸은 신경계통과 내분비선 기능을 조절하여 진정 작용, 진통 작용을 합니다. 뜸은 교감신경 계통을 긴장시켜 갑상선 호르몬이 잘 분비되게 하고 심장 박동을 강화하여 혈액순환이 잘되게 합니다.

또 뜸은 통증을 느끼는 신경의 흥분을 억제하고 말초신경을 자극하여 독을 풀어 주기 때문에 통증을 멎게 하거나 완화합니다.

ㅂ) 백혈구나 적혈구를 크게 늘린다

뜸은 피의 조성 성분에 뚜렷한 영향을 뜸을 뜬 후 약 5분 사이에 백혈구가 늘어나기 시작하여 1~2시간 뒤에는 정상인의 2배가 되며 4~5시간 뒤에는 약간 줄어들었다가 8시간쯤 지나서는 다시 백혈구 수가 늘기 시작하여 2~5배에 이르며 그것이 4~5일 지속되고 백혈구의 움직이는 속도와 탐식 기능이 높아집니다.

또 적혈구와 혈색소의 양도 늘어납니다. 한 연구 결과에 따르면 뜸을 뜰 때 적혈구는 1~2달까지는 늘어나고 3개월 째부터는 점차 줄어든다고 하였습니다.

또 뜸은 혈액 속의 콜레스테롤 수치를 낮게 하여 동맥경화나 고혈압을 치료하는 작용도 있습니다.

ㅅ) 전신의 발육을 좋게 한다

뜸은 전신의 발육에도 영향을 미칩니다. 토끼를 놓고 실험한 결과, 뜸을 뜬 토끼는 뜸을 뜨지 않은 토끼보다 몸무게가 훨씬 늘어났다고 했습니다.

또 뜸은 방사선 치료 때 나타나는 부작용인 백혈구 감소를 회복시킬 수 있습니다. 암 환자 40명에게 방사선 치료를 하는 동안 뜸을 떠 주었더니 백혈구 수가 일정한 수 이상으로 유지되거나 늘어났다고 했습니다.

암 치료에는 간접뜸이 좋다

뜸은 간접뜸과 직접뜸으로 나눌 수 있습니다. 직접뜸은 쑥뭉치를 뜸을 뜨려는 부위에 놓고 불을 붙여 태워서 쑥불이 직접 살에 닿아서 흉터가 남게 하는 방법이고 간접뜸은 뜸을 뜨려는 자리에 마늘, 생강, 부자, 소금 같은 것을 놓고 그 위에 쑥뭉치를 놓고 불을 붙여 흉터가 남지 않게 하는 방법입니다.

간접뜸에는 종류가 매우 많아 소금뜸, 마늘뜸, 생강뜸, 부자뜸, 후추뜸, 뜸대뜸, 뜸통뜸, 뜸침, 전열뜸, 발포뜸 같은 것이 있고 요즈음 유행하는 것으로 간장 찌꺼기에서 나온 장석에 홈을 파서 그것을 뜸을 뜨려는 자리에 놓고 그 위에 쑥뭉치를 얹어 태우는 '장석 쑥뜸법' 같은 것이 있습니다.

대체로 직접뜸은 치료 효과는 크고 빠르지만 통증이 극심하고, 흉터가 남으며 체력을 크게 소모시킬 뿐만 아니라 잘못하면 부작용이 생기는 등의 단점이 있고, 간접뜸은 효과가 작고 느린 대신 별로 뜨겁지 않고 흉터가 생기지 않으며 부작용이 별로 없는 등의 장점이 있습니다.

직접뜸의 장점과 간접뜸의 장점만을 취할 수 있도록 개량한 쑥 뜸법이 심주섭 할아버지가 창안한 링 쑥뜸법입니다. 링 쑥뜸법이 란 콩가루와 밀가루를 섞어 반죽하여 만든 지름이 6센티미터쯤 되는 원형 받침대를 뜸을 뜨려고 하는 자리 위에 놓고 그 위에 쑥뭉치를 놓고 불을 붙여 태우는 것입니다. 이 심주섭식 뜸을 암 치료에 보조 요법으로 써 본 결과 회복이 더욱 빨라졌습니다.

뜸뜨는 데 필요한 재료

쑥

시중의 건재 약방이나 의료기 판매 가게에서 뜸쑥으로 가공해 놓은 것을 구해서 씁니다. 강화도나 백령도에서 난 싸주아리쑥이 약효가 제일 높다고 합니다.

링 받침대

링 받침대는 뜸불로 인한 화상을 입지 않으면서도 뜸의 효과를 얻을 수 있도록 만든 것입니다. 날콩가루와 밀가루를 7:3의 비례로 반죽하여 만들며 만드는 방법은 아래와 같습니다.

① 날콩가루 350그램과 밀가루 150그램을 잘 섞는다.

② 물을 부어 반죽을 한다. 너무 질지도 않고 되지도 않게 반죽이 되어야 한다.

③ 반죽을 밥상이나 널빤지 같은 평평한 곳에 놓고 바닥에 밀가루를 살짝 뿌린 다음 홍두깨로 두께가 1.5~2센티미터쯤 되게 민다.

④ 밀어 놓은 반죽을 지름이 6센티미터쯤 되는 작은 원형 그릇 같은 것으로 찍어낸 다음 반죽의 가운데 부분을 지름이 2~2.5센티미터쯤 되는 작은 원형그릇으로 다시 찍어내어 도넛 모양으로 만든다. 받침대 15개쯤을 만들 수 있다.

⑤ 도넛 모양으로 만든 받침대를 평평한 널빤지에 옮겨 그늘에서 4~5일쯤 말린다. 햇빛에 말리면 금이 가서 못쓰게 된다.

⑥ 완성된 링 받침대는 바깥 지름이 5센티미터, 안지름이 2.5센티미터, 높이가 1~1.5센티미터쯤이다.

나무절구

나무절구는 어린아이 주먹 만한 뜸장을 손쉽게 만들기 위한 기구입니다. 뜸장을 손으로 비벼 만들 수도 있으나 시간이 많이 걸릴 뿐만 아니라 일정한 모양대로 만들기가 어렵습니다. 쑥뜸을 오래 하기 위해서는 나무 절구를 만들어 두는 것이 편리합니다.

만드는 법

① 가로 세로가 각 10센티미터쯤 되는 원통꼴의 나무 윗면에 지름 4센티미터쯤 되는 둥근 원을 그린다.

② 조각칼로 깊이가 6센티미터쯤 되게 원추형으로 파낸다.

나무 막대

뜸장 가운데 구멍을 뚫어 주기 위한 도구입니다. 뜸장 가운데 구멍을 뚫어 주면 뜸쑥이 탈 때 나오는 연기가 구멍 속에서 대류 현상을 일으켜 혈자리 속에 더 많이 흡수됩니다.

만드는 방법은 길이 10센티미터 지름 5밀리미터쯤 되는 단단한 나무끝을 원추형으로 뾰족하게 깎으면 됩니다.

나무 막대 대신 몸통에 주름 무늬가 있는 볼펜 같을 것을 사용해도 됩니다.

뜸을 뜨는 요령

① 쑥을 나무 절구에 가볍게 다져 넣고 뜸장 가운데에 나무 막대를 꽂아 뜸장을 빼냅니다.

② 뜸장의 둥근 면이 바닥에 닿게 놓습니다.

③ 뜸장 한 개를 링 받침대 위에 올린 다음 뜸장과 링 받침대에 틈이 생기지 않도록 매만져 줍니다.

④ 편하게 누워 신궐(배꼽 한가운데), 관원(배꼽에서 자기 손가락으로 세 개 반쯤 아래 지점), 중완(배꼽에서 자기 손가락으로 네 개 반 위쪽)에 뜸장을 올려놓은 링 받침대를 올립니다.

⑤ 뜸장에 불을 붙입니다.

⑥ 쑥이 타면서 연기가 나고 살이 뜨거워지는 느낌이 들면 링 받침대 밑에 다른 링 받침대를 끼워 넣습니다. 이때 서로 구멍이 잘 맞게 해서 받침대 사이로 연기가 새어 나오지 않게 해야 합니다.

⑦ 뜸장이 타 들어가면서 다시 링 받침대 하나를 더 끼워 넣습니다.

⑧ 대개 링 받침대를 세 개 올리면 뜸장이 다 탈 때까지 견딜 만

하지만 간혹 뜨거움을 참지 못하는사람도 있습니다. 그런 사람들은 링 받침대를 한 개씩 더 끼워도 괜찮습니다.

⑨ 쑥이 다 타서 쑥불이 꺼지고 나면 링 받침대 위에 얹힌 재를 털어 냅니다.

⑩ 앞에서와 같은 요령으로 각 혈자리에 2장씩을 더 뜨면 기본 석장뜸을 뜬 것이 됩니다.

⑪ 뜸을 마치면 수건이나 휴지로 혈자리에 묻어 있는 쑥 진액을 닦아 냅니다. 물로 씻거나 물을 묻히면 뜸 효과가 없어집니다.

⑫ 이와 같은 요령으로 세 군데의 혈자리에 하루에 1~2회부터 시작하여 점진적으로 늘려나가되 환자의 체력과 적응되는 것을 보아 가면서 조절해 나갑니다.

뜸을 뜰 때 조심해야 할 것들

① 환기가 잘되는 방에서 방을 따뜻하게 해 놓고 뜸뜨기를 시작해야 합니다. 추울 때 창문을 열어 놓고 뜸을 뜨면 감기에 걸릴 수도 있으므로 조심해야 합니다.

② 뜸장을 중완, 신궐, 관원의 세 군데 혈에 동시에 올려놓고 뜨되, 한군데에 1~6장의 범위 안에서 체력에 맞게 조절해서 뜹니다. 처음에는 1~2회씩 뜨다가 차츰 횟수를 늘립니다. 대개 기본 2장씩을 뜨는 데 한 시간쯤 걸립니다.

③ 뜸장에 불을 붙일 때는 위에서부터 아래로 붙여 내려와야 합니다. 곧 중완, 신궐, 관원 순서로 불을 붙여야 합니다.

④ 링 받침대는 처음에는 1개를 놓고 뜨다가 뜨거워지면 1~2개를 더 올립니다. 너무 뜨거워 물집이 생기지 않도록 주의하고 물

집이 생기면 소독한 바늘 같은 것으로 터트려서 물을 빼고 나서 뜸을 뜹니다.

⑤ 밥 먹고 나서 바로 뜸을 뜨거나 빈속에 뜸을 뜨면 안됩니다. 또 뜸을 뜨는 동안 술을 먹거나 성관계를 해서는 안됩니다. 또 닭고기, 돼지고기, 밀가루 음식, 날 음식이나 찬 음식을 먹지 말고 찬 바람을 쐬는 것도 좋지 않습니다.

⑥ 뜸을 뜨는 동안 가슴이 답답하거나 심장에 이상이 오면 바로 뜸뜨기를 중단하고 전문가에게 도움말을 구합니다.

⑦ 뜸을 뜨고 나서 뜸자리가 가려울 때는 3~5일쯤 쉬었다가 뜨기를 반복하여 몸에 적응시킵니다. 그렇게 해도 가려움이 멈추지 않을 때는 뜸을 중단하는 것이 좋습니다.

⑧ 뜸을 뜨고 나서 뜸자리에 남는 쑥진은 휴지로 닦아 냅니다. 뜸을 시작하기 전에 먼저 뜬 자리에 남은 것을 휴지나 수건에 물을 묻혀 닦아 내어도 좋습니다. 뜸을 뜨고 나서 찬 음식, 찬물을 먹지 말고 3시간 안에는 목욕을 하지 말아야 합니다.

⑨ 링 받침대 사이로 연기가 새어나갈 때에는 사포로 문질러 틈이 생기지 않도록 하고 또 제일 위쪽 뜸장을 올리는 링 받침대는 한번 사용한 것을 계속 사용하도록 합니다.

혈자리의 위치

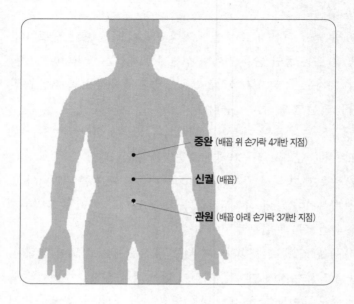

중완 (배꼽 위 손가락 4개반 지점)

신궐 (배꼽)

관원 (배꼽 아래 손가락 3개반 지점)

9) 단전호흡·기공

단전호흡이나 기공도 암 치료에 훌륭한 보조 요법이 될 수 있습니다. 단전호흡은 정신을 맑게 하며 자세를 가다듬게 하고 소화를 잘되게 할뿐만 아니라 여러모로 유익한 점이 많습니다. 기공도 정신 수련이나 몸을 건강하게 하고 갖가지 질병을 고치는 데 크게 도움이 될 수 있습니다.

단전호흡에는 자세가 중요합니다. 척추를 곧게 세우고 머리와 목을 바르게 하고 앉아서 온 힘을 한곳에 집중시키고 천천히 숨을 들이쉬었다가 내쉬기를 반복합니다. 단전호흡에는 자연스러움을 잃지 않는 것이 중요합니다.

단전호흡을 잘못하면 병을 고치기는커녕 도리어 몸을 완전히 망칠 수도 있으므로 제대로 된 수련원 같은 곳에서 지도를 받는 것이 바람직합니다.

10) 쑥탕 목욕

쑥은 오래 전부터 찜질을 하거나 목욕을 할 때 넣는 재료 곧 입욕제로 많이 써 왔습니다. 쑥탕은 웬만한 목욕탕에는 다 있기 마련이고 쑥 찜질을 하는 기구도 여러 가지가 나와 있습니다.

쑥탕은 살결을 아름답게 하거나 신경통, 산후통 같은 데 효과가 좋은 것으로 알려져 있습니다. 쑥향기 곧 쑥의 정유 성분은 마음을 안정시키고 몸 안의 노폐물과 독소를 몸밖으로 배출해 주는 효력이 있습니다. 몸이 피곤하거나 힘이 없을 때 여러 가지 만성병에 시달릴 때 쑥탕 목욕은 큰 도움이 될 수 있습니다.

쑥목욕을 하는 방법은 간단합니다. 말린 쑥을 그물망이나 베자루에 한웅큼 넣어서 욕조에 담가 두면 쑥 성분이 우러나옵니다. 그렇지 않으면 쑥에다 물을 붓고 끓여서 우러나온 쑥물을 욕조에 부어도 됩니다.

쑥탕 목욕은 암 환자들에게 보조 요법으로 권할 만한 것입니다. 암은 뜨거운 것을 싫어하므로 몸을 늘 따뜻하게 하는 것이 치료에 도움이 됩니다. 쑥에는 상당한 항암 성분도 있으므로 먹고 뜸을 뜨고 목욕을 하고 냄새를 맡는 등으로 쑥과 가까이 할수록 좋은 것입니다.

이웃 일본에는 쑥탕 목욕이 생활 습관이 되어 있고 암 치료에 쑥을 많이 이용합니다. 일본 민간에서는 쑥을 거의 만병통치약으로 여기고 있다고 합니다.

하루에 30분쯤씩 너무 뜨겁지 않을 정도로 물을 데워서 쑥목욕을 하고 나면 몸이 개운해질 것입니다.

5
암을 고치는 종합요법 요약

약물복용, 식이요법, 기공, 운동, 쑥뜸 같은 어느 한가지 방법을 쓰는 것보다는 암 치료에 도움이 되는 갖가지 방법들을 다 같이 쓰면 치료 효과가 훨씬 세게, 그리고 빠르게 나타날 수 있습니다. 좋은 것은 한데 모일수록 상승 작용으로 그 효과가 더 커지기 마련입니다. 여기에 제시하는 방법들은 ① 몸 안에 쌓인 갖가지 독을 풀고 더러운 것을 없애며 ② 체력을 크게 북돋아서 몸 안의 자연 치유력을 증강시키고 ③ 항암 효과가 높으면서도 독성이나 부작용이 전연 없는 천연 약재나 음식을 써서 암을 소멸시키고 ④ 암으로 인한 출혈, 기침, 복수 차는 것, 등의 여러 부수적인 증상을 치료하는 것, 이 네 가지를 동시에 해 나가는 것입니다.

이 종합 요법에서는 유황 약오리를 이용한 약물 복용이 가장 기본적인 치료법이고, 나머지 쑥뜸이나 밭마늘과 죽염 복용, 항암 약차 복용, 솔잎땀 내기, 쑥목욕, 식이요법, 난반 복용 같은 것은 보조 요법입니다. 그러나 이 보조 요법도 하나 하나가 기본 요법인 약물 복용 못지 않게 중요합니다. 이들 기본 요법과 보조 요법들을 제대로 실시하면 너무 심한 상태가 아니라면 대부분 좋은 효과를 보게 되며, 아무런 부작용도 없습니다. 암을 고치는 종합 요법은 다음과 같습니다.

① 유황을 먹여 키운 약오리를 이용한 약물요법

암 치료에 가장 기본적인 방법으로 몸 안에 쌓인 독을 풀어 주는 힘이 강한 약재인 오리에 몸의 원기를 크게 도와주는 마늘, 다슬기, 그 외에 오장육부의 기능을 강화해 주고, 암이 자라는 것을 억제하거나 죽일 수 있는 금은화, 느릅나무뿌리껍질, 민들레 같은 약재를 모아서 해독과 보원 효과가 한번에 나타나도록 한 약물입니다. 이 약은 지극한 정성을 들여서 올바른 방법으로 48시간 이상 달여야 제대로 효과가 납니다.

② 밭마늘과 죽염 먹기

마늘은 원기를 크게 도와주는 동시에 강력한 항암 작용이 있습니다. 마늘에 죽염이 더해지면 그 효과가 더욱 높아집니다.

③ 항암 약차

항암 작용이 매우 세면서도 독성이나 부작용이 없는 열 가지 이상을 모아서 만든 차로 물이나 차 대신 마실 수 있게 한 것입니다.

④ 뜨겁지 않은 쑥뜸 뜨기

쑥뜸은 몸을 따뜻하게 하고 면역력을 길러 주면서 암이 자라지 못하게 하는 등의 여러 가지 작용이 있습니다. 뜨겁지 않으면서도 쑥뜸 본래의 효과를 낼 수 있도록 개량한 쑥뜸법을 씁니다.

⑤ 솔잎땀 내기

솔잎을 바닥에 깔고 그 위에 누워 땀을 흠뻑 내는 방법으로 암 독소를 몸밖으로 빼내고, 자연 치유력을 키워 주는 효과가 있습니다.

⑥ 난반 먹기

난반은 오골계 알과 고백반을 이용해서 만든 것으로 직접 암과 궤양, 염증을 치료하는 작용이 있습니다.

⑦ 체질에 맞는 음식 골라 먹기

자기 몸에 맞는 음식을 골라서 섭취하면 몸에 힘이 더 나는 것은 말할 것도 없고 암세포에 대항하여 싸우는 힘이 더 강해집니다. 모든 음식은 오염되거나 가공되지 않은 순수한 자연 그대로의 것이어야 합니다.

⑧ 쑥목욕

피부 속에 쌓인 노폐물과 독을 밖으로 빼내는 동시에 몸을 따뜻하게 하고 암에 대한 저항력을 길러 줍니다.

⑨ 호도 기름 먹기(폐암 환자에게 씀)

호도 기름은 기침을 치료하는 데 신기한 효과가 있습니다. 폐암을 비롯한 호흡기 계통의 암 환자의 기침을 멎게 하는데 매우 좋습니다.

⑩ 단전호흡, 기공

단전호흡이나 기공은 정신을 안정시키고 병을 치료하는 데 많은 도움이 됩니다.

⑪ 적절한 운동

가벼운 등산이나 산책 같은 운동은 정신을 환기시키고 몸을 풀어 주므로 환자들에게는 꼭 필요합니다. 운동 부족으로 현대인들은 암을 비롯한 갖가지 병에 걸리는 수가 많습니다.

이밖에 건전한 종교를 갖는 것도 병 치료에 큰 도움이 될 수 있습니다. 이웃을 위해 일하고 남에게 무엇이든지 베풀기를 좋아하며, 주어진 모든 것들에 대해 늘 감사하는 마음으로 생활하면 늘 기쁜 마음으로 살수 있습니다. 기쁜 마음, 즐거운 마음, 편안한 마음을 늘 갖고 눈앞에 보이는 모든 것을 사랑과 자비로 대한다면 어느 사이엔가 암이 봄눈 녹듯 사라져 버리는 기적과 같은 일이 일어날 수 있습니다. 암은 육신의 병인 동시에 마음의 병이기도 한 까닭입니다.

종교는 마음을 안정시키고 정신을 한 군데로 모으는 데도 도움이 됩니다. 건전한 생각, 건전한 습관, 건전한 삶 이런 것들이 병을 치료하는 데 없어서는 안되는 필수적인 원리입니다. 모든 잘못된

것을 버리고 새로운 습관으로 삶의 자세를 완전히 바꾸어야만 암
을 이길 수 있습니다.

암을 고치는 종합 요법

넷째 가름

암에 걸리지 않는 법

1
암과 독버섯

암은 누구에게나 걸릴 수 있습니다. 어느 누구도 자기는 절대로 암에 걸리지 않는다고 장담할 수 없습니다. 백년쯤 전만 하더라도 암은 몹시 드물어서 수천 명중에 한사람도 걸리기 어려운 희귀한 병이었지만 요즘은 가장 흔한 병이 되어 버린지도 벌써 여러 해가 지났습니다.

암에 걸리지 않은 사람들은 대개 암을 먼 곳 남의 일, 자신과는 상관없는 일로 생각합니다. 그러나 암은 곧 자기 자신의 일이나 자기 가족의 일이 될 수 있습니다.

어느 한 통계에 따르면 우리나라에는 현재 40만 명이 암으로 목숨을 잃고 있다고 합니다. 이것은 우리나라 사람 백 명 가운데 한사람이 암 환자이고 4백 명 중에 한사람이 암으로 죽는다는 얘기입니다. 이미 암이 모든 사망 원인 가운데 제1위에 오른지 여러 해가 지났습니다. 미국, 일본, 유럽, 할 것 없이 전세계가 마찬가지입

암에 걸리지 않는 법

니다. 세계에는 적게 잡아도 한 해에 1천만 명이 넘는 사람이 암에 걸려 죽습니다. 이 숫자는 제2차 세계대전 때 죽은 사람보다 더 많은 숫자입니다.

해마다 암 환자는 엄청나게 빠른 속도로 늘어갑니다. 폐암 같은 경우에는 한해에 20퍼센트가 넘게 늘어나고 있다고 합니다. 이러다가는 모든 사람이 암에 걸려서 인류가 암으로 전멸하게 될지도 모른다는 걱정스런 말까지 나오고 있습니다.

암은 해가 바뀔수록 그 생리가 변합니다. 몇 년 전만 해도 암에 걸리고 나서 생존하는 날수가 길었지만 갈수록 생존 날수가 짧아지고 있습니다. 이것은 암이 갈수록 모질고 독해져 가고 있다는 것을 뜻합니다. 2~3년 전에는 약과 다른 보조 요법을 쓰면 빨리, 그리고 잘 낫던 암이 2~3년 뒤에는 꼭 같은 약과 보조 요법을 써도 낫는 속도가 느리고 또 낫지 않은 경우가 많아집니다. 암은 해가 지날수록 그 진행 속도가 무섭도록 빨라지고 있습니다.

그러나 암을 고치거나 예방할 수 있는 획기적인 약이나 치료법은 아직 나오지 않았습니다. 현대 의학에서는 암 치료율이 차츰 높아지고, 몇 년 안에 암을 퇴치할 수 있는 약이 나올 것이라고 주장하지만, 그 주장과는 반대로 암에 걸리는 사람과 암으로 목숨을 잃는 사람이 갈수록 늘어나고 있을 뿐입니다. 더 훌륭한 약이 나오면 암세포가 그 약에 저항하는 힘도 더 세어집니다. 농작물의 해충을 없애기 위해 농약을 치면 그 해충이 처음에는 잘 죽지만 나중에는 그 농약에 대한 내성이 생겨서 그 농약으로는 죽일 수 없게 됩니다. 그렇게 되면 독성이 더 강한 농약을 쳐야 하고 해충은 그 농약에 대한 내성이 생기고... 이런 악순환이 반복되면 결국 제 아무리 독성이 강한 농약일지라도 그 해충을 없앨 수 없게 됩니다.

암도 마찬가지입니다. 지금의 암은 수십 년 전의 암이 아닙니다. 수십 배 이상 더 강하고 지독한 암입니다. 그런 암을 독한 약물로 없앨 수 없습니다. 요즈음 암이 이렇게 많은 이유는 모든 음식과 물과 공기와 접촉하는 모든 것에 독이 있기 때문입니다. 우리 몸의 세포가 바깥에서 들어오는 온갖 종류의 독에 견딜 수 없게 되었을 때 살아남기 위해서 자신의 몸을 온갖 독성에도 견딜 수 있고 결코 죽지도 않은 몸으로 바꾸어 버린 것이 암세포입니다.

우리나라 사람 네 사람 가운데 한사람, 혹은 세 사람 가운데 한 사람이 암으로 죽는다고 합니다. 현재 25퍼센트에서 33퍼센트의 사람이, 백 사람 가운데 25명에서 33명이 암으로 죽는다는 얘기입니다. 이 수치는 갈수록 늘어날 것이며 오래지 않아 두 사람 가운데 한사람이, 더 나아가서는 특이한 체질을 가진 소수의 사람을 뺀 대부분의 사람이 암으로 죽게 될지도 모릅니다. 암은 인간이 만들어 낸 어떤 살인 무기보다도 무서운 살인자입니다. 핵폭탄은 한꺼번에 모든 생명을 날려보낼 수 있을 뿐이지만 암은 천천히 그리고 몹시 고통스럽고 잔인하게 사람을 죽입니다.

암은 경고를 미리 보내지 않습니다. 아무 흔적도 소리도 없이 한밤중에 오는 도둑처럼 사람의 위, 간, 폐, 신장, 창자 같은 귀중한 장기에 들어와 자리를 잡고 둥지를 만듭니다. 단 한 개이던 암세포가 수억 개로 불어나기 전까지는 암 덩어리가 탁구공 아니 어린애 주먹만하게 자라나기 전까지는 몸에 아무런 신호를 보내지 않습니다. 암은 상당히 크게 자라서 거의 말기에 이르기 전까지는 거의 아무런 증상이 나타나지 않는 것이 특징입니다.

암은 금방 생기는 것이 아닙니다. 몇 년 혹은 수십 년의 전암 단계를 거쳐서 발병합니다. 전암 단계는 암이 생기기 직전의 상태, 암이 걸리기 쉬운 상태를 말합니다. 오랫동안 몸 안에 쌓이고 쌓인 독으로 피와 살과 뼈와 신체 속의 간, 위, 폐, 신장 같은 중요한 장부들이 온갖 음식물의 독 같은 인간이 만들어 낸 독으로 절여져 그 기능을 제대로 수행하지 못하게 되었을 때 그 기능이 가장 약한 곳의 세포가 썩어서 썩은 곳에서 독버섯이 자라듯 생겨난 것이 암입니다. 암은 썩은 물질에서 생겨나는 독버섯과 같습니다.

암은 깨끗한 몸에서는 생길 수 없고 생겼다 할지라도 자라지 못하고 죽습니다. 암은 독하고 썩은 것 더러운 것 속에서는 불사신과 같이 억센 존재이지만, 순수하고 깨끗한 몸 안에서는 지극히 연약한 존재입니다. 몸이 더러우면 온갖 해로운 균과, 독, 암균들이 번창하지만, 몸을 깨끗하게 청소하면 온갖 나쁜 것들이 발붙일 수 없게 됩니다. 성격이 깔끔하고 부지런한 주부가 날마다 집안팎을 쓸고 닦듯이 사람은 자기 몸 안의 살과 피와 위와 간과, 폐와, 대장과 신장 같은 것들을 날마다 청소해야 합니다. 그것이 암을 예방하는 가장 좋은 방법입니다. 얼굴을 씻고 손과 발을 씻고, 날마다 목욕을 하는 것만으로 암을 예방할 수는 없습니다. 눈에 보이는 겉만을 깨끗하게 할 것이 아니라 보이지 않는 내부 곧 위, 간, 폐, 대장, 신장, 혈액 같은 것에 들어 있는 독을 걸러서 씻어내야 합니다.

2
생태계의 암—인간

요즘 세상에는 온갖 독이 난무하는 세상입니다. 사람을 죽이는 독이 아무 데나 다 있습니다. 물, 공기, 흙, 옷, 집, 음식물, 눈에 보이고 귀에 들리며 접촉하는 모든 것에 죽음의 독이 있습니다. 이 독들은 생명을 병들게 하고 죽이는 독입니다. 모든 병의 끝은 암이고 암의 끝이 죽음입니다.

농약과 중금속으로 더럽혀지지 않은 땅을 찾기가 어렵습니다. 무공해라고 내세울 수 있는 채소나 식품은 단 한가지도 없다고 하는 편이 옳습니다. 사람이 만든 독, 곧 공해가 없는 곳은 이 지구에는 없습니다. 남극대륙의 수천 미터 깊이에 있는 얼음 속에도 농약인 디디티가 들어 있는 것이 확인되었습니다. 사람의 발길이 닿은 적이 없는 아프리카나 브라질의 밀림 속 오지에도 산성비가 내립니다. 지상에 살아 있는 모든 생명체에 사람이 만들어 낸 화학 물질, 이를테면 농약 같은 것이 들어 있습니다. 모든 생명이 죽음의 독으로 오염되었습니다. 수천 미터 깊은 바다 속에서 잡아, 물위로 올라오면 금방 온몸이 터져 죽어 버리고 마는 심해어도 디디티를 비롯한 갖가지 화학 물질로 오염되어 있다고 합니다. 순수한 의미의 자연, 오염되지 않은 자연, 사람이 만든 화학 물질의 독이 포함되어 있지 않은 자연은 이 지구에는 존재하지 않습니다. 사람이 만들어 낸 독은 암이 부릅니다. 이제 사람만이 아니라 살아 있는 모든 것이 암에 걸리고 있습니다. 지금 인간이라는 생태계의 암 때문에 지구 전체가 지구라는 녹색별이 암 덩어리로 바뀌어 가고 있습니다.

살아 있는 모든 것이 생명을 잃어 가고 있습니다. 생활 하수와 공장 폐수, 축산 폐수, 농약 살포 등으로 모든 물고기와 개구리, 뱀, 따위 온갖 물에 사는 생물들이 병에 걸려 죽어 가고 산성비, 공장 매연, 자동차 배기가스 농약 살포 등으로 온갖 풀과 나무들, 온갖 짐승과 가축과 새들이 죽음의 병을 앓고 있습니다.

얼마 전에 소백산 깊은 곳에서 산토끼와 멧돼지를 잡아 살림을 꾸려 가는 한 노인을 만났습니다. 그 노인은 요즈음의 산토끼 고기는 먹어서는 안된다고 했습니다. 산토끼를 잡아 배를 갈라 보면 암에 걸린 산토끼가 매우 많기 때문에 그렇다는 것입니다. 본래 야생 동물은 어떤 병에도 걸리지 않습니다. 야생 짐승들은 상처를 입거나 병이 들었을 때 그 병이나 상처를 치료할 수 있는 약초를 본능적으로 알고 있습니다. 야생 동물은 수명이 다하여 죽거나 천적에게 잡혀서 죽거나 사고로 절벽 같은 데서 떨어져 죽는 일은 있어도 병으로 죽는 일은 거의 없습니다. 그런데 사람의 발이 거의 닿지 않는 깊은 산 속에 사는 토끼가 갖가지 공해 독으로 살과 피가 오염되어 암에 걸려 죽고 있습니다.

3

문명 속에 살면서 문명의 독 풀기

암은 걸리기 전에 미리 막아야 합니다. 거의 대부분의 사람이 이미 반쯤 암에 걸려 있다고 보아야 합니다. 사람을 죽이는 온갖 독 속에 파묻혀 살면서 암에 걸리지 않는다면 그것이 오히려 비정상적인 것입니다.

암은 특별한 사람이 걸리는 것도 아니며 재수 없는 사람이 걸리는 것도 아닙니다. 어느 누구도 안심할 수 없습니다. 현대인은 누구나 도시에 살건, 농촌에 살건, 사람 구경을 할 수 없는 깊은 산 속에 살건 암에 걸릴 수가 있습니다. 모든 환경이 온갖 독과 발암물질로 포위되어 있기 때문입니다. 하늘에서 내리는 비에도 사람이 만든 발암물질이 섞였고, 잠시도 쉬지 않고 들이마시는 공기에도 발암물질이 섞여 있으며 모든 음식, 과일, 채소에도 사람이 만든 온갖 독이 들어 있습니다. 프레온 가스로 인해 하늘 바깥에 있는 오존층이 얇아져서 이제 지구 바깥에서 오는 독을 막아낼 수 없게 되어 태양빛까지도 암을 일으킬 수 있는 살인 광선으로 바뀌었습니다.

사람이 만든 온갖 유해 물질, 독, 발암물질로부터 도망갈 곳은 아무 데도 없습니다. 지구 전체가 거대한 하나의 독가스실이며, 온갖 독약들의 저장 창고가 되어 버렸기 때문입니다. 지금 지구는 암을 만들어 내는 공장입니다. 해마다 1천만 명이 넘는 암 환자를 만들어 내는 공장입니다. 이 공장은 모든 생명을 참혹하게 무너뜨리면서 엄청난 속도로 발전하고 있습니다. 지구에 있는 살아 있는 모든 것이 생명력이 약해졌고 온갖 나쁜 세균과 병에 저항하는 능력이 약해졌습니다. 지구 전체의 생명력이 줄어들었습니다. 살아 있는 것보다는 죽어 가는 것, 죽은 것들이 더 많아지고 있습니다.

하늘이 무너져도 솟아날 구멍이 있고, 땅이 꺼져도 살아날 길이 있습니다. 죽을 길이 있으면 반드시 살길도 있습니다. 세상은 모든 것이 상대적으로 구성되어 있습니다. 선이 있으면 악이 있고 좋은 것이 있으면 나쁜 것이 있으며, 긴 것이 있으면 짧은 것이 있고, 죽음이 있으면 삶이 있으며, 병이 있으면 약이 있고, 순간적인 것이 있으면 영원한 것이 있습니다. 암이라는 병이 있으면 그 병을 치료하는 법이 반드시 있으며 암에 걸리지 않도록 막는 방법도 틀림없이 있습니다. 다만 사람이 그 방법을 정확히 모르고 있을 뿐입니다.

암에 걸리지 않게 하기 위해서는

① 온갖 독과 발암물질을 할 수 있는 한 적게 접촉하여 몸에 적게 들어오도록 하며

② 어쩔 수 없이 몸에 들어온 온갖 독과 발암물질을 해독하여 몸

밖으로 내보내며

③ 온갖 염증을 비롯한 질병들이 몸에 붙지 못하도록 항염증, 항암 효과가 있는 식품이나 약재를 늘 먹으며

④ 체질에 맞는 음식을 위주로 먹도록 하여 몸의 기능이 조화를 이루도록 하는 것입니다.

암을 예방하기 위해서는 공해가 적은 곳에서 살며 공해가 적은 음식을 먹어야 합니다. 조용하고 깨끗한 산 속 같은 데서 흙이나 나무로 지은 집에서 살며 주변에서 농약이나 화학비료를 주지 않고 키운 곡식이나 채소를 먹고산다면 병에 걸릴 일이 별로 없을 것입니다. 문명이 닿지 않는 곳에서는 암이 거의 없습니다. 문명이 있는 곳에 필연적으로 공해가 있고, 공해가 있는 곳에 암을 비롯 당뇨병, 고혈압 같은 만성병이 있게 마련입니다. 문명을 버리면 병이 없습니다.

그러나 사람이 문명을 버리고 살기는 퍽 어렵습니다. 사람은 태고적 고향인 숲을 버리고 나와 문명을 만들고 그 속에서 산지 오래되었으므로 모든 습성이 문명 생활에 맞도록 바뀌었습니다.

그러므로 문명 속에서 살면서 문명이 주는 공해를 가장 적게 받아들이는 지혜를 가져야 합니다. 주거 생활, 음식, 의복 같은 생활에 필요한 모든 것을 자연에 가장 가까운 것, 가장 인위적인 손길이 적게 미친 것들을 사용해야 합니다. 이를테면 모든 음식을 가공하지 않은 것을 먹어야 합니다. 화학 첨가물, 방부제, 색소를 넣지 않고 정제하지 않은 것, 화학비료나 농약을 치지 않고 키운 것, 비닐 온상에서 키우지 않은 것, 품종개량을 적게 한 것들을 골라서

먹어야 합니다.

물도 수돗물을 먹어서는 안되고, 산에서 나는 더럽혀지지 않은 자연수나 땅속 깊은데서 끌어올린 지하수를 먹어야 좋습니다. 꼭 수돗물을 먹어야 한다면 물을 옹기 항아리 같은 데에 받아서 하루쯤 둔 다음 수돗물에 들어 있는 화학 성분이나 여러 가지 독물질이 공기 중으로 날아갈 것은 날아가고 가라앉을 것은 가라앉은 다음에 윗물만 퍼서 식수로 쓰는 것이 좋을 것입니다. 그렇지 않으면 믿을 만한 정수기로 물을 걸러서 먹는 것도 좋은 방법일 것입니다. 아예 증류수가 건강에 가장 좋다고 하여 증류수 예찬론을 펴는 사람도 있습니다. 이 자연계에는 전혀 오염되지 않은 물은 존재하지 않으므로 증류수가 오히려 좋은 물일 수도 있습니다.

아무튼 생명이 풍부한 물, 식물과 물고기가 잘 자랄 수 있는 물, 산소가 많이 녹아 있는 물이 좋은 물일 것입니다. 물은 인체의 70 퍼센트를 차지하므로 오염되지 않은 물을 마시는 것은 건강을 지키는 데 가장 중요한 요소 중의 하나입니다.

4
발암물질 속에서 암에 걸리지 않는 법

1)음식

① 밥

쌀, 강낭콩, 조, 옥수수, 율무, 쥐눈이콩, 수수 등으로 잡곡밥을 지어 먹습니다. 체질에 따라서 소음인이나 태음인은 쌀에 조, 옥수수, 쥐눈이콩, 율무 등을 많이 섞어서 밥을 짓고, 소양인이나 태양인은 쥐눈이콩, 보리, 팥 등을 많이 섞어 밥을 짓는 것이 좋습니다.

② 부식과 반찬

ㄱ) 모든 음식을 조리할 때 죽염이나 볶은 소금으로 간을 맞춥니다. 재래식 방법으로 담근 간장을 쓰는 것도 좋은 방법입니다.

ㄴ) 무, 배추, 상추, 쑥갓, 토마토, 사과, 미나리 같은 채소를 많이 먹는 습관을 들이되 꼭 화학비료와 농약을 주지 않고 키운 것을

먹도록 합니다. 쑥, 달래, 냉이, 취나물, 돌나물, 표고버섯, 느타리버섯 등 산나물 들나물 등도 조리할 때 죽염이나 볶은 소금으로 간을 맞추어 자주 먹습니다.

김치는 무, 배추에 마늘, 파, 고춧가루 같은 양념을 넣고 죽염이나 볶은 소금으로 간을 맞추되 잘 발효시켜서 먹도록 합니다.

ㄷ) 오리고기는 몸 안에 쌓인 독을 풀어 주는 힘이 강합니다. 오리탕이나 소뼈 탕에 양념으로 마늘을 많이 넣고 끓여 죽염이나 볶은 소금으로 간을 맞추어 한 달에 2~3번씩 먹습니다.

ㄹ) 된장, 고추장, 간장, 청국장 같은 장류 식품은 쥐눈이콩으로 재래식으로 담가서 먹습니다. 우리나라의 전통 발효 식품은 거의 모두 해독 작용과 항암 작용을 지니고 있습니다. 된장 고추장, 조선간장, 청국장 등을 빠뜨리지 않고 늘 먹는 습관을 들이는 것이 좋습니다.

ㅁ) 바다 생선, 민물고기, 오리고기, 개고기, 돼지고기, 소고기, 닭고기 등 고기류는 체질에 맞게 적절히 먹습니다. 다만 너무 많이 자주 먹지는 않는 것이 좋습니다. 항생제, 인공 배합 사료를 먹이지 않고 키운 것이라야 합니다.

ㅂ) 나물을 무치거나 조리에 쓰는 기름은 참기름이나 들기름을 사용합니다. 우리나라에서 난 참깨나 들깨로 기름을 직접 짜서 먹는 것이 제일 믿을 만합니다.

ㅅ) 물은 생수나 지하수를 사용합니다. 깊은 산 속을 흐르는 자연수나 바위틈에서 솟아나는 샘물 같은 오염되지 않은 물을 식수로 써야 합니다.

2) 항암 약차 마시기

겨우살이, 산죽, 인동덩굴, 머위, 민들레, 으름 덩굴, 까마중, 느릅나무 뿌리 껍질, 화살나무, 부처손, 질경이, 천마 등 항암 효과가 있으면서도 독성이나 부작용이 전혀 없는 재료 5～10가지와 생강, 감초, 대추를 합쳐서 5～6시간 끓여서 물이나 차 대신 수시로 마십니다. 이 약차는 암을 예방하는 데 도움이 될 뿐만 아니라 웬만한 염증이나 질병에도 좋은 효과가 있습니다.

3) 솔잎땀 내기

솔잎을 방바닥에 3～4센티미터 높이로 깔고 방을 뜨겁게 달군 다음 솔잎 위에 얇은 홑이불을 깔고 그 위에 누워서 땀을 흠뻑 냅니다. 이 방법은 피부 깊숙이 들어 있는 나쁜 독소를 뽑아 내고 나쁜 균을 죽이며 피를 깨끗하게 하고 근육과 뼈를 튼튼하게 합니다. 한 달에 1～4번씩 솔잎땀을 정규적으로 내면 체질이 건강해져서 여간해서는 병에 걸리지 않게 됩니다. 솔잎을 깔고 그 위에 잠을 자는 습관을 들여도 괜찮습니다.

4) 쑥목욕

말린 쑥을 망주머니에 담아 욕조에 담가 두거나 쑥을 끓인 물을 붓고 목욕을 합니다. 쑥탕 목욕은 피부를 곱게 하고 몸을 따뜻하게 하는 작용도 있습니다. 수시로 쑥탕 목욕을 하면 몸에 이롭습니다.

5)단전호흡,기공

단전호흡이나 기공은 건강을 지키는 데 적지 않은 도움이 될 수 있습니다. 하루 1시간쯤 합니다. 권위있는 수련원이나 전문가한테 배워서 하는 것이 좋습니다.

다섯째 가름

암에 걸렸을 때의 증상

1

폐암

폐암은 서양 사람들한테 제일 많은 암입니다. 서양에서는 19세기까지만 해도 그다지 흔하지 않은 병이었으나 20세기에 들어서면서부터 급격하게 늘어나기 시작하여 오늘날에는 가장 많이 걸리는 암이 되었습니다. 대기오염이 심해지면서부터 갑작스레 늘어나게 된 것이지요.

폐암은 우리나라에서도 가장 빠른 속도로 늘어나고 있는 암입니다. 폐암으로 인한 사망자 수는 해마다 10퍼센트 넘게 늘어나고 있는 것으로 통계청의 '사망 원인 통계 연표'에 나타나고 있는데 이는 모든 암 가운데서 증가율이 가장 높은 것입니다.

우리나라 남자한테 폐암은 위암과 간암 다음으로 많은 암입니다. 폐암으로 인해 죽는 사람 수는 1988년에 4천1백 명쯤이던 것이 1991년에는 5천5백 명쯤으로, 1994년에는 1만2천7백 명으로 기하급수적으로 늘어났습니다. 아마 앞으로 오래 지나지 않아 폐암이 간암과 위암을 제치고 가장 발생 빈도가 높은 암이 될 것으로 보입니다.

폐암은 서양에서도 1930년대에만 해도 그리 흔한 암은 아니었습니다. 1935년에 미국에서 폐암은 발생 빈도가 8번째로 높은 암에 지나지 않았으나 1970년대부터 단연 발생 빈도가 가장 높은 암이 되었습니다. 미국에서는 4년 전보다 무려 45배나 더 많이 늘어났다는 통계도 있습니다.

이처럼 폐암이 엄청나게 빠른 속도로 늘어나는 것은 대기오염과 흡연, 공장 매연 등과 밀접한 관련이 있는 것 같습니다. 산업의 발달로 인한 환경오염이 있기 전에는 폐암 환자가 극히 드물었습니다.

우리가 잠시도 쉬지 않고 들이마시는 공기에는 자동차의 배기가스, 공장의 매연이나 유독가스, 담배 연기 등 갖가지 해로운 물질이 많이 들어 있습니다. 이들 자동차의 배기가스나 공장 매연 등에는 아황산 가스, 벤조피렌, 일산화탄소, 이산화탄소, 납 크롬, 석면 등 폐에 치명적인 질병을 일으킬 수 있는 것들이 적지 않지요.

갖가지 공장이나 작업장의 공기 가운데에도 폐암을 일으킬 수 있는 물질이 많이 들어 있습니다. 플라스틱을 만드는 공장에서는 염화 비닐이 폐에 몹시 해롭고, 도료나 배터리를 만드는 공장에서는 카드뮴이 폐에 몹시 해롭습니다. 이밖에 철공소나 광산에서 일하는 사람도 폐암 발생률이 보통 사람보다 10배 이상 높다는 통계가 있습니다.

폐암을 비롯 갖가지 폐질환은 공기 중에 떠다니는 갖가지 오염 물질이 폐에 쌓여서 폐 조직이 산화 파괴되면서 생기는 것으로 보입니다. 대기 환경을 개선하여 늘 맑은 공기 속에서 생활한다면 폐암은 훨씬 줄어든 것이 틀림없습니다.

담배도 폐암의 중요한 원인임을 부정할 수 없습니다. 하루 담배를 두 갑씩 피우는 사람은 담배를 피우지 않는 사람보다 폐암에 걸릴 위험이 20배 이상 높다고 합니다. 그러나 담배를 하루 세 갑 이상씩 피워도 폐에 아무 탈이 없이 건강하게 오래 사는 사람이 더러 있는데, 이처럼 특별히 폐암에 잘 걸리지 않는 체질도 있는 것 같습니다. 아메리카 인디언들은 오래 전부터 담배를 피웠으나 폐암에는 거의 걸리지 않았습니다. 이것은 그 인디언 종족이 폐암에 특히 잘 걸리지 않는 유전적 특질을 지니고 있기 때문인 것으로 보입니다. 아무튼 폐암에 걸리지 않기 위해서는 금연을 해야 합니다. 간혹 폐암 환자가 담배를 끊지 못하고 있는 것을 보는데, 그러한 자세로는 폐암을 고치기가 어렵습니다.

1) 폐의 구조와 기능

폐는 마치 나무가 거꾸로 서 있는 듯한 모양으로 기관지에서 갈라져 나온 가지가 뻗어 있습니다. 나무줄기는 기관(氣管)에, 큰 가지는 기관지에, 작은 가지는 세기관지(細氣管枝)에 해당된다고 볼 수 있습니다. 말초 기관지, 즉 세기관지의 끝에는 나뭇잎에 해당되는 미세한 공기 주머니들이 포도송이처럼 다닥다닥 붙어 있는데 이것이 폐포(肺胞)입니다. 한 사람의 폐포의 표면적을 모두 합치면 웬만한 테니스장 넓이만큼 되는데 우리가 코로 들이마시는 공기 중에서 산소를 혈액 속으로 흡수하고 이산화탄소를 밖으로 내보내는 작용을 합니다. 이런 작용을 가스교환 작용이라고 합니다. 이 작용을 통해서 몸 안에 신선한 산소를 공급받고, 대사 과정에서 생긴 노폐물인 이산화탄소를 몸밖으로 내보내는 것이지요.

어른은 1분에 16번쯤 숨을 쉬고 한번 숨을 쉴 때에 0.5리터쯤의 공기를 들이마신다고 합니다. 사람은 5분만 숨을 쉬지 않아도 목숨을 잃게 되지요. 숨을 힘껏 들이마셨다가 다시 힘껏 내뿜을 때 폐에서 나오는 공기의 총량을 폐활량이라고 하는데 대략 6리터쯤 됩니다. 폐는 우리 몸에서 가장 정교한 화학 공장의 하나라고 할 수 있습니다.

2) 폐암은 왜 생기는가

(1) 흡연

많은 학자나 연구가들이 담배를 폐암 발생의 가장 큰 원인 중의 하나로 손꼽고 있습니다. 다른 원인 곧 대기오염이나 석면, 납, 아황산 가스 같은 공해 물질이나 유전성 요인 등보다 더 크다는 것이지요.

담배를 하루 한 갑씩 10년 넘게 피운 사람은 담배를 피우지 않는 사람보다 폐암에 걸릴 확률이 8배에서 15배나 높고, 하루 두 갑을 피우는 사람은 10배에서 25배나 높다고 합니다. 그러나 담배를 피우던 사람이 담배를 끊은지 5년이 지나면 폐암 발생률이 담배를 안 피운 사람과 같아진다고 합니다.

담배가 폐암에 걸리게 하는 중요 원인 중의 하나임은 틀림없습니다. 우리나라 사람은 세계에서 담배를 가장 많이 피우는 것으로 통계조사에 나타나 있습니다. 미국 사람들보다 두 배 이상 담배를 많이 피운다고 하지요.

그러나 담배를 많이 피워도 폐암에 걸리지 않는 사람이 있고 담배를 전혀 피우지 않아도 폐암에 걸리는 사람이 있습니다. 아메리카 인디언들은 수백년 전부터 담배를 피워 왔지만 폐암에 걸리는 일은 극히 드물었습니다. 이를 보면 담배가 반드시 폐암의 원인이 되는 것은 아니라는 것을 알 수 있습니다. 20년 넘게 담배에 대해 연구를 해 온 리차드 페시 박사는 전통적인 방법으로 자연 건조하여 만든 담배는 폐암과 관련이 없다고 했습니다. 러시아나 중국 같은 나라에서는 담배를 자연 건조시키는데 그런 나라에서는 흡연을 폐암의 원인으로 문제삼지 않는다고 합니다.

(2) 대기오염

오늘날 대도시의 심각한 대기오염은 폐암의 가장 큰 원인임에 틀림없습니다. 자동차 배기가스 속에 들어 있는 아황산 가스, 일산화탄소, 납, 이산화질소 등은 폐에 치명적인 위험 물질입니다. 또 갖가지 방사능 물질, 석면, 니켈, 비소, 이산화크롬, 카드뮴, 수은 등 산업 현장에서 다루는 중금속 물질도 폐암의 주요 원인이 될 수 있습니다.

이들 유독가스, 유해 물질들 중에는 나일론 같은 화학섬유를 부식시킬 만큼 독성이 강한 것들이 적지 않습니다. 이처럼 독성이 강한 것들을 숨으로 들이마시면서 폐가 온전하기를 바랄 수 없지요.

농촌에서 살충제나 살균제, 제초제 등의 농약 살포 또한 폐암의 큰 원인이 됩니다. 논밭에서 농약을 치다가 쓰러지는 경우가 드물지 않고, 또 대기오염이 거의 없는 시골에서도 폐암 환자가 적지 않게 발생하는데, 이는 농약 살포로 인한 대기오염이 주요 원인인 것으로 생각됩니다. 요즈음에는 시골에서도 논밭에 농약을 얼마나 자주 그리고 많이 치는지 농약 냄새 때문에 논밭 근처에 가까이 갈 수도 없을 지경이 되었습니다. 농약 냄새나 농약 먼지도 폐에 심각한 영향을 미칩니다.

(3) 대기오염＋흡연

폐암 환자가 급격히 기하급수적으로 늘어나는 이유는 '공기 오염 ＋ 담배'라는 상승 작용 때문인 것으로 생각됩니다. 심각한 대기오염에 담배 연기가 더해져서 폐암에 걸릴 위험이 열 배 스무 배로 더 커진 것이지요.

담배를 지속적으로 피우거나 오염된 공기를 오래 들이마시면 폐의 섬모 운동이 제대로 이루어지지 못하거나 폐세포가 파괴되고 호흡기계의 중층 상피 조직의 수가 줄어들게 됩니다. 이렇게 되면 기침이 나오고 가래가 생기며, 기관지염, 진폐증, 폐기종, 폐렴 등 갖가지 폐질환이 갖가지 폐질환이 오래 지나면 폐점막은 차츰 돌이킬 수 없을 정도로 손상되어 결국 폐표면의 세포 조직이 변질되게 되는데 이 변질된 상태가 암으로 발전하기 직전의 상태인 전암(前癌)상태입니다.

(4) 영양의 불균형

공기 오염과 흡연만으로 폐암에 걸리지는 않습니다. 폐암이 요즈음 들어 급격하게 늘어나게 된 것은 화학 물질과 농약 등으로 더럽혀진 음식을 섭취하는 것과 가공식품, 육류, 정제된 식품, 고단백, 고지방 음식을 먹는 것과도 밀접한 연관이 있습니다.

영국 옥스퍼드 대학의 휴 싱클레어 교수는 쥐한테 담배를 피우게 하고 동시에 고단백, 고지방 음식을 먹였더니 폐암에 걸렸으나 담배만 피우게 했을 때에는 폐암에 걸리지 않았다고 보고했습니다.

폐암에 걸리지 않으려면 가능한 한 가공식품이나 육류, 정제된 식품을 먹지 말아야 합니다. 비타민 A가 많이 들어 있는 당근이나 녹황색 채소를 많이 먹는 사람은 그렇지 않은 사람보다 폐암 발생률이 현저하게 낮다는 보고가 있습니다. 미국 유타주에 모여 사는 말일 성도 예수그리스도 교회 신도들은 술, 담배를 하지 않고 육식을 적게 하고 채소를 많이 먹으며 금욕적인 생활을 실천하는 것으로 이름 높은데, 이들은 폐암을 비롯한 갖가지 암 발생률이 미국 전체 평균치의 50분의 1에 해당된다고 합니다.

3) 폐암의 주요 증상

(1) 기침

기침은 기관과 기관지 속의 분비물이나 밖에서 들어온 이 물질을 내뱉기 위해 생기는 반사 운동입니다. 폐암 환자는 마른기침을 자주 하게 되는데 이 기침은 매우 완고하여 기침약을 먹어도 전혀 효과가 없는 것이 특징이지요.

기침은 폐암에서 가장 흔히 나타나는 증상입니다. 기관지 내벽에 덩어리가 생기므로 그 자극으로 기침을 하게 되는데 폐문 같은 굵은 기관지에 생긴 암일 때 특히 기침이 심하게 납니다. 말초 기관지에 생긴 폐암도 기관지를 따라 폐문 쪽으로 번져 가면 기침이 나게 되며 폐문이나 임파선으로 전이했을 때에도 기침이 나오게 됩니다.

대개 처음에는 가래가 나오지 않고 마른기침을 하게 되다가 병이 깊어지면서 기침이 더 잦아지고 가래도 나오게 됩니다. 기침이 심해지면서 폐의 기능에 장애가 생겨 호흡곤란, 흉통, 실신, 두통, 각혈, 늑골 골절 등의 2차 증상이 일어날 수 있습니다. 늑골 골절은 가벼운 운동으로도 생길 수 있습니다.

(2) 혈담, 각혈

혈담은 가래에 피가 섞여 나오는 증상입니다. 혈담은 암조직이 헐거나 암조직의 혈관이 터졌을 때 나타납니다. 암조직에는 혈관이 많은데 기침이 심할 때 혈관이 터져 혈담이 나오거나 각혈을 할 수도 있습니다.

혈담에는 가래에 피가 섞여 있는 것, 가래 전체가 분홍빛으로 되는 것, 가래에 검붉은 핏덩이가 들어 있는 것 등 여러 가지입니다. 초기에는 가래에 피가 조금씩 섞여 나오다가 차츰 핏덩이가 섞여 나오거나 가래 전체가 빨갛게 되어 나오게 됩니다. 2차 감염으로 화농하게 되면 가래는 맑은 빛깔에서 누런 빛깔의 고름처럼 변합니다.

각혈은 목에서 폐에 이르는 기도에서 일어나는 출혈입니다. 대개 새빨간 피를 거품처럼 토하게 되는데 핏덩이는 들어 있지 않고 호흡곤란이 함께 나타나는 수가 많습니다. 각혈로 인해 피를 토해 내는 양은 대개 그다지 많지 않습니다.

(3) 가래

가래는 기관지를 덮고 있는 분비물이 나오는 것입니다. 건강한 사람은 기관지의 점액선에서 하루에 1백 밀리리터쯤의 분비물이 나옵니다. 그러나 폐와 기관지에 염증이나 궤양 같은 것이 생기면 정상적인 분비물 말고도 상피 세포, 식세포, 죽은 세포의 잔해, 죽은피, 세균 등이 섞여 있게 됩니다. 폐암이 점차 기관지 점막으로 번져 가면 기관지 안에 점액이 고이고 가래의 양이 많아지게 됩니다.

가래는 보통 투명한 점액성 가래와 불투명한 녹색의 고름 같은 가래로 나눌 수 있습니다. 합병증으로 폐렴이 되면 가래는 고름처럼 바뀌고 열이 나게 됩니다.

(4) 흉통

흉통은 폐암이 깊어지면서 나타나는 증상입니다. 폐암 초기에는 암이 있는 폐 속의 불쾌감, 압박감 등만 나타나다가 차츰 암이 깊어지면서 몸을 움직이거나 숨을 쉴 때 가슴이 결리는 등의 증상이 나타납니다. 흉통은 폐암의 상태에 따라서 전혀 나타나지 않는 사람도 있고 견디기 어려울 만큼 몹시 격렬하게 나타나는 사람도 있으며 증상도 마구 쑤시는 것, 우리하니 아픈 것, 따끔따끔하게 아픈 것 등 매우 다양합니다.

흉통은 암조직이 신경을 압박하거나 침범할 때 나타납니다. 또 암이 기관지를 압박하거나 기관지를 막아 가래가 잘 나오지 못하여 폐렴이 생기면 염증이 흉막을 자극하여 통증이 생깁니다. 암이 가슴 부위의 근육에 침윤하면 혈관이나 늑간 신경을 침범하여 통증이 오고 또 늑골에 암이 전이하면 격심한 통증을 일으킵니다.

통증이 격심한 폐암의 한 종류로 판코스트 폐암이란 것이 있습니다. 이것은 폐 위쪽에 생기는 암으로 갈비뼈와 흉막, 상완신경, 경부 교감신경 등을 직접 침범하므로 가슴과 등 팔 등에서 통증이 맹렬하게 지속되기 때문에 밤에 잠을 잘 수가 없습니다.

폐암에는 늑막에 물이 고이는 경우가 더러 있는데 물이 적게 고일 때에는 통증이 심하고 일정량 이상으로 많이 고이면 오히려 통증이 줄어듭니다. 그 대신 몸을 움직일 때에 기침을 더 많이 하게 됩니다.

(5) 얼굴 부종

폐암이 커지거나 임파절에 전이하면 흉부의 가운데 있는 상대 정맥을 압박하므로 머리에서 심장으로 들어가는 혈액이 잘 통과하지 못하게 되어 얼굴이 붓고 붉어지게 됩니다. 얼굴이 붓는 증상은 그다지 흔하게 나타나지는 않습니다.

(6) 발열

폐암의 초기 증상은 감기나 감기 몸살 비슷할 때가 많습니다. 감기약을 먹어도 낫지 않고 미열이 계속되거나 열이 내렸다가 올랐다가 하는 증상이 반복되면 폐암을 의심해 보아야 합니다. 발열은 폐암으로 인한 폐렴, 기관지염 등의 이차 감염으로 생기는 것이 보통이지만, 암이 커져서 녹아 내려 공동(空洞)이 생기고 그 속에 고름이 고이게 됩니다. 이때 처음에는 열이 나고 그 다음에 고름 섞인 가래가 나오게 됩니다.

(7) 호흡곤란

호흡곤란은 대개 나이가 많은 사람한테 나타납니다. 폐가 확장되어 숨을 토해 내는 힘이 약해져서 생기는 것으로 암이 웬만큼 깊어진 뒤에 나타납니다. 기관지가 막히거나 늑막에 물이 고였거나 암이 상대 정맥을 눌러 혈액순환이 어려워 호흡곤란이 나타나기도 합니다.

(8) 체중 감소

밥을 잘 먹는데도 몸이 여위고 별 이유 없이 몸무게가 줄고 식욕이 떨어지며 쉽게 피로해집니다. 몸이 마르는 이유는 단백동화 작용 능력이 저하되어 영양을 몸 안에 제대로 흡수하지 못하게 되기 때문입니다.

(9) 목소리가 변한다

성대 신경이 마비되면 목이 쉬거나 소리를 낼 수 없게 됩니다. 가슴과 배의 중간에 있는 횡경막에 폐암이 침범하면 횡경막의 신경을 자극하여 딸꾹질이 생깁니다. 별다른 이유 없이 딸꾹질이 생기면 폐암을 의심해 볼 필요가 있습니다.

4) 폐암의 전이

폐암은 주위에 직접 넓게 퍼져 가거나 임파선으로 전이하거나 혈관 속으로 들어가는 것의 세 가지로 전이합니다. 대개 폐암은 뼈, 뇌, 간, 신장, 부신 등으로 잘 전이합니다. 뇌에 전이하면 건망증, 정신착란이 생기고 이상한 말이나 행동을 하게 되며 두통이나 구역질 등도 나타나게 됩니다.

간으로 전이하면 황달, 발열 등이 나타날 수 있고 뼈로 전이하면 통증이 매우 격렬하게 나타나는 경우가 많습니다.

2
위암

 위암은 우리나라에서 가장 흔히 발생하는 암으로 전체 암 사망자의 35퍼센트를 차지합니다. 또 여자보다 남자가 1.5배쯤 위암에 더 많이 걸립니다.

위암은 만성 위염이나 위궤양에서 암으로 진행되는 경우가 많습니다. 위에 병이 있으면 위점막의 세포가 약해져서 암에 걸리기 쉬운 상태가 되는데 이러한 상태를 전암(前癌)상태라고 합니다. 일본 오사카 대학의 연구 결과에 따르면 만성 위염에서 위암이 된 경우가 41퍼센트, 위궤양에서 위암이 된 경우도 41퍼센트나 된다고 했습니다. 만성 위궤양과 만성 위염은 암으로 진행될 가능성이 크므로 이들 질병을 조기에 치료하는 것이 위암을 예방하는 것이라 할 수 있습니다.

위암은 위의 가운데서부터 음식물이 나가는 출구인 유문부에 걸쳐 자주 발생합니다. 이곳은 위궤양이 가장 많이 생기는 곳이기도 한데 전체 위암의 70퍼센트쯤이 이 부위에서 발생합니다.

위암은 초기에 아무런 증상이 없는 무증후기(無症候期)가 있는데 이 기간이 상당히 깁니다. 이 기간은 몸의 면역계가 암을 막기 위해 싸우는 시기라고 볼 수 있습니다.

위는 상당히 큰 장기이므로 위 가운데 부위에 암이 생겨 웬만큼 크게 자라도 아무런 증상이 나타나지 않을 때가 많습니다. 그러나 암이 악액질을 내뿜기 때문에 서서히 빈혈이 생기고 잠출혈(潛出血)도 있게 됩니다. 잠출혈이란 위나 장에서 출혈이 일어나서 항문으로 대변과 함께 배설될 때까지 시간이 상당히 걸려서 피가 검게 변한 것입니다. 잠출혈은 위암 진단에 중요한 단서가 됩니다.

암이 위점막이나 점막 하층까지 진행된 것을 조기 위암이라고 하고 근육층을 지나 윗주머니의 장막층까지 이른 것을 진행암이라고 합니다. 위암이 점막, 점막 하층 및 근육층에 이르도록 커지더라도 여기까지에는 아픔을 느끼게 하는 신경이 없기 때문에 통증을 느끼지 못하므로 환자는 아무런 증상도 느낄 수 없습니다. 암이 위의 바깥인 장막층까지 이르러서야 통증을 느끼게 됩니다.

1) 위암의 주요 증상

(1) 배 위쪽의 불쾌감

윗배가 가끔 쓰리거나 체한 듯한 느낌, 음식을 조금만 먹어도 배가 부른 듯한 느낌이 나타나고 트림이 자주 납니다.

헛배가 부른 듯한 느낌은 대개 밥먹고 난 뒤에 나타나고, 또 병이 깊어 가면서 식사량이 줄어들고 고기나 맛이 진한 음식을 먹기 어렵게 됩니다.

위암에 걸리면 암이 내뿜는 독소 때문에 위벽에서 염산을 제대로 분비하지 못하게 됩니다. 위암 환자의 60퍼센트쯤은 무위산증이고 나머지 30퍼센트쯤은 저위산증입니다. 위액에 들어 있는 소화 효소인 펩신은 위액의 산성도가 PH2일 때 가장 왕성한 단백질 소화 작용을 하는데 이것을 효소의 최적 PH라고 합니다. 그런데 위의 염산이 없거나 적게 분비되며 펩신의 최적 PH가 유지될 수 없으므로 소화 기능이 매우 약해지거나 없어집니다.

(2) 설사

위의 소화 기능이 나빠지기 때문에 설사가 일어납니다. 설사는 대개 상한 음식을 먹거나 음식을 잘못 먹었을 때 일어나는 것이지만, 위암으로 인한 설사는 제대로 된 식사를 해서 설사가 날 이유가 없는데 설사가 납니다. 이 설사는 잘 낫지 않고 설사약을 먹으면 잠깐 그쳤다가 다시 설사가 계속되는 특징이 있습니다.

(3) 구토, 구역질

구역질이나 구토는 유문부에 응어리가 생겨 유문부가 좁아져서 음식물이 통과하기 어려워졌을 때 자주 일어납니다. 또 식도에서 위로 음식이 내려가는 입구인 분문이 암으로 막혀 있을 때에도 구역질이나 구토가 납니다.

(4) 체중 감소, 피로, 식욕부진

입맛이 없거나 음식을 조금 먹어도 배가 부르며, 갑자기 전에 즐기던 음식이 싫어지고 다른 음식이 먹고 싶어지는 등 입맛이 바뀝니다. 이런 증상이 오래 계속되면 몸이 여위고 빈혈이 오고, 쉬 피로해지고 무력감을 느껴 아무 일도 하기 싫어집니다.

(5) 위 부위의 통증

위 부위가 송곳으로 찌르는 듯 몹시 아프기도 하고 무언가 짓누르는 듯한 느낌 약간 쓰린 증세 같은 것이 수시로 나타납니다. 제산제와 진통제를 먹으면 대개 일시적으로 통증이 없어집니다.

(6) 토혈·흑색변

입으로 피를 토하거나 새까만 변이 나올 수가 있는데 이것은 암의 출혈로 인한 것입니다. 위의 아래 부분에 생긴 암은 대량 출혈을 일으키기 쉽습니다. 대변이 갑자기 까맣게 나오면 위암을 의심해 볼 필요가 있습니다.

(7) 복수 또는 복부 팽만, 황달

위암이 다른 곳으로 전이한 뒤에 나타나는 현상입니다. 간이나 임파선 같은 곳에 전이했을 때 나타납니다.

2) 위암의 전이

대개 간, 복막, 폐, 부신, 췌장, 뼈, 위장관, 비장, 중추신경계, 비
뇨기관의 순으로 전이합니다. 위암은 커지면서 주위의 기관을 직
접 침윤합니다. 따라서 췌장, 식도, 대장 등이 침윤됩니다. 임파선
을 통하여 조기에 유문에 가까운 소만이나 흉부 대동맥에 이어져
있는 임파선에 전이되고 또 골반강 쪽의 임파선에도 전이하고 비
장으로 가는 혈관의 출입구인 비문부 임파절로 전이하기도 합니
다. 이 밖에도 혈액을 타고 여러 곳으로 전이될 수 있습니다.

3.
간암

 간암은 위암에 이어서 우리나라 사람들한테 두 번째로 많이 걸리는 암입니다. 특히 40대 남자들의 간암 발병률은 세계에서 가장 높다고 합니다.

간암은 황인종과 흑인종에게 많고 백인들한테는 적습니다. 한국, 일본, 중국, 인도네시아, 미얀마 같은 아시아 사람들한테 많고 또 파푸아뉴기니 섬에도 많다고 합니다.

간암 역시 폐암과 마찬가지로 요즈음에 많이 생긴 병이고 옛날에는 극히 드물었습니다. 일본의 미찌오쿠시 박사는 1907년부터 1954년까지의 의학 관계 문헌에서 67례의 간암 환자만이 있었을 뿐이라고 했습니다. 우리나라에서도 50년 전만 해도 거의 찾아보기 힘든 병이었습니다.

대부분의 간암 환자는 간암 진단을 받은 지 6개월 내에 간부전으로 사망하고 단 1퍼센트만이 5년 이상 생존율을 보입니다.

간은 과묵한 장기 또는 침묵의 명수라고 할만큼 웬만큼 탈이 나서는 그 증상이 거의 나타나지 않습니다. 간이 몹시 나빠져 돌이킬 수 없게끔 된 뒤에야 증상이 나타나기 때문에 간암 진단을 받은 뒤의 생존율이 매우 짧습니다.

1)간 질환의 증상

간은 어지간히 암이 깊이 진행되어도 별다른 증상이 나타나지 않습니다. 대개 다음과 같은 증상이 나타나면 간이 몹시 나빠져 있다는 것을 알 수 있습니다.

(1) 온몸이 나른하고 피로가 자주 온다
만성 간염이나 간경변에서는 몸이 무겁고 피로감이 심합니다. 또 권태감, 짜증, 능률 저하, 성욕 감퇴, 의욕 상실 같은 증상이 나타납니다.

(2) 식욕이 없어지고 구역질이 난다
급성 간염의 초기 증상의 하나로 음식 냄새만 맡아도 구역질이 납니다. 간경변이나 만성 간경변일 때에는 갑자기 기름기가 싫어질 때도 있습니다.

(3) 배가 부르고 거북하다
오른쪽 배 윗부분이 부풀어 있는 듯한 느낌이 들고 뱃속이 더부

록하고 불편합니다. 이는 간에 생긴 암이 커져서 위를 압박하기 때문입니다. 설사와 변비가 번갈아 가면서 나타나고 대변의 상태도 일정하지 않습니다.

(4) 눈이 쉬 피로해진다

눈은 간과 관련이 깊은 기관입니다. 간에 병이 생기면 눈동자가 쉬 피로해지는 등의 증세가 나타납니다.

(5) 피부와 눈이 노랗게 된다

피부나 눈이 노랗게 되는 것이 황달입니다. 황달은 눈의 흰자위에서 먼저 나타나고 다음에 얼굴, 앞가슴, 온몸으로 퍼져 나갑니다.

(6) 대변 빛깔이 희고 소변은 진한 갈색이 된다

황달이 심하면 대변은 반대로 희거나 회색이 됩니다. 정상적인 대변이 갈색인 것은 담즙 색소인 빌리루빈 때문인데 빌리루빈이 혈액으로 빠져나가 소변으로 나오면 소변 빛깔이 다갈색으로 짙어집니다.

(7) 몸에 붉은 반점이 생긴다

간경화나 만성 간염일 때 목, 어깨, 윗가슴 같은 곳에 빨간 반점이 나타나는 일이 많습니다. 손가락으로 누르면 붉은 빛이 사라지고 떼면 다시 나타납니다. 간경변일 때 잘 나타납니다.

(8) 피부가 가렵다

담즙이 혈액으로 나와 피부에 침착되면 피부가 가려워 집니다.

(9) 손바닥이 붉어진다

손가락 끝, 손바닥 특히 엄지와 새끼손가락 밑부분의 볼록한 곳이 붉은 빛을 띄게 됩니다. 발바닥에도 꼭 같은 증상이 나타나는데 이는 손바닥, 발바닥의 혈관이 확장되기 때문입니다.

(10) 얼굴빛이 검어지고 윤기가 없어진다

간경변의 특징입니다. 이밖에 배에 혈관이 푸르스름하게 돋아나 보이거나 잇몸이나 위에서 피가 나고 몸이 앞뒤로 잘 굽혀지지 않으면 간에 이상이 있는지 의심해 보아야 합니다.

(11) 남성이면서 유방이 커진다

간 장애로 인해 호르몬 분비에 탈이 생기면 남성도 여성 호르몬 분비가 많아져서 털이 빠지거나 유방이 커집니다. 간이 나빠지면 여성 호르몬을 제대로 조절할 수 없게 되어 유방이 커지거나 고환이 작아지는 등의 증상이 나타납니다.

2) 간암의 증상

환자의 상당수가 오른쪽 갈비뼈 아래나 오른쪽 가슴 부위에 묵직한 통증을 느낍니다. 이 통증은 일정하지 않고 둔하고 우리하니 아플 때가 많으며 암이 횡경막으로 침범하면 오른쪽 어깨가 아프고 간이 부어 있는 듯한 덩어리나 딱딱한 덩어리가 만져집니다. 암이 복강 안으로 파열하거나 출혈을 일으키면 몹시 심한 통증이 오고 간정맥이 막혀 복수가 차며 복막염이 생기는 수가 있습니다.

간암의 증상은 위장병과 비슷하게 나타나기도 합니다. 구역질이나 구토가 나고 속이 더부룩한 증상이 그런 것입니다.

간암이 깊어지면 복수가 차면서 황달이 나타납니다. 이때는 상당히 깊어진 상태입니다. 그러나 간문부에 있으면 초기에도 황달이 나타납니다.

간암 환자에게 나타나는 전신 증상은 피로, 식욕부진 및 체중 감소 등입니다. 또 밤에 땀이 나고 미열이 자주 납니다.

간암은 증상이 겉으로 매우 느리게 나타나고 나타났더라도 알아차리기가 어렵습니다. 겉으로 증상을 느낄 정도이면 이미 병이 상당히 깊어졌다고 봐야 합니다.

3) 간암의 전이

간 가까이에 있는 담낭, 횡경막, 위, 십이지장, 결장, 문맥과 간정맥, 하대 정맥 등으로 전이하기 쉽습니다. 또 임파선을 통하여 전신에 퍼지고 혈액을 타고 여러 곳으로 전이할 수 있습니다. 폐, 뼈, 부신 등이 간암에서 전이하기 쉬운 곳들입니다.

4
유방암

유방암은 서양 여성들에게 많고 우리나라 여성들한테
는 적게 나타나는 편입니다. 그러나 요즘 들어 발병 숫
자가 빠른 속도로 늘어나고 있습니다.

유방암은 우리나라 여성들이 걸리는 암 가운데 자궁암, 위암 다음
으로 세 번째로 많이 걸리는 암입니다. 미국이나 유럽 같은 데에는
유방암이 여성의 암 가운데 제일 많다고 합니다.

유방암은 나이 많은 처녀, 과부 등 혼자 사는 여성과 젖을 먹이
지 않는 여성에게 많이 발생합니다. 대개 40~50살쯤의 여성한테
서 흔히 발생합니다. 결혼한 여성으로는 아이가 없거나 적고, 또
아이가 많아도 젖을 먹이지 않거나 인공 유산한 여성에게 많습니
다. 이것은 정상적이지 못한 생활로 말미암아 호르몬 분비에 탈이
생겼기 때문입니다. 일본의 히라야마 박사는 도쿄 시내의 각 대학
병원의 환자를 대상으로 조사하여 유방암에 걸리기 쉬운 사람을

다음과 같이 분류했습니다.

① 40세에서 44세가 제일 높고 다음은 45~49세였다. 곧 유방암은 여성의 갱년기 현상과 밀접한 관련이 있다.

② 생활 수준이 높은 사람일수록 걸리기 쉽다. 또 고기를 많이 먹는 사람이 더 잘 걸린다.

③ 학력이 높을수록 걸리기 쉽다.

④ 나이나 학력이 같을 때는 임신 횟수가 적을수록 잘 걸리고, 미혼자는 기혼자의 세 배, 나이가 많아서 결혼한 사람은 두 배나 높았다.

⑤ 담배를 피우는 사람은 피우지 않는 사람보다 두 배, 고기를 먹는 사람은 채식을 주로 하는 사람보다 두 배나 많이 걸린다.

⑥ 유방에 유선염이나 상처가 있는 사람은 두 배반이나 높았다.

⑦ 유방을 애무하거나 마사지하는 사람은 그렇지 않은 사람보다 유방암에 적게 걸린다.

유방암의 증상

유방암은 초기에는 열도 없고 통증도 없으면서 응어리만 만져지는 것이 전형적인 증상입니다. 콩알만하던 것이 차츰 자라나면 주먹만하게 됩니다. 오래 지나면 피부를 뚫고 밖으로 드러나는데 유방 주위의 피부가 울퉁불퉁하게 터지고 갈라져서 궤양이 됩니다. 이같은 생김새가 마치 바위와 같아서 옛날에는 한자로 바위암(巖)이라 썼고 서양에서는 게와 같다고 했습니다.

유방암의 덩어리는 대개 딱딱하지만 반드시 그렇지만은 않습니다. 약간 물렁한 것도 있고, 몹시 딱딱한 것도 있습니다. 또 눌러서 아픈 것이 있고 아프지 않은 것이 있습니다.

유방암이 피부 밖으로 터져 나오면 심한 냄새가 나고 썩고 곪기도 합니다. 이것은 악액질이라 하여 유방암뿐만 아니라 모든 암의 말기 증상입니다.

유방암이 심해지면 어깨와 목덜미가 임파선에 종류(腫瘤)가 만져지고 통증이 심하며 온몸이 쇠약해집니다. 안쪽으로 흉근(胸筋)과 늑골까지 퍼지면 통증이 극심해집니다.

유방암은 겨드랑이와 임파선에 전이되고 더 나아가 늑막, 폐, 간, 뼈 등으로 전이됩니다.

5
자궁암

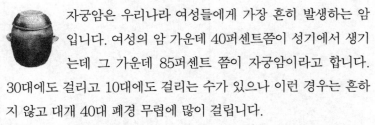자궁암은 우리나라 여성들에게 가장 흔히 발생하는 암입니다. 여성의 암 가운데 40퍼센트쯤이 성기에서 생기는데 그 가운데 85퍼센트 쯤이 자궁암이라고 합니다. 30대에도 걸리고 10대에도 걸리는 수가 있으나 이런 경우는 흔하지 않고 대개 40대 폐경 무렵에 많이 걸립니다.

자궁암은 그 발생 부위에 따라 자궁경부암, 자궁체암, 난소암으로 나눕니다.

자궁경부암은 자궁의 입구와 목에 해당하는 자궁 경부에 생기는 것이고, 자궁체암은 태아가 자라는 자궁 체부에 생기는 것을 말합니다. 자궁경부암이 자궁체암보다 대개 아홉 배쯤 많습니다. 우리나라 여성들은 대부분 자궁경부암에 많이 걸리고 서양 여성들은 자궁체암에 많이 걸립니다. 우리나라, 일본, 인도 사람 그리고 흑인들에겐 자궁경부암이 많습니다.

자궁경부암은 초기부터 출혈이 일어나므로 이것이 중요한 자각 증상이 됩니다. 출혈은 암조직이 작은 혈관벽을 파괴하기 때문에 일어납니다. 암으로 인한 출혈과 월경을 구별하기 어려울 때가 많으므로 잘 살펴보아야 합니다.

난소암은 초기에는 거의 발견되지 않고 또 대부분의 환자는 난소암이 발견되고 나서 1년 안에 죽습니다.

1) 자궁암의 자가 진단

여성의 생식기에서 생기는 암을 스스로 진단하는 방법은 다음과 같은 것들이 있습니다.

① 아랫배에 아무런 통증이 없이 냉이나 대하가 차츰 많아지며 냄새가 나거나 피가 섞여 나온다.

② 아랫배에 아무런 통증이 없이 응어리가 만져진다.

③ 출혈이 일어난다. 통증이 없고 처음에는 매우 적은 양이다가 차츰 많아진다. 월경이 아닌 시기에 출혈이 있거나 출혈이 불규칙적이고 월경량이 지나치게 많다. 또는 성행위 뒤에 출혈이 있다.

2) 자궁암의 증상

자궁경부암의 초기에는 별 증상이 없습니다. 냉이 많아지고 냄새가 나며 월경 말고 가끔 출혈이 있는 것 등이 일반적인 증상입니다. 자궁경부암의 진행 정도를 0~4기로 나누면 대개 다음과 같습니다.

① 0기암

자궁경부암은 처음에는 자궁 입구 근처의 점막에 생기며 이때는 전이하지 않고 상당한 기간 동안 그곳에 머물러 있습니다. 이때 발견하여 치료하면 쉽게 고칠 수 있으며 이러한 상태를 전암기 (前癌期)상태라고 하며 대개 10~20년 뒤에 암으로 발전합니다.

② 1기암

암이 점막을 벗어나 조직 속으로 뚫고 들어갑니다. 또는 임파선을 타고 다른 곳으로 전이하기도 합니다.

③ 2기암

암이 자궁 경부 외부로 번져 나갔으나 골반까지는 침윤하지 않은 상태입니다. 또는 질 아래 삼분지 일까지 침투하지 않은 상태입니다.

④ 3기암

암이 골반까지 침투하거나 질 아래 삼분지 일까지 침투한 상태입니다.

⑤ 4기암

암이 방광이나 직장까지 침윤하고 또 폐나 간까지 전이한 상태입니다.

자궁경부암은 뚜렷한 증세가 나타나지 않습니다. 0기나 1기초에는 그 증상이 전혀 나타나지 않고 말기에는 큰 출혈이 있습니다. 대하는 출혈보다 먼저 나타나는데 암 초기에는 물 같은 분비물이나 노란색 또는 다갈색, 핑크빛 분비물이 나옵니다. 때로는 핏덩이가 조금 섞이고 생리도 순조롭지 못합니다.

암이 진행되어 4기에 이르면 대소변을 보기 어려울 뿐만 아니라 통증을 느끼고 소변이나 대변에 피가 섞이게 됩니다. 허리와 아랫배 항문 부위가 아프고 소변을 볼 때 밑이 빠지는 것처럼 아프고 뒤가 묵직합니다.

　대변이 가늘게 나오기도 하고 잘 나오지 않기도 하며, 변비나 설사가 생깁니다. 소변을 볼 때 통증이 심하고 질 분비물에서 악취가 심하게 납니다. 때로는 방광이나 직장에 구멍이 뚫려 대소변이 수시로 나오게 되어 패혈증을 일으켜 죽게 됩니다. 자궁암은 직장, 방광, 간, 임파선, 뼈와 생식 기관으로 전이할 수 있습니다.

6
식도암

식도의 악성종양에는 암과 육종(肉腫)이 있는데 대부분이 악성입니다. 소화기계에서는 위암, 간암 다음으로 많이 발생합니다. 대개 50~60세에 많은데 여자보다 남자에게 삼분지 일쯤 더 많이 나타납니다. 또 서양인보다는 한국이나 일본 같은 동양 사람들에게 더 많이 발생합니다. 식도암의 70~80퍼센트는 술을 마시는 것이 원인이라고 합니다.

식도암의 증상

식도암의 증상은 처음에는 알아차리기가 어려우므로 모르는 사이에 더 깊어지곤 합니다. 제일 먼저 나타나는 증상은 음식을 삼켰을 때 오는 이상한 증상입니다. 무엇이 막히는 느낌, 얼얼하며 아픈 느낌, 가슴의 통증이나 불쾌감 등입니다. 또 음식물이 잘 넘어가지 않기도 하고 또 삼킨 음식물이 도로 넘어오기도 하며 처음에는 딱딱한 음식이 잘 넘어가지 않다가 조금 지나면 죽이나 물도 제대로 삼킬 수 없게 됩니다.

병이 깊어지면 음식을 먹은 뒤 가슴속이나 명치끝에 통증이 옵니다. 이 통증은 얼얼한 정도인 것도 있고 견디기 어려울 만큼 심하기도 합니다. 음식물을 제대로 먹지 못하게 되면 온몸이 쇠약해집니다.

또 암이 후두 신경을 침입하면 목소리가 쉬어지고 피를 토하거나 혈변을 보게 됩니다. 상체와 팔다리에 부종이 나타나기도 하고 기침이 나고 숨이 가빠지는 등의 증상도 나타납니다.

7

직장암

우리나라 남자들에게 네 번째로 많은 암이 직장암입니다. 장에 생기는 암의 60퍼센트쯤이 직장암이고 직장 바로 위의 S결장에 생기는 암도 20퍼센트쯤 됩니다. 이를 보면 항문에 가까운 곳, 곧 대변이 오래 머물러 있는 곳일수록 암이 많이 발생한다는 것을 알 수 있습니다.

서양인들에게는 직장암보다 대장암이 많은데 우리나라 사람이 미국으로 이민을 가면 대장암이 늘어나는 것을 볼 수 있습니다. 이는 식생활의 변화와 관련이 깊은 것으로 보여집니다.

직장암의 증상

① 출혈

항문에서 피가 나거나 대변에 피가 묻어 나올 때가 많습니다. 피가 빨갛게 나오기 때문에 치질로 인한 피와 혼돈하기 쉽습니다. 간혹 대변에 젤리 모양의 핏덩이가 섞여 나올 수도 있으며 변비와 설사가 번갈아 가며 오거나 배가 무지근하여 변이 덜 나온 듯하여 시원치 않은 느낌 등이 나타납니다.

또 대변 볼 때 항문이 아프고 변이 잘 나오지 않는 등의 증상이 있습니다.

② 대변의 이상

암때문에 직장이 좁아져 변이 잘 나오지 않게 됩니다. 힘을 주지 않으면 변이 잘 나오지 않고 나오더라도 가늘게 나오거나 속에서 문질러져 납작하게 나오거나 가닥이 나서 나옵니다. 또 대변은 보고 싶으나 나오지 않아 뒤가 늘 무직하고 배가 불러 괴로움을 느끼게 됩니다. 대변이 막혀 장에 가스가 찼으나 암때문에 빠져나가지 못하고 뱃속에 쌓이기 때문입니다.

이와 함께 소변을 자주 보게 되고 소변량이 적어지며 소변볼 때 통증이 오는 수가 있습니다.

직장암은 혈액을 타고 간이나, 폐, 임파선으로 많이 전이하고, 뼈, 중추신경계, 방광, 전립선 등으로 전이할 수 있습니다.

8
백혈병

 혈액에 생긴 암을 백혈병이라고 합니다. 독일의 병리학
자 아돌프 피르효우가 혈액 속에 백혈구가 늘어나서 회
백색이 된다 하여 백혈병이라 이름지었습니다.
백혈병은 유럽이나 미국에 견주어 우리나라에서는 절반쯤으로 적
게 나타나지만 어린이 암 중에서는 가장 많이 나타납니다.

백혈병은 골수에서 정상적인 조혈 작용이 정지되면서 암세포로
바뀐 백혈구가 늘어나는 것으로 여자보다 남자에게 훨씬 많이 나
타납니다.

백혈병은 다음과 같이 네 가지로 나눕니다.

① 급성 임파성 백혈병
어린이에게 가장 흔한 암으로 백혈구가 주는 특징이 있습니다.

② 급성 골수성 백혈병

40대 이후의 남자들에게 가장 흔하게 나타나는 것으로 혈소판이 줄어드는 특징이 있습니다.

③ 만성 골수성 백혈병

이상 염색체가 생기는 백혈병으로 청장년 층의 젊은 남자들에게 나타납니다.

④ 만성 임파성 백혈병

노인들에게 흔히 나타나는 백혈병으로 비장 기능에 이상이 나타납니다.

백혈병의 증상

백혈병은 이렇다 할 증상이 없으므로 처음에는 가벼운 감기 같은 것으로 생각하기 쉽습니다. 초기에는 몸이 쉬 피로해지고 나른해지면서 열이 나고 코피가 나거나 잇몸에서 피가 나는 등의 증상이 나타납니다. 때로는 배가 불러지고 입맛이 없고 구역질, 구토가 나기도 합니다. 가벼운 상처에도 피가 잘 멎지 않고 현기증이 나며 가슴이 두근거리고 숨이 가빠집니다.

① 빈혈

백혈병의 80퍼센트에서 빈혈 증세가 나타납니다. 골수에서 적혈구를 만들어 내지 못하기 때문에 생기는 것으로 온몸이 쇠약해지고 얼굴이 창백해지며 호흡이 어려워집니다.

② 혈소판 감소

백혈병 대부분에서 혈소판이 줄어드는 증상이 나타납니다. 급성 임파성 백혈병일 때에는 혈소판 감소가 더욱 심합니다. 코피가 자주 나고 잇몸에서 피가 나며 피부에 멍 같은 반점이 생기는 등의 증상이 나타납니다.

③ 면역력 감소

골수 속의 호중성구의 생성이 줄어들어 면역력이 떨어집니다. 감염성 질병에 걸리기 쉽고 열이 심하게 나는 증상이 있습니다.

④ 골수의 이상

백혈병 세포가 늘어나게 되면 임파절, 간, 비장 등이 부어오르고 백혈병 세포가 뼈에 증식하면 뼈와 관절이 심하게 아픕니다. 또 입맛이 떨어지고, 몸무게가 줄어들며 배가 아픈 등의 증상이 나타납니다. 백혈병에 걸리면 조그만 상처라도 잘 낫지 않으므로 상처를 입지 않도록 주의해야 합니다.

9
방광암·신장암

방광암과 신장암 역시 다른 암들과 마찬가지로 초기에
는 별다른 증상이 없습니다. 대개 마흔 살이 넘은 사람
들에게 잘 나타나며 방광염, 방광결석, 신장염, 신장결
석 등이 암으로 진전되는 수가 있습니다.

1) 방광암의 증상

초기에는 아픔이 없이 가끔 피오줌을 누게 됩니다. 갑자기 피오
줌이 나왔다가 저절로 멈춥니다. 병이 깊어질수록 피오줌을 누는
일이 잦아지고 양도 많아집니다. 차츰 병이 심해져서 암이나 핏덩
어리로 오줌길이 막히게 되면 오줌이 잦고 시원스럽게 나오지 않
으며 심하면 오줌을 전혀 누지 못하게 됩니다.

2) 신장암의 증상

신장암은 증상이 거의 없고 진행이 몹시 느려서 몇 년 혹은 10년쯤 지나서 발견되는 수도 있습니다. 신장암의 주요 증상은 피오줌, 신장 부위의 응어리, 옆구리의 통증 이 세 가지입니다.

① 피오줌

아픔이 전혀 없이 눈으로 알 수 있을 정도로 피오줌이 나옵니다. 붉은 포도주 빛깔 또는 거뭇한 빛깔이며 한번 나왔다가 멎기도 하고 여러 번 계속해서 나오기도 합니다. 한번 나온 뒤 아무 탈이 없다가 2~3년 뒤에 다시 나오는 수도 있습니다. 그러나 신장암에 걸려도 피오줌이 전혀 나오지 않을 수도 있습니다.

② 신장 부위의 응어리

신장은 옆구리 갈비뼈 밑에 있습니다. 갈비뼈 밑에 응어리가 만져지게 되면 병이 상당히 깊어진 것입니다. 응어리는 딱딱할 수도 있고 약간 물렁할 수도 있는데, 왼쪽이나 오른쪽 한군데에만 있거나 양쪽에 다 있을 수도 있습니다.

③ 신장 부위의 아픔

응어리가 느껴지면 배, 등, 허리, 옆구리가 몹시 아프거나, 우리하니 아파 잠을 제대로 잘 수 없게 됩니다. 이밖에 몸이 쉬 피로해지고 나른해지며 입맛이 떨어지고 몸무게가 줄어드는 증상도 함께 나타납니다.

10
뇌종양

뇌종양은 뇌질과 뇌막에 생기는 암으로, 양성 종양과 악성 종양으로 나눌 수 있으나 대개 악성일 때가 많습니다. 뇌막, 뇌혈관, 뇌하수체, 뇌신경 등에 생긴 것을 원발성 뇌종양, 폐암, 유방암 등 다른 곳에서 전이한 것을 전이성 뇌종양이라고 합니다.

뇌종양은 남자보다 여자에게 많고 전체의 20퍼센트쯤은 15세가 안된 아이에게 80퍼센트쯤은 어른들에게 나타납니다. 아이에게는 소뇌에, 어른들에게는 대뇌에 걸리는 일이 많습니다.

뇌종양의 증상

뇌종양의 증상은 종양의 종류와 종양이 생긴 위치에 따라 다릅니다. 또 뇌종양은 다른 기관과는 달리 두 개골이 뇌를 둘러싸고 있으므로 더 커질 여유가 없어 여러 가지 민감한 증상이 나타나기 쉽습니다. 심한 두통이 계속되고 구토가 나는 것이 대표적인 증상입니다.

뇌종양의 증상은 일반 증상과 국소 증상으로 나눌 수 있습니다.

① 일반 증상

두개골 속의 뇌압이 높아지면 두통과 구토, 안저(眼低) 출혈 등이 나타납니다. 두통은 갑자기 나타났다가 사라지기도 하고 오래 지속되기도 합니다. 두통은 뇌종양 환자의 80퍼센트에서 나타납니다.

② 국소 증상

구토도 뇌종양의 초기 증상의 하나입니다. 구역질이 심하게 나는 수도 있습니다. 운동신경이 마비되어 걸음을 제대로 걷지 못하게 되는 수도 많고 냄새를 전혀 맡지 못하는 증세도 나타납니다. 또 시력이 떨어지고 시야에 이상이 생겨 두 눈의 시야에서 바깥쪽의 반쪽이 안보이게 되어 집의 기둥 같은데 부딪히기 쉽고 횡단보도 같은 데를 건너기 어려워집니다.

귀가 잘 들리지 않아 전화기의 신호음이 들리지 않거나 또 귀에서 이상한 소리가 들리기도 합니다.

또 정신이상 증세, 간질, 기억력이 없어지는 증세가 올 수도 있습니다. 갑자기 살이 찌거나 소변이 많이 나오고 손가락이나 발가락 등의 한 부분이 갑자기 굵어지기도 합니다.

11
임파선암

임파 조직에 원발성으로 생기는 악성종양을 임파선암, 혹은 임파육종, 악성 림프종이라고 합니다.20~40세 사이의 사람에게 흔히 나타나는데 대개 한쪽 목이나 겨드랑이 같은 곳에 생깁니다. 악성 임파종은 우리나라나 일본 같은 동양 사람들에게 더 많이 나타납니다.

임파선암의 증상

① 국소 증상

목, 겨드랑이, 가슴, 사타구니 같은 곳의 임파절에 멍울이 생겨 차츰 커집니다. 아프지도 않고 열이 나지도 않으며 곪거나 하지도 않습니다. 이 멍울은 꽤 단단한 것도 있고, 탄력이 있는 것도 있습니다. 이 멍울은 빨리 자라서 피부를 뚫고 나와 궤양을 일으키기도 하고 혈액을 타고 여러 곳으로 전이하기도 합니다.

② 전신 증상

열이 나거나 잠을 잘 때 땀을 흘리고 피부가 가려운 증상이 나타납니다. 또 몸이 나른하고 피곤하며 몸무게가 줄고 밥맛이 없으며 헛배가 부르거나 아프고 구토가 나기도 합니다.

병이 깊어지면 손발이 붓고 가끔 배에 물이 차서 복막염이나 흉막염을 일으키는 수가 있습니다. 종양 세포가 골수에 침입하면 백혈병과 비슷한 증세가 나타나기도 합니다. 임파선암은 골수, 간, 비장, 신장 등으로 전이할 수 있습니다.

12
췌장암

 췌장암은 소화 기관의 암 가운데 가장 발견이 어렵고 치료도 어려운 것으로 알려져 있는 암입니다. 췌장암에는 발생 부위에 따라 췌두부암과 췌체부암, 췌미부암으로 나눌 수 있습니다.

췌장암의 증상

① 췌두부암

췌장암의 삼분지 이 이상은 췌장의 머리 쪽인 췌두부에 생깁니다. 처음에는 명치나 배꼽 주변이 우리하니 아프고 입맛이 없는 증세가 계속됩니다.

병이 깊어지면 황달이 생깁니다. 이것은 암이 담즙의 통로를 막아서 간에서 오는 담즙이 십이지장으로 내려가기 어려워지고 담즙의 압력이 높아져서 간으로 역류하여 간 조직의 일부가 파괴되고 담즙이 혈액 속으로 흘러들기 때문에 나타나는 현상입니다.

이 황달은 나타난 다음부터는 더 심해져서 온몸이 누렇게 되었다가 나중에는 검은빛이 납니다. 췌두부암에서 황달이 나타나면 병이 웬만큼 깊어진 것으로 간이나 담낭이 부어 있고, 또 기름기 섞인 대변이나 혈변이 나올 수도 있으며 복수가 차기도 합니다.

② 췌체부암과 췌미부암

췌장의 몸통인 체부와 꼬리 부분인 미부에 생기는 암은 증상이 거의 같습니다. 처음에는 아무런 증상이 없다가 암이 커지면 등이나 허리가 몹시 아프거나 배 윗쪽을 누르면 응어리가 만져지는 수가 있습니다. 이 부위의 암은 말기가 되어 췌두부나 간으로까지 퍼진 다음에야 황달이 나타나고 혈변이나 기름기 섞인 대변이 나옵니다.

병이 깊어지면서 몸무게가 줄고 통증이 오며 속이 메스껍고 구토가 나며 밥맛이 없고 복수가 차는 등의 증상이 생깁니다.

13.
후두암

후두에 생기는 암은 내암과 외암으로 나눌 수 있습니다. 내암은 성대에 생기는 것이고 외암은 성대 바깥에 생기는 암입니다. 남자가 여자보다 네 배정도 많이 걸리는 것으로 나타나 있습니다. 이는 술이나 담배, 또 성대를 혹사하는 것과 관련이 있을 것으로 보고 있습니다.

후두암의 증상

성대에 생기는 암은 목이 쉬는 것에서부터 시작됩니다. 목이 쉰 상태가 지속되며 날이 갈수록 심해지다가 나중에는 말을 전혀 할 수 없게 됩니다. 병이 깊어지면 암으로 후두가 좁아져 숨을 쉬기가 괴롭고 숨을 들이쉴 때 소리가 나기도 합니다.

암이 후두 주위로 번져 가면 아픔이 시작됩니다. 내쉬는 숨에 고약한 냄새가 나거나 기침이 나고 피가 나올 때도 있습니다. 목에 임파절이 부어 오르기 시작하면 임파절로 전이가 된 것입니다.

성대 바깥에 생긴 암은 초기에는 성대에 탈이 없으므로 목이 쉬는 증상은 나타나지 않습니다. 그 대신 목에 무엇이 걸려 있거나 붙어 있는 느낌이 옵니다.

병이 깊어지면서 성대가 후두 전체로 번지면 목이 쉬고 음식을 먹을 때 아프고 숨을 쉬기가 괴롭고 숨을 들이 쉴 때 소리가 나는 등의 증상이 나타납니다.

14
골종양

골종양에는 골육종, 연골육종, 섬유육종 등이 있는데 골육종은 10대의 청소년들에게 많이 생깁니다.

종양이 어느 부위에 있거나 제일 많이 나타나는 증상은 대퇴골이나 골반의 통증입니다. 처음에는 아무런 증상이 없다가 운동할 때나 계단을 오르내릴 때 또는 무거운 것을 들었을 때나 바로 앉았을 때 암이 있는 부위를 눌렀을 때 통증이 나타납니다. 병이 깊어질수록 통증이 심해지면서 아픈 곳이 붓고 피부가 빨갛게 되고 뜨거운 느낌이 옵니다. 암이 깊어지면 통증이 몹시 심해지고 부어 오르며 나중에는 종양이 아기 머리만큼이나 커져 피부 바깥으로 터져나와 피를 쏟거나 악취를 내뿜게 됩니다. 몸은 갈수록 몹시 쇠약해지고 마지막으로는 뼈로 전이합니다.

15
갑상선암

갑상선암은 후골(喉骨) 밑에 있는 갑상선에서 생기는 암입니다. 여자가 남자보다 세 배쯤 더 많이 걸리며 방사선이 갑상선암의 원인이 될 수 있다고 합니다. 2차 세계대전 때 원자폭탄이 떨어졌던 히로시마에 갑상선암 환자가 많이 생긴 것이 이를 증명합니다.

갑상선암의 증상

다른 암과 마찬가지로 초기에는 이렇다 할 증세가 없다가 병이 깊어지면 이따금 목앞이 붓거나 목이 쉽니다. 다음에는 음식물을 삼키기가 어려워지고 숨을 쉬기 힘들거나 기침이 나고 후두 신경이 마비되는 등의 증세가 나타납니다.

갑상선암은 진행이 매우 느리고 자각 증상이 적어 스스로 발견하기는 매우 어렵습니다. 대개 암 자체에서 통증은 느껴지지 않으나,

목이나 얼굴 같은 곳으로 퍼지면 쑤시는 것 같은 통증이 옵니다.

　병이 깊어지면 온몸이 약해지고 몸무게가 줄며 갑상선기능저하
증이나 갑상선기능항진증 등이 나타납니다.

16
담낭암·담도암

담낭암은 60대 이상의 여성에게 많이 나타나는 암으로 70~80퍼센트가 담석이 들어 있습니다. 담즙 성분에 탈이 나서 그것이 담석을 생기게 하고 담석의 자극으로 암이 생기는 것으로 생각됩니다.

담도암 역시 담석이 있는 경우가 10~15퍼센트쯤으로 담즙 속에 들어 있는 발암물질이 원인인 것으로 보고 있습니다. 담도암은 50대의 남자들에게 많이 나타납니다.

담낭암·담도암의 증상

담낭암은 담석으로 인한 통증이 오른쪽 윗배에 나타나는 경우가 많습니다. 그러나 전혀 통증이 없는 때도 있습니다. 담낭암의 증상은 속이 메스껍고 구토가 나며 오른쪽 윗배에 응어리가 만져지기도 합니다. 입맛이 떨어지고 몸무게가 줄어들며 황달, 피부 가려움증 등이 병이 깊어지면서 나타납니다.

담도암은 어깨와 등이 아프고 열이 나고 오한이 나면서 몸이 쉬 피로해지는 등의 증상이 있습니다. 또 윗배가 아프고 황달이 나타 나며 병이 깊어지면 전신이 쇠약해지고 입맛이 없어지며 몸무게가 줄어드는 등의 일반적인 증상이 나타납니다.

여섯째 가름

암 치료에 들어가는 약재
쉰아홉 가지

1
유황 약오리
으뜸가는 보양제

유황 약오리는 유황을 비롯, 옻나무 껍질, 인삼 같은 갖
가지 약재를 먹여서 키운 오리입니다. 이렇게 키운 오
리는 보양 효과가 매우 뛰어난 약이 됩니다.
유황은 성질이 몹시 뜨겁고 독성이 강하여 약으로 쓰기 어려운 물
질입니다. 유황은 양기를 돕고 몸을 따뜻하게 하며 뼈와 근육을 튼
튼하게 하는데 매우 높은 효과가 있는 것으로 옛 의학책에 적혔지
만 독성이 강하여 제대로 이용하지 못했습니다.

그런데 오리의 몸 안에는 매우 강한 해독 물질이 들어 있어서 유
황을 먹이면 유황의 독성은 없어지고 약성만 남게 됩니다. 유황의
독을 없애고 약성만을 활용하는 가장 지혜로운 방법이라 할 수 있
지요.

본디 오리는 몸 안에 뛰어난 해독 능력이 있어서 염산이나 양잿
물 같은 어지간한 독극물을 먹어서는 죽지 않고 또 놀라운 소화력

을 지니고 있어서 아무 것이나 잘 먹고 소화해 냅니다.

유황을 먹여 키운 약오리는 유황의 약성에 오리의 약성이 서로 합쳐서 갖가지 공해로 인한 독이나 화공약품독, 농약독 등을 푸는 좋은 약재가 됩니다. 〈동의보감〉을 비롯한 옛날 의학책에는 오리가 중풍, 고혈압을 예방하고 혈액순환을 좋게 하며, 몸을 보양하고, 빈혈을 없애며, 대소변을 잘 나가게 하는 등의 효과가 있다고 적혔습니다. 이런 오리 본래의 약성에 유황의 보양 효과, 몸을 따뜻하게 하는 효과, 근골을 튼튼하게 하는 효과 등이 합쳐지면 매우 뛰어난 해독제이자 보양제며 염증과 암을 치료하는 약이 되는 것입니다.

유황 약오리는 암 환자들의 체력을 돋우어 주고 몸 안에 쌓인 독을 풀어 주는 데 탁월한 효과가 있습니다. 암은 체력 소모가 심한 질병이므로 유황 약오리를 복용하면 원기를 크게 돋우어 몸 안에 있는 자연 치유력을 높여 스스로 암과 싸워 이길 수 있도록 도와줍니다.

오리의 강한 해독력은 뇌 속에 있습니다. 그러므로 오리를 약에 쓸 때 머리를 잘라 버리면 안됩니다. 발톱이나 부리에 있는 칼슘 성분도 좋은 약성이 있으므로 버려서는 안됩니다. 다만 털을 뽑고 배를 갈라 똥만 빼내고 써야 합니다.

유황과 갖가지 한약재를 먹여서 키운 오리는 몸무게가 보통 오리의 3분의 2쯤밖에는 나가지 않습니다. 대략 1.2킬로그램에서 1.5킬로그램쯤 되면 유황을 알맞게 먹인 것입니다. 유황을 먹인 오리를 잡아서 끓여 보면 기름기가 거의 없고 고기 맛이 담백하고 좋은 것이 특징입니다.

오리가 2~3개월쯤 자란 뒤부터 유황을 조금씩 먹이에 섞어 먹이되 피똥을 싸면 양을 약간 줄이도록 합니다. 대략 하루 3~4그램쯤이 알맞은 것 같습니다. 유황을 너무 많이 먹이면 오리가 피똥을 싸면서 죽게 되고 너무 적게 먹이면 약성이 제대로 나타나지 않으므로 유황의 양을 잘 조절해서 먹이는 것이 중요합니다. 1년 넘게 유황을 먹은 오리라야 약효가 제대로 나므로 조심해서 키워야 합니다.

오리 먹이로는 한약을 달이고 남은 찌꺼기나 보리밥, 배합 사료 등을 줍니다. 이 먹이에 간혹 옻나무 껍질 가루나 인삼 가루 등을 섞어서 먹입니다. 유황을 먹일 때에는 반드시 가루 유황을 고운 체로 쳐서 먹이에 골고루 섞어 주어야 합니다. 유황 덩어리를 먹으면 죽기 때문입니다.

2
밭마늘
항암 효과 탁월한 향신료

마늘은 유황 약오리와 마찬가지로 보양 효과가 빼어나게 높은 영양 식품인 동시에 항균 작용과 항암 작용, 소염 작용이 뛰어난 약초입니다. 얼마 전에 세계 각 나라의 영양 학자들이 오스트레일리아 시드니에 모여 학술회의를 열었을 때 온 세상 사람들한테 권장하는 10대 영양 식품을 선정하여 공표한 일이 있었습니다. 세계 모든 나라에서 먹는 갖가지 영양 식품의 영양가를 조사하여 이를 모두 취합하여 영양가가 많은 순서대로 뽑은 것이지요.

이때 영양가가 많기로 열 손가락 안에 뽑힌 것에는 우리나라 사람들이 좋아하는 마늘, 꿀, 들깨가 있었습니다. 이중에서 마늘은 세계 사람들이 먹는 자연 식품 가운데서 영양이 많기로 세 번째로 꼽혔습니다.

마늘은 암을 비롯한 체력 소모가 심한 질병 환자들의 체력을 돋우는 데 단연 효과가 뛰어납니다. 이집트의 피라미드는 세계 7대 불가사의에 드는 위대한 건축물입니다. 피라미드는 수만 명의 노예들의 힘으로 지어졌는데 이 혹독한 노동을 하는 노예들이 체력을 유지할 수 있도록 마늘과 파, 무를 먹였다고 합니다. 지금도 피라미드 벽에는 노예들한테 마늘, 파, 무를 먹였다는 상형 문자가 남아 있습니다. 피라미드는 4천5백년쯤 전에 지은 건축물이므로 아마 마늘은 인류가 제일 먼저 먹기 시작한 식물 가운데 하나이기도 할 것입니다.

마늘은 모든 식품 가운데서 항암 작용이 가장 높은 식품이기도 합니다. 중국의 상민의(常敏毅)가 펴낸 〈항암본초(抗癌本草)〉에는 마늘 추출액이 생쥐의 복수암, 유선암, 간암, 자궁암 등의 암세포를 억제하는 데 상당한 효력이 있으며, 체외에서 배양한 암세포를 억제하는 비율이 70~90퍼센트나 된다고 적혔습니다. 또 폐암에 마늘에서 짜낸 즙을 10~30밀리리터씩 하루 두 번씩 복용하여 효과를 보았고, 백혈병에는 혀 밑의 정맥을 잘라 그곳을 마늘로 문지르면 효과가 있다고 하였습니다.

일본의 한 연구 기관에서는 마늘을 익혀서 냄새를 없앤 다음 즙을 짜서 암, 지방간 등을 치료하여 상당한 효과를 보았다고 했습니다. 또 살아 있는 암세포를 마늘에서 짜낸 즙에 담갔다가 흰 생쥐에게 주입하였더니 그 흰 생쥐 가운데서 암에 걸린 것은 한 마리도 없었다고 보고했습니다. 소련에서도 두 의사가 마늘로 입술암의 전암 단계인 흰 얼룩점을 치료하였는데 194명중 184명을 완치하여 그 유효율이 95퍼센트가 되었다고 합니다. 미국의 암학자 위스베그도 마늘 추출액을 암 환자한테 먹였더니 암세포의 발육이 억제되고 생존 기능이 늘어났다고 하였습니다.

마늘의 약효는 매우 범위가 넓어서 여러 다양한 질병과 증상에 두루 뛰어난 효과를 발휘합니다. 마늘의 약효에 대해서 중국 명나라 때의 본초학자 이시진이 쓴 〈본초강목〉에는 이렇게 적혔습니다.

"마늘은 기를 내리고 곡식을 삭이며 고기를 소화하며 옹종과 익창(瘡)을 낫게 한다. 짜낸 즙을 먹으면 토혈(吐血)하면서 심장 부위가 아픈 것이 낫고, 달인 즙을 마시면 머리와 목이 뻣뻣하고 허리와 등이 휘는 병을 다스리며 붕어와 함께 알약을 지어먹으면 각기를 다스린다. 달팽이 가루와 함께 알약을 지어 쓰면 수종을 다스리고 황단(黃丹)과 함께 쓰면 학질과 설사를 고치며 항문 속에 넣으면 변통이 부드러워진다."

〈동의보감〉에는 마늘의 약성에 대해 이렇게 적혔습니다.

"성질이 따뜻하고 맛이 맵다. 옹종을 낫게 하고 풍습을 없애며 장기(氣)를 낫게 한다. 몸이 찬 증상과 풍(風)을 쫓고 비장을 튼튼하게 하고 위를 따뜻하게 한다. 또 곽란을 그치게 하고 온역(瘟疫)과 학질을 고치며 뱀과 벌레에 물린 것을 치료한다."

북한에서 펴낸 〈동의학사전〉에도 마늘의 약성을 꽤 상세하게 적었습니다.

"마늘은 감기를 예방하는 데 좋고 항암제로도 쓴다... 맛은 맵고 성질은 따뜻하다. 비경, 위경에 작용한다. 기를 잘 돌게 하고 비위를 따뜻하게 하며 풍한을 없앤다. 또 온역을 예방하고 벌레를 죽이며 독을 풀고 부스럼을 낫게 한다. 억균 작용, 유행성 감기 바이러스 억제 작용, 건위 작용, 혈압 낮춤 작용, 동맥경화 예방 작용, 항암 작용, 면역 부활 작용, 이뇨 작용, 자궁 수축 작용 등이 실험 결과 밝혀졌다. 스코르디닌 성분이 세포를 되살리고 항암 작용을 한다. 급성 및 만성 대장염, 급성 및 만성 세균성 적리, 아메바성 적리, 저산성 위염, 고혈압, 동맥경화증, 백일기침, 유행성 감기, 피부 화농성 염증, 트리코모나스성 질염 등에 쓴다. 유행성 감기 예방에도 쓴다. 하루 10~20그램을 날것으로 먹거나 짓찧어 먹기도 한다. 외용약으로 쓸 때에는 짓찧어 붙이거나 좌약을 만들어 쓴다. 달인 물로 관장하기도 한다."

마늘을 약으로 쓸 때는 반드시 6쪽이 나는 재래종 밭마늘을 써야 합니다. 마늘의 품종은 재래종과 수입종으로 나눌 수 있는데 재래종 마늘이 품질이나 맛이 훨씬 낫습니다. 1970년대부터 원예 시험장에서 외국 마늘을 가져다가 좋은 품종을 골라내는 일을 하고 있는데, 외국종 마늘을 우리 땅에서 키우면 해가 지날수록 알뿌리가 작아진다고 합니다. 요즈음 세계에서 마늘이 제일 많이 나는 나라인 스페인에서 들여온 스페인종 마늘이 알이 굵고 쪽이 많아 수확이 많이 나므로 널리 심고 있는데 이것은 재래종에 견주어 맛과 품질이 한결 낮고 약성도 모자랍니다. 외래종 마늘은 매운 맛은 재래종 마늘보다 더 강하지만 당분이 훨씬 적게 들어 있어서 단맛이나 감칠맛이 나지 않습니다.

재래종 마늘에는 단양종, 의성종, 서산종, 남해종, 삼척종 등이 있는데 따뜻한 남쪽에서 나는 난지형 마늘과 중부 내륙지방에서 나는 한지형 마늘로 나눌 수 있습니다. 대개 난지형 마늘보다는 중부 내륙지방에서 나는 한지형 마늘이 잘 썩지 않으므로 오래 두고 먹기에 좋습니다. 단양, 삼척, 강화의 마늘이 알이 굵고 품질이 좋다고 알려져 있습니다.

마늘은 밭에서 키운 것이라야 약성이 높고 오래 두어도 잘 상하지 않습니다. 논에서 키운 것은 쉬 썩으므로 약으로 쓸 때는 꼭 밭마늘을 써야 합니다. 논에는 농약을 많이 치기 때문에 논 마늘은 농약 성분이 더 많이 들어 있을 수도 있습니다. 밭마늘 중에서도 황토밭에서 키운 것이 가장 좋다고 하는데, 마늘을 구입할 때 뿌리에 황토가 묻어 있는 것을 고르면 황토에서 자란 것이 틀림없을 것입니다.

마늘을 약에 넣을 때 굵은 것 한 접, 그리고 자잘한 것 한 접, 이렇게 굵은 것과 자잘한 것을 반씩 넣습니다. 굵은 마늘은 강한 보양 작용을 하고 자잘한 마늘은 보음 작용을 하기 때문입니다.

3
파
만리장성과 피라미드를 만든 힘

인류가 지금까지 이룩한 업적 가운데 가장 위대한 토목
공사라는 칭송을 받는 중국의 만리장성과 세계에서 가
장 불가사의한 건축물의 하나로 꼽히는 이집트의 대피
라밋이 놀랍게도 파와 마늘의 힘으로 이룩된 것이라고 역사책에
적혀 있습니다.

물 한 방울 없는 사막에서 뙤약볕을 쪼이며 수만 명의 노예들이
쉴 새 없이 일하고 있는 모습을 상상하면 정신이 아찔해집니다. 피
라미드를 쌓는 기술적인 문제보다는 그 많은 사람을 어떻게 먹이
고 부상자와 병자를 어떻게 치료했는지가 더 궁금합니다. 그리스
의 역사가 헤로도투스는 체옵스 피라미드를 건설하는 동안 노예들
의 힘을 돋우기 위해 은화 1천6백 달란트어치의 파, 마늘, 무를 구
입했다고 적었습니다. 이집트 사람들은 파와 마늘에 신성한 힘이
감추어져 있다고 믿었습니다. 그들은 파와 마늘을 신채(神菜)라고

불렀으며 체력을 유지하고 질병을 치료하는 으뜸가는 약초이자 식품으로 여겼습니다.

만리장성을 쌓을 때에도 이집트와 마찬가지로 노동자들에게 파와 마늘을 자주 급식으로 주어 힘을 내게 했다고 합니다. 그때에 파를 즐겨 먹던 것이 습관이 된 것인지 중국 사람들은 지금도 세계 어느 민족보다 파를 많이 먹습니다. 이처럼 파는 놀라운 영양 식품인 동시에 훌륭한 약초입니다.

파는 칼슘, 인 같은 무기염류와 비타민A, C등이 풍부한 채소입니다. 마늘처럼 유황 성분이 많이 들어 있어 몸을 따뜻하게 데워 주고 위장 기능을 도와주며 강력한 살균 작용을 합니다.

파는 민간에서 감기 예방과 치료의 명약으로 알려져 있지요. 메좁쌀에 파를 많이 썰어 넣고 끓인 파죽이나 된장에 파를 많이 썰어 넣고 끓인 파된장국을 한 그릇 마시고 나면 웬만한 감기는 다 떨어집니다. 파의 흰 줄기로 즙을 내어 마셔도 역시 감기에 효과가 크고 또 목감기에는 파 흰 줄기를 세로로 쪼개어 그 안쪽을 목에 붙이고 자면 한결 아픔이 덜하다고 합니다.

파의 약성에 대한 기록은 중국 의학책인 〈명의별록(名醫別錄)〉에 처음 나옵니다. 〈명의별록〉에는 이렇게 적혔습니다.

"파는 상한(傷寒)으로 골육(骨肉)이 아픈 것과 편도선 종통을 다스리고 태(胎)를 편안하게 한다. 파뿌리는 상한과 두통에 효험이 있고, 파즙은 신장 질환에 좋다."

또 〈본초강목〉에는 "파는 풍습과 복통 마비로 인한 통증을 다스리고 젖을 잘 나오게 한다."고 적혔고 〈식의심경(食醫心鏡)〉이라는 책에는 "설사가 날 때 파의 흰 줄기 한줌을 썰어서 쌀과 함께 죽을 쑤어 먹으면 좋다"고 적혔습니다.

파를 약으로 쓸 때에는 대개 녹색이 나는 윗부분을 잘라 버리고 아래쪽 흰 부분만을 씁니다. 흰 부분과 푸른 부분이 약성이 서로 다르기 때문입니다. 흰 부분은 열기가 있어서 땀을 내게 하는 작용이 지나쳐 기(氣)를 상하게 할 수 있습니다.

파흰밑의 약성에 대해 〈동의학사전〉에는 이렇게 적혔습니다.

"파흰밑의 맛은 맵고 성질은 따뜻하다. 폐경에 작용한다. 땀을 내고 풍한을 내보내고 양기를 잘 통하게 하며 독을 풀고 태아를 안정시킨다. 알코올 추출물이 심장과 위장의 기능을 세게 하고 적리막대균을 비롯한 여러 가지 미생물에 대한 억균 작용을 나타내며 트리코모나스균을 죽인다는 것이 실험에서 밝혀졌다. 풍한표증 감기, 소화 장애, 설사, 세균성 적리, 저혈압, 태동 불안, 부스럼, 궤양 등에 쓴다. 하루 6~12그램을 달여 먹거나 기름 또는 술에 끓여 먹는다. 외용약으로 쓸 때는 짓찧어 붙이거나 데워서 찜질한다 달인 물로 씻기도 한다. 민간에서 감기 걸렸을 때 기름에 끓여 먹는다."

파를 오래 먹으면 몸이 따뜻해져서 추위를 타지 않게 되고 피가 맑아집니다. 또 파는 흥분 작용이 있어서 위액의 분비를 촉진시켜 소화를 잘 되게 하고 땀을 잘 나게 합니다.

파는 살충, 살균 작용이 강하여 많이 먹으면 요충이나 회충 같은 기생충을 예방하고 갖가지 병원균의 감염을 막을 수 있습니다.

파는 항암 작용, 염증이나 종기를 삭이는 작용도 상당합니다. 잘 낫지 않는 종창에 파를 짓찧어 붙이면 잘 낫고 동상이나 화상에도 파의 흰 줄기를 구워서 붙이거나 즙을 내어 붙이면 잘 낫는다고 합니다.

발을 삐거나 부딪쳐서 통증이 심할 때 파뿌리를 짓찧어 아픈 부위에 붙이면 통증도 멎고 열도 내립니다. 파에는 강력한 진통 작용과 함께 지혈 작용도 있습니다. 파는 정신을 안정시키는 효과도 있어서 불면증에 파 흰 밑을 5센티미터쯤의 길이로 잘라 4~5개씩 밥먹을 때마다 된장에 찍어 먹으면 자신도 모르는 사이에 나아 버립니다.

파는 암 환자에게 훌륭한 보양제이며 흥분제로 체력을 도와주고 소화를 잘 되게 하는 효과가 큽니다.

파는 여름파와 겨울파로 나누며 굵은파와 가는파, 실파 등 서른 가지가 넘게 있는데 약으로 쓸 때는 꼭 굵은 겨울파로 써야 합니다. 우리나라에서는 경남의 진주와 동래 기장에서 품질 좋은 파가 나는 것으로 이름났습니다.

4
다슬기
간기능을 살리는 데 으뜸

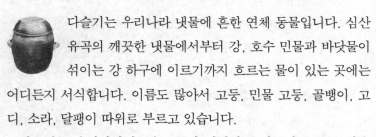다슬기는 우리나라 냇물에 흔한 연체 동물입니다. 심산
유곡의 깨끗한 냇물에서부터 강, 호수 민물과 바닷물이
섞이는 강 하구에 이르기까지 흐르는 물이 있는 곳에는
어디든지 서식합니다. 이름도 많아서 고둥, 민물 고둥, 골뱅이, 고
디, 소라, 달팽이 따위로 부르고 있습니다.

다슬기는 우리나라에 2속 9종이 서식하고 있으며 고둥류 가운
데서 가장 작은 무리에 듭니다. 길이가 35밀리미터, 직경15밀리미
터를 넘는 것이 드물지요. 껍질에 나사 모양의 띠가 열 개나 되는
것도 있으나 대개 뾰족한 끝부분이 부식되어 없어지고 3~4층만
남습니다. 껍질의 빛깔도 다양하여 황색, 황갈색, 암갈색, 갈색, 검
정색 따위가 있고 껍질의 표면도 매끈한 것, 우툴두툴한 것 혹이
있는 것, 세로줄이 있는 것, 가로 주름이 있는 것 등이 있습니다.

다슬기는 강이나 냇가에 사는 사람들이 흔히 잡아서 국을 끓여

먹습니다. 다슬기 국은 뱃속을 편안하게 하고 소화를 잘 되게 하며 간을 보한다고 하여 찾는 사람이 많습니다. 괴산이나 영동, 충주 등 남한강이나 금강 상류에 있는 작은 도시에는 다슬기 국을 끓여 파는 전문 음식점도 꽤 여러 군데 있습니다.

다슬기를 끓이면 파란 물이 우러나는데 이는 다슬기를 비롯한 조개류의 피가 사람이나 포유동물과는 달리 피에 푸른 색소가 많이 들어 있기 때문입니다. 그런데 이 푸른색 색소가 사람의 간질환을 치료하는 데 매우 좋은 효과가 있다고 합니다. 간염이나 간경화, 간암 등 갖가지 간병에 좋은 치료 효과가 있다는 것이지요.

〈신약(神藥)〉이라는 의학책을 쓴 민간 의학자 인산 김일훈 선생은 〈신약본초(神藥本草)〉라는 자신의 어록에서 다슬기에 들어 있는 푸른 색소가 사람의 간색소와 닮았기 때문에 갖가지 간병에 훌륭한 약이 된다고 했습니다. 〈신약본초〉의 한 부분을 옮기면 다음과 같습니다.

"민물 고둥이라고, 다슬기가 있어요. 그것이 심산(深山)에서 나오는 건 상당한 비밀이 있어요... 달이게 되면 파란 물이 나오는데 어머니가 흡수한 호흡에서 흡수한 간을 이루는 세포 조직이 그 청색(靑色)인데 그 새파란 물이 인간의 간을 이루는 원료라... 그 청색소의 힘을 빌어 간이 정화 작업을 하는데 그 간의 조직체인 색소가 고갈돼서 간암이나 간경화가 생겨요... 이 간의 조직 원료가 되는 청색소를 공급해 주는 것이 민물 고둥이라."

다슬기는 민간요법에서도 간염이나 간경화를 고치는 약으로 흔히 썼습니다. 다슬기 3백에서 5백 그램쯤으로 날마다 국을 끓여 먹으면 간염이나 간경화로 복수가 찾을 때 상당히 좋은 효과가 있다고 했습니다.

다슬기는 성질은 약간 차고 맛은 달며 간장과 신장의 기능을 좋게 하는 효능이 있습니다. 대소변을 잘 나가게 하고 위통과 소화불량을 낫게 하며 열독과 갈증을 풀어 줍니다. 다슬기의 살은 신장에 이롭고 껍질은 간과 쓸개에 이롭다고 합니다.

암이나 관절염, 산후통, 디스크 치료약에는 다슬기가 10킬로그램이나 들어갑니다. 이렇게 많이 들어가는 것은 모든 질병을 치료할 때 간과 위장의 기능을 회복시켜 주는 것이 무엇보다도 우선되어야 하기 때문입니다.

다슬기는 냇물 속의 바위나 자갈에 붙어 있는 조류(藻類)나 물고기의 배설물 같은 것을 먹고 삽니다. 그러나 요즈음에는 우리나라의 냇물과 강물이 거의 오염되어 다슬기를 채집해 보면 껍질 속이 완전히 썩은 것, 껍질이 뒤틀린 것, 죽은 것들이 적지 않게 나옵니다. 그러므로 약으로 쓸 다슬기는 깊은 산 속 인적 없는 맑은 냇물에서 난 것을 써야 합니다. 겉으로 봐서 껍질에 갯흙이나 물이끼 따위의 이물질이 묻어 있지 않고 죽거나 상한 것이 없으며 냄새가 나지 않는 것이 깨끗한 물에서 자란 것입니다. 삶아 보면 더러운 물에서 자란 것과 깨끗한 물에서 자란 것은 차이가 많이 납니다.

깨끗한 물에서 난 것은 맑고 파란 물이 우러나오고 그 맛이 담백하고 시원한데 견주어, 오염된 물에서 난 것은 물빛이 탁하고 맛도 이상하며 좋지 않은 냄새가 나기도 합니다. 농약이나 중금속 등에 오염된 물에서 난 다슬기는 도리어 몸에 해로울 수도 있으므로 반드시 오염이 안된 맑은 물에서 난 것을 써야 합니다.

다슬기는 우리나라에 아홉 종류가 있는데 어느 것이나 다 똑같이 약으로 쓸 수 있습니다. 가장 깨끗한 물에서 자라는 것이 구슬 알다슬기라는 종류이고 상당히 오염된 물에서도 살 수 있는 것이 곳체다슬기라는 종류입니다. 이밖에 주로 깨끗한 물에 사는 것으로는 주머니알다슬기, 참다슬기, 좀주름다슬기, 염주알다슬기, 주름다슬기가 있고 약간 오염된 물에도 살 수 있는 것은 다슬기, 곳체다슬기가 있습니다.

다슬기는 우렁이와 약효가 비슷하지만 그보다는 약성이 더 강한 것으로 생각됩니다. 다슬기의 약성에 대한 옛 문헌 기록은 거의 없고 다만 우렁이에 대해서는 황달이나 부종 등에 좋다고 적혔습니다. 참고로 〈동의학사전〉에 적힌 우렁이의 약성에 대한 부분을 옮겨 적습니다.

"우렁이는 각지의 논, 늪, 저수지 등에 산다. 여름과 가을에 잡아서 흙을 게우게 한 다음 익혀서 햇빛에 말린다. 맛은 달고 성질은 차다. 열을 내리고 갈증을 멎게 하며 독을 풀고 오줌을 잘 누게 한다. 당뇨병, 황달, 붓는데, 눈병, 복수가 찬 데, 헌 데, 장출혈, 연주창, 버짐 등에 쓴다. 술독을 푸는 데도 쓴다. 껍질은 버리고 살을 끓여 먹거나 가루 내어 먹는다. 또는 태워서 가루 내어 먹기도 한다. 외용으로 쓸 때는 즙을 내어 바르거나 짓찧어 붙인다."

5
별갑
어혈 풀고 열 내리는 데 으뜸

별갑은 파충류 자라과 동물인 자라의 등껍질과 배딱지를 말린 것입니다. 우리나라에는 1속 1종이, 세계적으로 7속이 알려져 있습니다.

자라는 대개 3~9월에 지렁이를 미끼로 해서 낚시로 잡습니다. 자라는 시각이 예민하고 겁이 많아서 물 속에 있는 것을 잡기란 쉽지 않지요. 또 이빨이 날카로와 물리면 여간해서는 놓아주지 않는 성질이 있습니다.

자라 껍질에는 암세포를 억제하는 효능과 딱딱한 것을 무르게 하는 작용 등이 있습니다. 중국의 상민의가 쓴 〈항암본초〉에는 자라 껍질이 간암, 위암, 급성 임파성 백혈병에 효과가 있다고 적혔습니다. 자라 껍질은 암세포의 호흡을 억제하는 효능이 있다고 합니다. 일본에서도 민간요법으로 갖가지 암에 자라 껍질과 고기를 함께 달여서 만든 탕을 약으로 쓰고, 우리나라에서도 자라 고기가 보양 식품으로 인기를 얻고 있습니다.

자라 껍질의 약성에 대해서 〈동의학사전〉에 이렇게 적혔습니다.

"자라 껍질의 맛은 짜고 성질은 평하다. 간경에 작용한다. 음을 보하고 열을 내리며 어혈을 흩어지게 한다. 또 간양을 내리고 굳은 것을 유연하게 하며 몰린 것을 헤친다. 음이 허하여 오후에 열이 나면서 식은땀을 흘리는 데, 어린이 경간, 달거리가 없는데, 징가, 현벽, 몸이 여위는 데 등에 쓴다. 간경변, 비장이 커진 데에도 쓴다. 하루 9~15그램을 끓여 먹거나 졸여서 엿처럼 만들어 먹는다. 임산부한테는 쓰지 않는다. 자라 고기는 골증열, 오랜 이질, 학질, 붕루, 이슬 등에 쓰고 자라피는 허로, 조열이 있는 데, 탈홍, 안면 신경마비 등에 쓰며 자라 알은 어린이 설사와 이질, 몸이 허약한 데 쓴다."

자라 껍질은 보음약, 열내림약으로 효과가 뛰어납니다. 또 강장 효과도 크고 어혈을 없애는 효력도 상당합니다. 또 자라 딱지는 결합조직을 증가시키므로 맺힌 것을 풀고 혈장 단백질을 늘여 간염을 치료하며 빈혈에도 좋은 효과가 있습니다.

자라 딱지에는 콜라겐, 탄산칼슘, 인산칼슘이 많이 들어 있습니다. 모두 우리 몸의 뼈에 도움이 되는 성분들입니다. 갖가지 아미노산과 요드, 케라틴, 비타민D도 많이 들어 있는 것으로 나타났습니다.

우리나라에서 잡은 자라고기 1백 그램에는 수분 80그램, 단백질 16.5그램, 지방 1그램, 탄수화물 1.6그램, 회분 0.9그램, 칼슘 107밀리그램, 인 135밀리그램, 철 1.4밀리그램, 티아민 0.62밀리그램, 비타민B2 0.37밀리그램, 비타민P 3.7밀리그램, 비타민A

13아이유가 들어 있습니다.

　자라 껍질은 물에 넣고 오래 끓여 갖풀같이 만든 다음 걸러서 찌꺼기는 버리고 명반 가루를 약간 섞어서 약한 불로 졸여 별갑교를 만들어서 많이 씁니다. 별갑교는 따뜻한 물이나 술에 풀어서 먹는데 자라 껍질을 먹기 좋게 만든 것입니다.

6
과루인
유방암·폐암에 큰 효능

과루인(瓜蔞仁)은 하늘타리 열매 속에 들어 있는 씨입니다. 하늘타리는 우리나라 중부 이남의 산기슭에 흔히 자라는 박과에 딸린 덩굴식물입니다. 가을에 참외보다 좀 작은 타원꼴 열매가 황금빛으로 익어 그 이듬해 봄까지 줄기에 대롱대롱 매달려 있는 모습을 제주도나 남쪽 섬지방 같은 데서 흔히 볼 수 있습니다. 하늘타리 뿌리를 천화분(天花粉)이라고 하는데 마치 칡뿌리처럼 생겼으며 예로부터 약으로 귀하게 썼습니다. 하늘타리는 우리나라에서 경상북도 안동, 영주 일대에서 난 것이 약성이 가장 좋은 것으로 알려져 있습니다.

하늘타리 씨와 뿌리는 뛰어난 항암 효과 외에 가래를 삭이고 대변을 잘 나가게 하는 등의 약리 효과가 높은 약재입니다. 〈항암본초〉에는 하늘타리 열매와 뿌리의 항암 작용에 대해 꽤 상세하게 적혔습니다. 그 책에 따르면, 유방암 초기에 하늘타리 열매 3개, 생

지황 150그램, 토패모, 생향부자, 모려 각 120그램, 누로(漏蘆),
백개자, 맥아 볶은 것 각 90그램, 천산갑, 목통, 천궁, 감초 각30그
램을 가루로 만든 다음 민들레와 개나리 열매 각 60그램을 달인
약물로 알약을 지어 말려서 6그램씩 하루 3번 밥먹은 후에 먹게
해서 효과를 본적이 있다고 하였습니다. 하늘타리 열매의 주성분
은 트리테르페노이드 사포닌인데 이 성분이 복수암(腹水癌)세포
를 죽이는 작용이 있다고 합니다. 하늘타리 열매의 항암 작용은 그
씨앗보다 열매 껍질이 더 셉니다. 하늘타리 열매 씨의 JTC-26세
포(암세포의 한 종류)억제율은 90퍼센트가 넘습니다.

하늘타리 뿌리는 부작용이 없는 훌륭한 항암약입니다. 하늘타리
뿌리의 약효 성분은 암세포에 달라붙어 암세포의 호흡을 막아서
암세포가 괴사하도록 합니다. 중국에서는 유선암, 식도암 등에 하
늘타리 뿌리를 써서 좋은 효과를 보았다고 합니다. 북한에서도 흰
쥐의 겨드랑 밑에 암세포를 이식하고 하늘타리 뿌리 추출물을 투
여하였더니 암세포가 12~45퍼센트 억제되었다는 보고가 있습니
다. 하늘타리 열매와 하늘타리 씨, 하늘타리 뿌리의 약성에 대해서
는 〈동의학사전〉에 다음과 같이 적혔습니다.

하늘타리 열매

"가을에 열매가 누렇게 익었을 때 따서 그늘에서 말린다. 맛은
달고 쓰며 성질은 차다. 폐경, 위경, 대장경에 작용한다. 폐를 튼튼
하게 하고 담을 삭이며 단단한 것을 흩어지게 하고 대변을 잘 통하
게 한다. 약리 실험에서 항암 작용이 밝혀졌다. 담열로 기침이 나
는데 흉비, 결흉, 폐위, 소갈, 황달, 변비, 부스럼, 초기에 쓴다. 하

루 12~30그램을 달여 먹거나 즙을 내어 먹는다. 외용으로 쓸 때는 짓찧어 붙인다. 비위가 허한하고 대변이 묽으며 한습담이 있는 데는 쓰지 않는다. 하늘타리 열매 껍질은 폐렴, 이질, 황달, 콩팥염, 요로 감염, 기관지염, 편도염, 젖앓이, 부스럼, 덴 데 등에 쓰고 하늘타리 줄기와 잎은 더위를 먹고 열이 나는 데 쓴다."

하늘타리 씨

"가을에 열매가 누렇게 익었을 때 따서 씨를 받아 물에 씻어 햇볕에 말린다. 맛은 달고 쓰며 성질은 차다. 폐경, 위경에 작용한다. 열을 내리고 담을 삭이며, 폐를 튼튼하게 하고 대변을 잘 통하게 한다. 약리 실험에서 항암 작용을 나타내고 사포닌 성분이 가래를 삭이는 작용이 있는 것으로 나타났다. 조담, 열담으로 인한 기침, 마른기침, 기관지염, 변비 등에 쓴다. 하루 9~12그램을 달이거나 가루약, 알약으로 만들어 먹는다. 외용으로 쓸 때는 가루 내어 기초제로 개어 바른다. 오두와 섞어 쓰면 독성이 세지고 건강과 섞어 쓰면 독성이 약해진다."

하늘타리 뿌리

"가을에 뿌리를 캐어 물에 씻어 겉껍질을 벗긴 다음 썰거나 쪼개어 햇볕에 말린다. 맛은 쓰고 성질은 차다. 폐경, 위경, 대장경에 작용한다. 열을 내리고 갈증을 멈추며 담을 삭이고 독을 풀며 부스럼을 낫게 하고 고름을 빼낸다. 또한 달거리를 통하게 하고 황달을 낫게 한다. 약리 실험에서 항암 작용을 나타내며 적리균을 비롯한 병원성 미생물에 대한 억균 작용을 나타낸다. 소갈병, 기침, 젖앓이, 부스럼, 치루, 달거리가 없는데, 황달 등에 쓴다. 하루 9~12그램을 달임약, 가루약, 알약 형태로 먹는다. 외용으로 쓸 때는 가루 내어 뿌리거나 기초제에 개어 바른다."

하늘타리 열매나 뿌리는 대개의 다른 약재와 마찬가지로 우리나라에서 난 것이 약성이 훨씬 높습니다. 중국에서 수입한 것은 열매가 가볍고 퍼석퍼석하여 살이 조금밖에 붙어 있지 않지만 우리나라에서 자란 것은 속이 꽉 차서 무겁고 단단한 것이 특징입니다.

7
행인
암세포만 골라 죽이고 기침에도 효과

행인은 살구씨입니다. 살구나무의 씨나 개살구나무의
씨를 행인(杏仁)이라고 합니다. 잘 익은 열매를 따서 살
을 벗겨 내고 딱딱한 겉껍질을 까 버리고 속 씨알만을
약으로 씁니다.

살구씨에는 아미그달린과 그와 비슷한 B-지아노겐 배당체 성분
의 항암 활성 물질이 들어 있습니다. 아미그달린은 암세포만을 선
택하여 억제하고 죽이는 작용이 있습니다.

살구씨를 달인 물은 JTC-26암세포에 대한 억제율이 50~70퍼
센트이고, 또 살구씨를 말려 가루 낸 것은 발암성 진균인 누른 누
룩곰팡이와 잡색 누른곰팡이의 생장을 100퍼센트 억제했다는 보
고가 있습니다.

중국에서는 자궁경부암 치료에 껍질을 없앤 살구씨를 까맣게 태워
서 솜에 싸서 자궁경에 넣고 폐암에는 살구씨와 연뿌리의 마디 부분,

비파잎, 황기, 부들꽃, 더덕, 꿀, 반지련 등을 함께 달여 먹는다고 합니다. 식도암에는 살구씨, 복령, 건강, 감초를 달여서 마시고 자궁암에는 살구씨, 복숭아씨, 대황, 거머리, 등을 달여서 먹는다고 합니다.

살구씨는 기침을 멎게 하는 효과도 있습니다. 천식이나 숨이 가쁠 때, 뱃속에 물이 찼을 때 좋은 효과가 있지요. 특히 계피와 함께 달여 먹으면 기침을 멎게 하는 효과가 더욱 세어집니다.

〈동의보감〉에는 살구씨의 약성에 대해 이렇게 적혔습니다.

"성질이 따뜻하고 맛은 달고 쓰며 독이 있다. 기침을 낫게 하고 땀을 잘나게 하며 독을 푼다. 산에서 자란 살구나무의 씨는 약에 쓰지 않고 집안에서 자란 것을 5월에 따서 쓴다... 씨를 깨트려서 속알맹이를 끓는 물에 담가 껍질과 뾰족한 끝을 떼어버리고 밀기울에 볶아서 노랗게 되면 쓴다."

살구씨는 뾰족한 끝을 떼어버리고 약으로 씁니다. 또 씨앗이 두 개가 붙어 있는 것(雙仁)은 독이 있어 사람이 먹으면 죽는다고 하므로 반드시 잘 골라내고 써야 합니다.

〈동의학사전〉에는 살구씨의 약성에 대해 이렇게 적혔습니다.

"맛은 쓰고 달며 성질은 따뜻하다. 폐경 대장경에 작용한다. 기침을 멈추고 숨찬 것을 낫게 하며 대변을 잘 나가게 하고 땀이 나게 하며 독을 푼다. 아미그달린 성분이 기침을 멎게 하는 작용을 하는 것으로 실험에서 밝혀졌다. 여러 가지 원인으로 기침이 나는 데, 변비, 고기 먹고 체한 데, 등에 쓴다. 하루 6~12그램을 달여 먹거나 알약, 가루약으로 만들어 먹는다."

살구씨는 특히 개고기를 먹고 체한 데 효과가 있는 것으로 알려져 있습니다. 개를 살구나무에 줄로 매어 놓으면 개가 죽어 버린다

는 말이 있습니다. 살구라는 말을 한자로 죽일 살(殺), 개 구(狗)자
로 풀이하는 사람도 있습니다.

8

백개자
위를 튼튼하게 아픔을 멎게

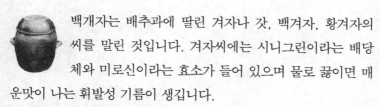백개자는 배추과에 딸린 겨자나 갓, 백겨자, 황겨자의 씨를 말린 것입니다. 겨자씨에는 시니그린이라는 배당체와 미로신이라는 효소가 들어 있으며 물로 끓이면 매운맛이 나는 휘발성 기름이 생깁니다.

백개자는 혈액순환을 좋게 하고 위장의 운동 기능과 흡수 기능을 높여 위장을 튼튼하게 합니다. 백개자의 매운맛이 폐에 들어가서 열을 발산시키기 때문에 통증을 없애고 곪은 것과 담을 풀어 주는 효과도 있습니다. 겨자씨는 음식에 양념으로 쓰기도 하고 된장이나 간장에 겨자 가루나 겨자 기름을 넣으면 훨씬 더 오래 보존할 수 있다고 합니다. 겨자 기름에는 상당히 센 방부 작용이 있습니다. 겨자의 약성에 대해 〈동의학사전〉에는 이렇게 적혔습니다.

"맛은 맵고 성질을 따뜻하다. 폐경에 작용한다. 폐를 데워 주고 담을 삭이며, 기침을 멎게 하고 부은 것을 내리며 아픔을 멎게 한다. 또한 자극 작용이 있으므로 적은 양을 먹어도 소화액이 잘 분비되고 위장관의 운동이 세어진다. 그러나 많은 양을 먹으면 토하거나 위염이 생길 수 있다. 한담으로 오는 기침, 뼈마디 아픔, 입맛이 없는데, 옹종, 허리 아픔, 신경통, 류마티스성 관절염 등에 쓴다. 하루 3~6그램을 먹는다. 음허화왕이나 열증에는 쓰지 않는다. 짓찧어 찜질하기도 한다."

9

신곡·맥아

으뜸 가는 소화제

 신곡은 밀가루에 몇 가지 생약재를 섞어서 발효시킨 것
으로 비위를 튼튼하게 하고 소화를 잘되게 하는 누룩의
한 종류입니다. 약누룩이라고도 하지요.

신곡을 만드는 방법은 다음과 같습니다.

청호즙(덜 익은 호밀즙), 살구씨, 붉은팥 각각 13그램, 여뀌즙 17
그램, 또는 여뀌 가루를 밀가루 1백50그램으로 잘 반죽하여 떡처
럼 만듭니다. 이것을 볏짚 또는 삼잎 위에 놓고 약쑥으로 덮어 일
주일쯤 놓아두면 곰팡이가 생겨 빛깔이 누렇게 바뀌면서 쉰 냄새
가 납니다. 여름철에는 2~3일 추울 때는 4~5일 동안 곰팡이가
자라게 해서 햇빛에 말려서 씁니다. 신곡은 오래 묵을수록 약성이
더 좋아진다고 하며 오래 묵은 것을 진곡이라고 합니다. 신곡의 약
성에 대해서는 〈동의학사전〉에 이렇게 적혔습니다.

"맛은 달고 성질은 따뜻하다 비경, 위경에 작용한다. 음식을 소

화시키고 입맛을 돋구며 비를 든든하게 한다. 음식을 먹고 체했거나 헛배가 부르면서 소화가 안되고 입맛이 없으며 설사하는 데 쓴다. 하루 8~12그램을 달임약, 가루약, 알약 형태로 먹는다."

맥아 역시 신곡과 마찬가지로 위장과 비장을 튼튼하게 하고 소화를 잘되게 하는 약재입니다. 맥아는 잘 익은 보리를 8~9월에 싹틔워 싹이 3~5밀리미터쯤 자랐을 때 섭씨 600도 이하의 온도에서 말린 것입니다. 보통 보리길금이라 하여 엿을 만들거나 식혜를 만들 때 흔히 쓰는 것이기도 합니다. 보리를 물에 불려서 가마니에 넣어서 따뜻한 곳에 두고 마르지 않도록 물을 축여 주면 싹이납니다. 싹이 3~5밀리미터쯤 자랐을 때 햇빛에 내다 말리면 품질좋은 맥아가 됩니다.

맥아에는 녹말이나 단백질을 분해하는 갖가지 효소가 많이 들어있어서 소화제로 매우 훌륭합니다. 단백질과 맥아당, 비타민B도많이 들어 있지요. 위십이지장궤양이나 위의 이상발효 증상으로인한 설사 등을 치료하는 디아스타제의 원료로도 쓰고 어린이들의영양제로도 맥아를 씁니다. 〈동의학사전〉에는 맥아의 약성에 대해이렇게 적혔습니다.

"맛은 달고 짜며 성질은 따뜻하다. 위경, 비경에 작용한다. 음식을 소화시키고 비위를 데워 주며 입맛을 돋군다. 입맛이 없고 소화가 잘 안되는 데와 식체에 쓴다. 누렇게 볶은 것은 젖이 나오지 않게 하는 데 쓴다. 하루 10~20그램을 가루약, 알약, 달임약 형태로먹는다."

10

공사인·익지인·백두구

위를 튼튼하게 뜻을 굳세게

공사인, 익지인, 백두구는 모두 우리나라에서는 나지 않는 약재입니다. 세 가지 모두 생강과에 딸린 여러해 살이풀의 씨를 말린 것입니다. 이들 약재는 따뜻한 지방에서만 자라는 것으로 모두 위장과 비장을 튼튼하게 하고 소화를 돕는 효과가 높은 약재입니다.

공사인은 달리 축사씨라고도 부르는 것으로 축사는 베트남이나 태국, 인도, 같은 열대지방에 자라는 식물입니다. 잎이 긴 타원꼴이고 희거나 노란색 꽃이 피지요. 열매는 8~9월에 익는데 익은 열매를 따서 껍질을 벗기고 말려서 씨앗만을 약으로 씁니다.

공사인에는 특이한 향기가 나는 정유 성분이 1.7~3퍼센트쯤 들어 있습니다. 향기의 성분은 보르네올, 보르닐아스타트, 리날론, 등으로 위장의 기능을 도와주는 효과가 있습니다. 공사인의 약성에 대해 〈동의학사전〉에는 이렇게 적혔습니다.

"맛은 맵고 성질은 따뜻하다. 비경 위경, 폐경, 대장경, 소장경, 신경, 방광경에 작용한다. 기를 잘 돌게 하고 아픔을 멈추며 비위를 보하고 데워 준다. 또한 소화를 돕고 태아를 안정시킨다. 기체 또는 식체로 명치와 배가 불어나면서 아픈데, 토하는데, 설사, 이질, 태동 불안 등에 쓴다. 특히 입맛이 없고 소화가 잘 안되는 데에 널리 쓴다. 하루 2~6그램을 가루약, 알약, 달임약 형태로 먹는다."

익지인은 중국 남쪽의 해남도와 뢰주 반도에 자라는 익지의 씨앗을 따서 말린 것입니다. 익지인은 뜻을 굳세게 하고 건망증을 치료하는 효과가 있다고 알려진 약재로 소화를 돕는 외에 신장의 기능을 강화하는 약으로 흔히 씁니다.

익지인의 중요 성분은 씨앗에 0.7퍼센트쯤 들어 있는 테르펜, 세스쿠이테르펜알콜 등의 정유 성분입니다. 찬 기운을 받아서 생긴 설사나 배아픔, 밤에 오줌을 자주 눌 때, 유정, 유뇨증 등에 씁니다. 익지인의 약성에 대해 〈동의학사전〉에는 이렇게 적혔습니다.

"맛은 맵고 성질은 따뜻하다. 비경. 신경에 작용한다. 신과 비를 보하고 덮어 주며 오줌량을 줄인다. 오줌이 잦거나 흐린데, 유정, 유뇨, 등에 쓴다. 배가 차면서 설사하는데, 토하는 데, 소화 장애, 침을 흘리는 데, 가슴 두근거림, 만성 장염, 장결핵, 건망증 등에도 쓴다. 하루 3~6그램을 달임약, 알약, 가루약 형태로 먹는다."

백두구는 베트남이나 태국 같은 동남아시아의 여러 나라나 중국의 남부 지방에 저절로 자라거나 심어 가꾸는 백두구라는 식물의 열매입니다. 백두구 역시 공사인이나 익지인과 마찬가지로 씨앗에 2.4퍼센트쯤의 정유가 들어 있습니다. 정유의 주성분은 d-보르네올과 d-캄파인데 역시 좋은 향기가 있고 위장도 튼튼하게 하고 소화를 잘되게 하는 효능이 있습니다. 술독을 푸는 데도 좋은 효과가 있다고 합니다. 〈동의학사전〉에 적힌 백두구의 약성은 다음과 같습니다.

"맛은 맵고 성질은 따뜻하다. 폐경, 위경, 비경, 소장경에 작용한다. 기를 잘 돌게 하고 비위를 덮어 주며, 토하는 것을 멎게 하고 소화를 돕는다. 또한 술독을 풀고 예막을 없앤다. 백두구는 방향성 건위약으로써 위액 분비를 항진시키고 장의 윤동 운동을 세게 하며 장의 이상발효를 억제하고 가스가 잘 나가게 한다. 기체로 헛배가 부르고 아플 때, 비위가 허한하여 소화가 잘 안되고 배가 아프며 트림이 나고 메스껍거나 구토가 나는데, 열격, 반위, 딸꾹질, 예막 등에 쓴다. 술독을 푸는 데도 쓴다. 하루 2~4그램을 달임약, 알약, 가루약 형태로 먹는다. 위열로 토하는 데는 쓰지 않는다."

약차료에 들어가는 약재 쉰아홉가지

11
포공영
암세포 죽이고 간은 보호

포공영은 민들레입니다. 민들레는 풀밭이나 논둑, 길 옆, 마당 귀퉁이 등 흙이 있는 곳이면 어느 곳에나 뿌리 를 내리는 생명력이 억척스럽게 질긴 식물입니다. 이 민들레를 잎이 달린 채 뿌리를 캐내어 말려서 약으로 씁니다.

민들레는 여성의 유종(乳腫)이나 유방암에 좋은 효과가 있습니 다. 또 갖가지 화농성 질환에 고름을 없애는 힘도 매우 강한 약초 이지요. 민들레는 맛이 쓰고 달며, 성질은 차갑습니다. 간, 위에 들 어갑니다. 해열, 이뇨, 소염, 건위, 최유(催乳), 해독, 청혈 작용이 있습니다. 여성의 유방에 종기 멍울이 생겨 염증이 된 것과 젖에 종기가 나서 쑤시고 아픈 것을 낫게 합니다. 또 종기를 낫게 하고 열로 인한 독을 풀어 주며, 땀을 잘 나게 하며 변비를 치료합니다. 흰머리를 검게 하고 뼈와 근육을 튼튼하게 하고 눈병을 낫게 하며 뱀이나 독벌레에 물렸을 때에도 효과가 있습니다. 각기, 수종, 천식, 기관지염, 임파선염, 늑막염, 위염, 간염, 담낭염에도 효력이 있습니다. 식도가 좁아 음식을 먹지 못하는 것, 요로 감염, 결핵, 소화불량을 고치고 체기를 흩으며 여성의 자궁병을 치료하고 젖을 잘 나오게 합니다.

민간에서도 민들레는 종기, 식중독 위궤양에 효과가 있다 해서 널리 먹었고, 서양에서도 피를 맑게 한다고 하여 종기나 위장병을 고치는 데 흔히 썼습니다. 생잎을 씹어 먹으면 만성 위장병에 좋고 정력에도 좋다고 합니다.

민들레의 꽃줄기나 잎을 꺾으면 끈끈하고 쓴내 나는 우유빛 즙이 나옵니다. 이것을 유액(乳液)이라고 하지요. 이 유액은 식물이 상처를 입었을 때 상처를 보호하고 치료하기 위해 내는 물질입니다. 유액이 나오는 식물은 민들레뿐만 아니라 고구마, 무화과, 상추, 애기똥풀, 고들빼기, 양귀비 같은 것들이 있지요.

민들레는 이 흰빛 유액 때문에 여성의 젖을 잘 나오게 하는 데에도 씁니다. 동양의학에는 상사이론(相似理論)이라는 것이 있는데 이것은 이를테면 동물의 간을 먹으면 간장에 좋다는 식의 이론입니다. 쇠무릎지기처럼 관절 마디가 뚜렷한 식물은 관절염 같은 관절의 병에 좋고 산딸기, 참깨, 호박씨 같은 것은 사람의 씨앗, 곧 신장이나 출산 기능에 좋다는 것으로, 현대 서양 의학의 새분야인 분자교정의학(分子矯正醫學)에서 치료에 활용하여 그 효과를 입증하고 있습니다. 민들레, 상추, 고들빼기 등 흰 유액이 나오는 풀은 대개 젖을 잘 나오게 하는 효능이 있습니다.

민들레는 항암 효과도 상당합니다. 특히 여성의 유방암과 남자들의 폐암에 효과가 좋은 것으로 여러 임상 결과에서 증명되고 있

암치료에 들어가는 약재 쉰아홉가지

습니다. 중국의 상민의가 쓴 〈항암본초〉에는 민들레를 달인 물이 폐암 세포에 뚜렷한 억제 작용이 있다고 했고, 백혈병, 치근암, 자궁암, 위암, 유선암, 비안암 등에 민들레를 활용하는 방법을 적었습니다. 민들레는 금은화 곧 인동꽃과 함께 쓰면 항암 효과가 더 커진다고 합니다.

민들레잎에는 간의 지방 변성을 억제하는 이눌린이라는 성분이 들어 있어서 황달 치료에 효과가 높습니다. 가을철에 뿌리째 캐서 흙을 씻어 내고 달여서 하루 3~4번 먹거나 생즙을 내어 먹으면 웬만한 황달은 낫습니다. 황달뿐 아니라 위염이나 위궤양 같은 것도 잘 낫습니다.

민들레는 세계 각처에 2백~4백 가지쯤이 있는데 우리나라에는 흰민들레, 민들레, 산민들레, 좀민들레, 키다리민들레, 서양민들레의 여섯 가지가 자랍니다.

그런데 보통 도시 근교나 길옆, 잔디밭 같은 데서 흔히 볼 수 있는 것은 애석하게도 서양 민들레입니다. 이것은 유럽에서 들어온 것으로 토종 민들레보다 번식력과 적응력이 강하여 토종을 쫓아내면서 맹렬하게 퍼져 나가고 있습니다. 토종 민들레는 서양민들레에 밀려 지금은 인적이 드문 산 속에서나 볼 수 있게 되었습니다.

서양민들레와 토종 민들레는 그 생김새와 성질이 조금 다릅니다. 토종 민들레들은 꽃이 4~5월에 피지만 서양민들레는 3월부터 11월까지 계속 피고 잎의 생김새도 토종은 점잖고 의젓하지만 서양종은 톱니가 깊게 갈라져서 조잡하게 보입니다. 그러나 가장 뚜렷한 차이점은 꽃받침에 있습니다. 꽃받침에 붙어 있는 총포엽이 토종은 곧게 서고 서양종은 뒤로 젖혀져 있습니다. 민들레 역시 대부분의 다른 약재들과 마찬가지로 우리나라에서 난 토종 민들레가 약효가 한결 높습니다. 중국 의학책에도 조선에서 난 흰 꽃피는 민들레가 약성이 으뜸이라고 적혀 있습니다.

12
금은화
염증과 종기에 신효

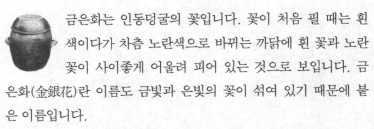 금은화는 인동덩굴의 꽃입니다. 꽃이 처음 필 때는 흰색이다가 차츰 노란색으로 바뀌는 까닭에 흰 꽃과 노란 꽃이 사이좋게 어울려 피어 있는 것으로 보입니다. 금은화(金銀花)란 이름도 금빛과 은빛의 꽃이 섞여 있기 때문에 붙은 이름입니다.

금은화는 좋은 이름을 가진 만큼 고산식물의 꽃처럼 티없이 맑고 깨끗한 맵시가 있고 꽃향기도 일품입니다. 꽃이 아름다운 만치 좋은 향기를 가진 식물이 많지 않은 것에 견주어 인동꽃에는 꽃에 어울리는 은은하면서도 즐거운 환상에 젖어들게 하는 그런 기분 좋은 향기가 있습니다. 향기뿐만 아니라 인동꽃 속에는 향기보다 달콤한 꿀이 많이 들어 있어서 인동꽃 주위는 늘 벌들의 날개짓 소리로 소란합니다.

금은화는 만병의 약이라 부를 만큼 약성이 뛰어난 식물입니다.

중국에서는 금은화가 우리나라의 인삼보다도 더 약효가 높다고 자랑하는 사람이 있을 정도입니다. 그러나 똑같은 금은화라고 해도 중국에서 수입한 것을 써 보면 효과가 우리나라 것의 10분지 1도 나지 않습니다.

금은화는 염증과 종기를 고치는 데 신효가 있습니다. 강한 항균 작용과 독을 풀고 열을 흩어 내리는 효과가 있어서 유행성 독감 같은 전염성 염증이나 종기, 종창, 종양에 효과가 탁월합니다.

〈동의학사전〉에는 금은화의 약성에 대해 이렇게 적혔습니다.

"이른 여름에 꽃을 따서 그늘에서 말려서 쓴다. 맛은 달고 성질은 차다. 폐경, 비경, 심경에 작용한다. 열을 내리고 독을 푼다. 약리 실험에서 억균 작용, 면역 부활 작용, 염증 없애기 작용, 약한 진통 작용, 이뇨 작용, 항암 작용, 항바이러스 작용 등이 밝혀졌다. 루테올린 성분이 활평근에 대한 진경 작용, 이뇨 작용을 나타낸다. 옹종, 창양, 악창, 옴, 이질, 외감열병 초기, 온역 초기, 연주창 등에 쓴다. 대장염, 위암, 위궤양, 편도염, 방광염, 인두염, 결막염 등에도 쓸 수 있다. 하루 10~15그램을 달임약, 가루약, 알약 형태로 먹는다. 외용약으로 쓸 때는 가루 내어 뿌리거나 기초제에 개어 바른다."

금은화는 민간에서 암 치료약으로 흔히 씁니다. 물에 달여서 차처럼 마시면 위암이나 폐암이 호전되는 경우가 더러 있습니다. 금은화에 지네를 더하여 함께 달여서 먹고 폐암을 고친 사례도 있습니다. 금은화는 오랜 옛날부터 종기나 종창 같은 곪는 병에 특효약으로 오래 써 왔으므로 암에도 상당히 좋은 효과가 있는 것은 틀림없습니다.

〈항암본초〉에는 금은화가 복수암 세포에 대한 억제 작용이 있고, 비인암, 유선암, 자궁경암 등에 민들레, 회화나무꽃, 전갈, 벌집, 같은 약재와 함께 쓴다고 했습니다.

금은화는 전염성 간염에도 효과가 좋다고 합니다. 중국에서는 금은화와 인동덩굴 달인 물을 간염 환자한테 먹여 상당한 효과를 보고 있다고 합니다.

인동덩굴도 그 꽃에 못지 않은 약성이 있습니다. 인동덩굴은 겨울에도 잎이 떨어지지 않고 붙어 있으므로 추운 겨울을 이겨내는 장한 뜻이 있다 하여 인동(忍冬)이라는 이름이 붙었습니다. 인동덩굴을 겨우살이덩굴이라 부르기도 하지요. 인동덩굴의 약성에 대해 〈동의학사전〉에 적힌 내용은 다음과 같습니다."

늦은 여름부터 가을 사이에 줄기를 거두어 햇볕에 말린다. 맛은 달고 성질은 차다. 심경, 폐경에 작용한다. 열을 내리고 독을 풀며 경맥을 잘 통하게 한다. 약리 실험에서 활평근에 대한 진정 작용, 이뇨 작용, 억균 작용 등이 밝혀졌다. 온병 때의 열나기, 열독 설사, 혈리, 부스럼 등에 쓴다. 간염에도 쓴다. 하루 10~30그램을 달임약, 알약, 가루약 형태로 먹는다. 외용약으로 쓸 때는 가루 내서 기초제에 개서 바른다."

인동덩굴과 금은화는 우리나라에서는 제주도에 많이 납니다. 강원도나 경상도 지방에서도 많이 나지요. 초여름이면 인동덩굴이 온통 산기슭을 금은빛으로 뒤덮지만 이것을 애써 채취하는 사람은 보이지 않습니다. 채취한다 하더라도 수입산의 가격이 싸기 때문에 인건비가 맞지 않아 채취를 하지 않습니다. 그러나 수입산은 향기도 별로 없고 약 효과도 형편없습니다. 중국산을 써서는 아무 병이건 좋은 효과를 보기가 어렵습니다.

13

백강잠·석룡자

암세포 죽이고 노화 예방

백강잠은 흰가루병에 걸려서 죽은 누에를 말린 것입니다. 대개 누에밤나비과에 딸린 누에 나비의 유충이 흰가루병에 걸려 죽으면 겉이 흰가루병균인 흰색 이슬 모양의 균사로 덮이면서 딱딱하게 굳습니다. 약간 불쾌한 냄새가 나고 잘 부러지며 맛은 약간 짭니다.

요즘은 흰가루병에 걸려 죽는 누에가 흔치 않으므로 흰가루병균을 인공 배양하여 누에한테 뿌립니다. 4령생 누에가 허물을 벗고 5령생이 된 다음 뽕잎을 먹기 시작할 무렵에 흰가루병균을 분무기로 뿌리면 3~4일 뒤부터 포자가 발육하여 누에가 죽기 시작하는데 5~6일이면 많이 죽고 7~8일이면 다 죽습니다. 죽은 것을 바람이 잘 통하는 그늘에서 말려 약으로 씁니다.

백강잠은 항암 작용과 진경 작용, 억균 작용, 부신피질 자극 작용이 있습니다. 중풍이나 두통, 치통, 자궁출혈 같은 데 흔히 씁니다.

백강잠의 약리 효과에 대해 〈동의보감〉에 이렇게 적혔습니다.

"성질이 고르고 맛이 매우며 독이 없다. 어린아이의 경간을 치료하고 벌레를 없애며 흑간(黑癎)을 덜어 주고 모든 창의 반량과 일체의 풍질(風疾)에 피부가 가려우며 마비된 것과 부인의 붕중하혈(崩中下血)을 치료한다."

백강잠의 항암 작용에 대해서는 북한에서 펴낸 〈동물성동약〉이란 책에, 백강잠 우린 액을 흰생쥐에게 투여하였더니 사르코마 180암세포에 대한 억제율이 71.4퍼센트나 된다고 적혔습니다. 중국의 상민의가 쓴 〈항암본초〉에는 사람의 간암 세포의 호흡을 억제하는 효과가 있다고 했습니다. 뇌종양, 위암, 대장암, 식도암 등에 광나무 열매, 전갈, 마전자, 뽕나무잎, 들국화 등과 함께 써서 좋은 효과를 본 적이 있다고 합니다.

〈동의학사전〉에 백강잠의 약리 효과에 대해 이렇게 적혔습니다.

"맛은 짜고 매우며 성질은 평하다. 폐경, 비경, 간경에 작용한다. 경련을 멈추고 담을 삭인다. 약리 실험에서 진경 작용, 억균 작용, 항암 작용이 밝혀졌다. 경풍, 경간, 중풍으로 말을 못하고 입과 눈이 비뚤어지며 반신을 쓰지 못하는 데, 후두염, 머리 아픔, 이쏘기, 눈 아픔, 피부 가려움증, 연주창, 자궁출혈 등에 쓴다. 그대로 볶아 쓰거나 생강즙에 불린 다음 볶아서 하루 6~9그램을 달임약, 알약, 가루약 형태로 먹는다. 외용으로 쓸 때는 가루 내어 뿌리거나 기초제에 개어 바른다."

백강잠은 약간 독이 있으므로 생강으로 법제해서 씁니다. 법제하는 방법에 대해서는 앞에 자세하게 설명되어 있습니다.

석룡자는 도마뱀입니다. 합개, 벽호, 석척 등의 여러 가지 이름이 있고 종류도 꽤 여러 가지가 있습니다. 우리나라에는 집도마뱀과에 1속 1종, 도마뱀과에 2속 5종, 장지뱀과에 2속 2종이 알려져 있습니다. 세계적으로는 1천 종이 넘는다고 합니다. 대개 집도마뱀을 합개, 무막집도마뱀을 벽호, 수궁, 표문도마뱀을 석척, 미끈도마뱀을 석룡자라고 합니다.

도마뱀은 우리나라 남부 지방의 평지에 널리 사는데 요즈음은 환경오염으로 그 숫자가 급격히 줄어들었습니다. 제주도에서 가장 많이 나며 풀밭에서 돌아다니는 것을 파리채 같은 것으로 쳐서 기절시켜 잡습니다. 꼬리가 떨어지면 약성이 훨씬 줄어든다고 하므로 조심해야 합니다. 합개라고 부르는 집도마뱀 종류는 밤에 등불을 비춰면 움직이지 않고 가만히 있으므로 그때 잡는다고 합니다. 또 바위틈에 가는 막대기를 넣어서 도마뱀이 물면 재빨리 꺼내어 잡기도 합니다. 잡아서 햇볕에 말려서 약으로 씁니다.

도마뱀은 여러 가지 암에 항암 효과가 있는 것으로 실험 결과 밝혀졌습니다. 〈항암본초〉에는 벽호 2마리를 참기름으로 두 달쯤 우려내어 솜으로 찍어서 유방암이 화농한 곳에 바르고 식도암에는 벽호 10마리를 산채로 소주 1근에 일주일 동안 우려내어 먹는다고 적혔습니다. 또 모든 악성종양에 달걀에 구멍을 뚫고 도마뱀 한 마리를 넣은 뒤 흰 종이로 싼 다음 진흙으로 싸서 숯불로 구워 가루내어 더운물에 타서 먹는다고 했습니다.

중국 무한제일병원에서는 벽호 10퍼센트, 율무, 모자(母子), 황약자(黃藥子)각 30퍼센트를 좋은 술로 우려내어 한번에 15~20밀리리터씩 하루 세 번 빈속에 먹게 하는 방법으로 50명의 말기 식도암 환자를 치료하여 좋은 효과를 보았다고 합니다. 또 중국 온주에서는 벽호 가루를 식도암 환자 4명을 치료하여 모두 효과가 좋아졌고 병증세도 없어졌다고 합니다.

도마뱀은 무엇보다도 보양 효과, 성기능 작용 효과 곧 정력제로서의 효과가 매우 높습니다. 성기능이 약하거나 음위증, 또는 밥맛이 없는 데, 암이나 폐결핵 같은 소모성 질환에 보약으로서의 효과가 탁월합니다. 어쩌면 거의 모든 생약재 가운데서 보양 효과가 가장 탁월한 것 가운데 하나라고 할 수도 있겠습니다.

북한에서의 연구 결과에 따르면, 집도마뱀 우린 액을 흰생쥐한테 피하 주사하였더니 전위선, 정낭성, 항문거근의 질량이 늘어나고, 남성호르몬이 더 많이 나왔으며, 에타놀우린액을 주사하였더니 성교 기간이 늘어나고 해부학적 검사에서 난소와 자궁이 커졌다고 했습니다.

도마뱀은 노화 방지 효과도 있습니다. 도마뱀을 약으로 쓰면 추위와 더위를 타지 않고 면역 기능이 높아집니다. 〈동의학사전〉에는 도마뱀의 약성에 대해 이렇게 적혔습니다.

"맛은 짜고 성질은 평하다. 폐경, 신경에 작용한다. 폐와 신을 보하고 숨찬 것과 기침을 멈춘다. 허로, 폐위, 숨이 차고 기침이 나는데, 각혈, 폐결핵, 당뇨병, 음위증, 입맛이 없는 데 등에 쓴다. 하루 3~6그램을 달임약, 알약, 가루약 형태로 먹는다. 풍한사를 받아 숨이 차고 기침이 나는 데는 쓰지 않는다."

도마뱀은 값이 매우 비싸고 구하기가 어렵습니다. 중국에서 수입한 것은 건재상에서 구할 수 있는데 우리나라에서 난 것보다 독이 더 많고 약효는 형편없이 낮아서 별로 쓸모가 없습니다. 대개 중국에서 난 것은 우리나라에서 난 것보다 굵고 긴 것이 특징입니다. 우리나라에서 난 것은 마치 잘 말린 멸치 같은 모양이고 고소한 냄새가 납니다. 우리나라에서 난 것이라 할지라도 봄이나 여름철에 잡은 것보다는 가을철에 잡은 것이 약효가 훨씬 높습니다. 그러나 가을철에는 몹시 재빨라서 잡기가 어려워서 대개 유통되고 있는 것은 봄이나 여름철에 잡은 것입니다.

도마뱀도 백강잠과 마찬가지로 약간의 독이 있으므로 생강으로 법제해서 약으로 씁니다.

14

적하수오·백하수오

흰머리 검게 뼈를 튼튼하게

적하수오는 붉은 조롱이라고 부르는 덩굴식물의 뿌리이고 백하수오는 은조롱이라고 부르는 식물의 뿌리입니다. 두 가지 다 우리나라의 들이나 산에서 드물게 자랍니다. 하수오의 뿌리는 굵고 단단한 덩어리 모양이고 잎은 심장꼴이며 가을철에 적하수오는 흰색의 작은 꽃이, 백하수오는 노란색의 꽃이 핍니다. 요즘은 야생하는 것은 흔하지 않고 재배를 많이 합니다.

하수오는 일찍부터 보약으로 이름높은 약재입니다. 하수오라는 사람이 이 약초를 달여 먹고 흰머리가 검게 되고 160살까지 살았다고 해서 하수오라는 이름이 붙었다는 전설이 있습니다. 또 큰 하수오 뿌리를 베개로 베고 잤더니 수백 년을 살게 되었다든지, 하수오가 오래 묵으면 어린 소년으로 변신한다는 등의 얘기가 전해 옵니다.〈향약집성방〉의 신선방에 보면 하수오를 먹고 신선이 되는 방법이 꽤 여러 가지 적혀 있습니다.

적하수오는 강장, 강정, 보혈 작용이 뛰어납니다. 인삼, 구기자, 당귀 등과 함께 보약, 장수약으로 이름높은 약이지요. 머리카락이 일찍 희어지는 것을 막는 효과도 있고 동맥경화를 막는 데도 좋다고 합니다. 〈동의학사전〉에 적힌 적하수오의 약성은 다음과 같습니다.

"맛은 달고 쓰며 성질은 약간 따뜻하다. 간경, 신경에 작용한다. 간, 신을 보하고 정혈을 불려 주며 뼈와 힘줄을 튼튼하게 한다. 또한 대변을 잘 통하게 하고 헌 데를 잘 아물게 한다. 약리 실험에서 강심 작용, 장윤동운동 강화 작용, 장에서의 콜레스테롤 흡수 억제 작용, 억균 작용 등이 밝혀졌다. 허약한 데, 병후 쇠약, 혈허증, 간과 신이 허하여 허리와 무릎에 힘이 없는 데, 가슴이 두근거리는 데, 불면증, 변비, 신경쇠약, 머리카락이 일찍 희어지는 데, 학질, 이슬, 헌 데, 치질 등에 쓴다. 결핵 환자의 보약으로도 쓴다. 하루 9~18그램을 달임약, 가루약, 알약 형태로 먹는다. 외용약으로 쓸 때는 생것을 짓찧어 붙인다. 적하수오 줄기도 심을 보하고 진정 작용을 나타내므로 불면증 등에 쓴다."

백하수오는 은조롱 또는 새박덩굴이라고 하는 식물의 뿌리입니다. 적하수오가 붉은 빛이 나는 데 견주어 흰빛이 나기 때문에 백하수오라고 부르지요. 꽃은 노랗게 피고 열매는 마치 조롱박을 닮았습니다.

백하수오는 역시 적하수오와 마찬가지로 보약으로 이름높습니다. 허약 체질이나 신경쇠약에 좋고 특히 남자들의 성기능을 높여 주는 약재로 이름나 있습니다. 백하수오의 약성에 대해서는 〈동의학사전)에 이렇게 적혔습니다.

"맛은 달고 성질은 약간 따뜻하다. 간경, 신경에 작용한다. 간신을 보하고 정혈을 불러 주며 뼈와 힘줄을 튼튼하게 한다. 또한 대변을 통하게 하고 헌 데를 낫게 한다. 약리 실험에서 강장 작용, 조혈 기능 강화 작용, 피로 회복 촉진 작용, 진정 작용을 나타낸다는 것이 밝혀졌다. 허약한 데, 병후 쇠약, 혈허증, 간신 허로, 허리와 무릎에 힘이 없는 데, 가슴 두근거림, 불면증, 신경쇠약, 머리칼이 일찍 희어지는 데, 변비, 학질, 이슬, 연주창, 헌 데, 치질 등에 쓴다. 결핵 환자의 보약으로도 쓴다. 하루 9~18그램을 달임약, 알약, 가루약 형태로 먹는다. 외용약으로 쓸 때는 생것을 짓찧어 붙인다."

적하수오와 백하수오는 신장의 기능을 매우 튼튼하게 하는 약재임이 틀림없습니다. 암 같은 소모성 질병에 부작용 없는 보약으로 매우 좋은 것입니다.

15

하고초

혈압 내리고 염증 치료

하고초는 꿀풀이라고 하는 시골에서 흔히 볼 수 있는 풀입니다. 5~6월에 줄기 윗부분이 길이 6센티미터쯤 되는 꽃이삭이 나와서 보랏빛의 작은 꽃이 촘촘하게 모여서 핍니다. 꽃에는 꿀이 많아서 벌들이 많이 모여들고, 또 꽃을 하나씩 뽑아서 빨면 달콤한 꿀이 나오므로 시골 어린이들이 즐겨 꿀을 빨아먹습니다. 꽃이 피고 난 다음에는 풀 전체가 말라 버리므로 여름에 시든다 하여 하고초(夏枯草)라는 이름이 붙었습니다. 하고초는 독을 풀고 열을 내리며 혈압을 낮추며 종기나 종창을 치료하는 데 높은 효과가 있습니다. 편도선염이나 구내염 같은 갖가지 염증과 기침, 호흡기 계질병, 갑상선기능항진증, 위염이나 위궤양, 당뇨병 등에도 두루 널리 씁니다. 감기에도 좋은 것으로 소문이 나 있지요.

민간에서는 위암이나 식도암 치료에 꿀풀을 달여 먹는데, 임상 실험 결과 항암 효과가 뚜렷하게 있는 것으로 나타났습니다. 〈항암 본초〉를 보면 하고초 달인 액이 JTC-26암세포를 50~70퍼센트 억제한다고 했습니다. 갑상선암이나 다발성 혈관 종양에 몇 가지 다른 약재를 더하여 쓴 기록도 있습니다.

〈동의학사전〉에는 하고초의 약성을 이렇게 적었습니다.

"맛은 쓰고 매우며 성질은 차다. 간경에 작용한다. 열을 내리고 독을 풀며 눈을 밝게 한다. 약리 실험에서 혈압 낮춤 작용, 이뇨 작용, 억균 작용 등이 밝혀졌다. 연주창, 영류, 젖앓이, 머리 헌 데, 옹종, 간화로 눈이 벌개지면서 아픈 데, 붓는 데, 구안와사, 이슬 등에 쓴다. 고혈압, 폐결핵, 전염성 간염 등에도 쓸 수 있다. 하루 6~12그램을 달임약, 알약, 가루약 형태로 먹는다. 외용약으로 쓸 때는 달인 물로 씻거나 짓찧어 붙인다."

하고초는 혈압을 낮추는 데 효력이 있으므로 고혈압 환자한테 좋은 약재입니다. 머리의 비듬을 없애는 약으로도 소문났습니다. 하고초 달인 물로 머리를 감으면 비듬이 없어진다고 합니다. 잎을 진하게 오래 달여 고약처럼 만들어 치질이나 종기, 피부염 등에 바르기도 합니다.

16

산사
암 억제하고 소화에 효험

산사는 산사나무의 열매입니다. 우리말로는 아가위라고 하고, 북한에서는 찔광이라고 부릅니다. 산사나무는 가을철에 열매가 빨갛게 익어 나무에 주렁주렁 매달리는 것이 보기에 좋아 관상용으로도 정원 같은 곳에 흔히 심습니다. 중국이나 우리나라의 평안북도 일부 지방에는 지름 2.5센티미터쯤 되는 큰 열매가 달리는 산사나무가 있는데 이를 큰산사나무라고 부릅니다. 중국에서는 산사를 꼬챙이에 꿰어 엿을 발라서 길거리에서 파는 것을 흔히 볼 수 있습니다.

산사는 고기를 소화시키는 데 매우 효과가 높은 약재입니다. 옛말에 '늙은 닭의 질긴 고기를 삶을 때 산사 몇 개를 넣으면 살이 연하게 된다'는 말이 있습니다. 갖가지 고기를 삶을 때 산사 몇 개를 넣으면 살이 부드럽고 연해집니다. 고기를 삭이는 효력이 있는 까닭에 옛부터 산사는 고기를 먹고 체한 데에 약으로 썼습니다. 소화를 돕고 설사를 멎게 하며 위와 장의 기능을 좋게 하는 데 빠져서는 안될 약재가 산사입니다.

산사는 고혈압, 심장병, 동맥경화에도 좋고 항암 작용도 뚜렷합니다. 산사를 달인 즙을 종양을 이식한 동물에게 먹였더니 생명이 훨씬 연장되었습니다. 또 흰생쥐의 복수암 세포를 억제하는 뚜렷한 효과가 있으며 산사 씨앗을 달인 물은 JTC-26암세포에 대한 억제율이 50~70퍼센트였습니다.

산사에 대해 〈동의학사전〉에 적힌 것은 다음과 같습니다.

"맛은 시고 성질은 서늘하다. 위경, 대장경에 작용한다. 오줌을 잘 누게 하고 열을 내리며, 혈을 잘 돌게 하고 독을 푼다. 붓는 데, 각기, 오줌 누기 장애, 달거리 아픔, 부스럼, 헌 데 등에 쓴다. 하루 3~6그램을 달여 먹는다. 외용으로 쓸 때는 달인 물로 씻거나 생것을 짓찧어 붙인다."

17
목향
향기 좋아 기를 잘 통하게

목향은 국화과에 딸린 여러해살이풀입니다. 잎은 넓은 타원꼴이고 가지 끝에 둥근 꽃이삭이 달려서 7~8월에 노란색의 꽃이 피고 8~10월에 열매가 익습니다. 우리 나라 각지에서 약초로 심으며 가을에 뿌리를 캐서 말려서 약으로 씁니다.

목향에는 좋은 향기가 나는데 이 때문에 목향이라는 이름이 붙었습니다. 옛날 의학책을 보면 본디 꿀과 같은 향기가 있어 밀향이라고 하다가, 침향의 한 종류에 밀향이라는 것이 있어 혼돈하지 않게 하기 위해 목향이라고 불렀다고 합니다. 청목향이라고 부르기도 했는데 지금은 쥐방울덩굴 뿌리를 청목향 또는 토청목향이라고 부릅니다.

목향에는 인도와 중국 남부에서 자라는 광목향과, 우리나라와 중국, 구라파 여러 나라에 심는 국화과 식물인 토목향, 그리고 앞에서 얘기한 쥐방울 덩굴의 뿌리인 청목향이 있습니다. 이중에서 보통 목향이라고 하면 토목향을 가리킵니다. 모든 목향을 위장을 튼튼하게 하는 약으로 구토, 설사, 배아픔, 소화불량에 쓰는데 토목향은 특히 이뇨 작용, 발한 작용이 세고 청목향은 진통, 소염, 해독 작용이 세다고 합니다.

목향의 약효 성분은 뿌리와 뿌리줄기에 1~5퍼센트쯤 들어 있는 정유 성분과 이눌린, 사포인, 알칼로이드 등입니다. 목향은 가래를 없애는 작용이 세고, 염증을 없애고 몸 안의 벌레를 죽이는 효과가 있습니다.

〈동의학 사전〉에는 목향의 약성을 이렇게 설명하고 있습니다.

"맛은 맵고 성질은 따뜻하다 위경, 간경, 폐경에 작용한다. 기를 잘 돌게 하고 아픔을 멈추며 비를 튼튼하게 하고 위의 기능을 좋게 한다. 간기를 잘 통하게 한다. 약리 실험에서 높아진 위의 운동 및 분비 억제 작용, 담즙 분비 촉진 작용, 염증 없애기 작용, 가래 삭임 작용, 억균 작용 등이 밝혀졌다. 알란토락톤이라는 성분이 회충을 죽이고 억균 작용을 나타낸다. 헛배가 부르면서 배가 아픈 데, 옆구리 아픔, 입맛이 없고 소화가 안되며 설사하는 데, 이질로 뒤가 묵직한 데, 경련성 기침, 피부 가려움증, 옴, 습진 등에 쓴다. 장결핵, 기관지염에도 쓸 수 있다. 하루 2.1그램을 달임약, 알약, 가루약 형태로 먹는다."

18
감초
모든 약재 조화하는 신비

'약방에 감초'라는 말이 있듯 감초는 여러 약재 가운데 빠져서는 안되는 약재입니다. 감초는 쓴 약을 달게 하여 먹기 좋게 하는 것뿐만 아니라 그 독특한 약성이 있습니다. 감초는 단맛이 납니다. 그래서 달감(甘)자에 풀초(草)자를 써서 감초라고 부릅니다. 그 단맛이 일흔 두 가지의 광물성 약재와 1천2백 가지의 식물성 약재를 서로 조화시키는 역할을 합니다.

감초는 우리나라가 원산지가 아니고 중국 북부 지방이나 러시아가 원산지입니다. 추운 지방에서 잘 자라는 식물이지요. 감초에는 여러 품종이 있는데 우랄감초가 단맛이 많고 품질이 제일 낫다고 합니다.

감초는 모든 약의 독성을 풀어 주고 기침과 담을 삭이며 모든 약을 중화하는 약입니다. 〈본초강목〉에는 감초의 약성에 대해 이렇게 적혔습니다.

"감초의 성미는 달고 평하며 12경맥에 두루 작용한다. 생것으로 쓰면 열을 잘 내리고 구워서 쓰면 상중하 3초의 원기를 보하며 모든 약의 부작용을 막아 준다. 5장6부에 들어 있는 한열의 사기를 없애고 근육과 뼈를 튼튼하게 하고 기운을 솟게 하고 살찌게 한다. 기침을 멎게 하고 속을 덥혀주며 모든 독을 풀고 여러 가지 악창을 다스리고 음혈과 비위를 보한다. 콩과 함께 달여 먹으면 그 효과가 신통하다."

〈동의보감〉에는 "감초는 5장6부의 한열(寒熱)과 사기(邪氣)를 다스리며 눈코입귀와 소대변의 생리를 정상으로 되게 하고 모든 혈맥을 소통시키며 근육과 뼈를 튼튼하게 하고 영양 상태를 좋게 할 뿐만 아니라, 모든 약의 독성을 해독하고 72가지 석약(石藥)과 1천2백가지 초약(草藥)을 서로 조화하여 약효를 잘 나타나게 하므로 별명을 국로(國老)라 한다."고 적혔습니다. 국로라는 말은 나라의 원로라는 뜻이며 감초는 약 가운데 원로라는 뜻입니다.

감초의 약효에 대해서는 요즈음 현대 의학에서 새로 밝혀진 것들이 많습니다. 감초가 암세포의 성장을 억제한다는 보고도 있고, 에이즈 균의 증식을 억제한다는 논문도 발표되었습니다.

감초는 무엇보다도 생강, 대추와 함께 갖가지 독을 푸는 데 그 뛰어난 효과가 있습니다. 식중독이나 갖가지 약물중독, 항암제독을 푸는 데 감초를 따를 만한 것이 없습니다. 감초와 대추를 각각 같은 양으로 하여 오래 끓여서 그 물로 엿을 만들어 먹으면 공해로 인한 갖가지 독을 푸는 데 매우 좋은 효과가 있습니다.

감초는 여러 가지 극성약이나 독성약에 대한 길항 작용을 하여 극약이나 독약으로 인한 약물중독을 치료하고, 세균으로 인한 독에도 중화 작용 및 해독 작용을 합니다.

감초는 물에 분해되면서 갖가지 독소와 결합하여 그 독성을 파괴합니다. 학자들의 연구에 따르면 포수클로랄, 와고스티고민, 요한빈, 스트리키니닌 같은 강한 독성 물질이나 코카인 같은 마약, 디프테리아 균이나 뱀독, 파상풍 독소 등을 풀어 주는 힘이 있다고 합니다. 이 때문에 감초는 약물중독을 해독하는 약으로 널리 쓰이고 있습니다. 요즘처럼 공해가 극심할 때 꼭 필요한 약재입니다.

민간에도 죽순을 먹고 중독되었을 때나 말고기를 먹고 중독되었을 때 감초를 진하게 달여 먹어 해독하는 풍습이 있고 또 버섯 중독이나 담배 중독, 갖가지 약물중독에도 감초를 달여 먹고 해독하였습니다.

감초는 위궤양, 십이지장궤양에도 효과가 큽니다. 북한에서 연구한 것에 따르면 위궤양, 십이지장궤양 환자에게 감초 달인 물을 먹였더니 50퍼센트가 완치되고 나머지는 증상이 뚜렷하게 좋아졌다고 합니다. 이처럼 위궤양 치료 효과가 높으므로 감초로 위궤양이 낫지 않으면 암으로 생각해도 좋을 것이라는 말까지 생겼습니다. 독일에서도 위궤양 환자 38명한테 날마다 감초 20~25그램을 달여 하루 세 번식 6주 동안 마시게 하였더니 그 가운데 32명이 완치되고 3명은 자각 증상이 완전히 없어졌으며, 아무 효과도 못 본 환자 3명은 수술을 하기 위해 배를 열어 보았더니 모두 암이었다고 합니다.

이밖에 늑막염과 폐결핵에도 뚜렷한 치료 효과를 보았고, 뇌하수체전엽기능부전증, 에디슨병, 유행성 간염, 기관지 천식, 피부염, 학질, 동상, 손발이 튼 데 등 여러 질병에 뚜렷한 치료 효과를 보았다는 보고가 있습니다.

19

대추

면역력 키우고 마음을 편하게

대추는 감, 밤과 함께 우리 겨레와 가장 친숙한 과실입니다. 제삿상에서 없어서는 안되는 과실이기도 하고, 시집가는 새색시가 시부모한테 큰절을 올리면 시부모가 대추를 치마폭에 던지면서 아들 많이 낳기를 기원하는 풍습이 있습니다.

'대추를 보고도 먹지 않으면 늙는다' 는 옛말이 있을 만큼 옛사람들은 대추를 훌륭한 약으로 여겼습니다. 영양도 풍부하여 '대추 세 개로 요기를 한다' 는 속담도 있습니다.

대추는 강장제, 이뇨제, 영양제, 중화제, 진해제, 소염제로 효능이 있습니다. 예로부터 대추는 내장의 기능을 회복시키고 온몸을 튼튼하게 하며 신경을 안정시키고 노화를 막아 젊음을 유지시켜 주는 것이 있는 것으로 알려져 있습니다. 열두 경맥을 도와 혈액순환을 좋게 하므로 심장을 튼튼하게 하고 열을 내리며 여러 가지 약재를 중화하여 효력을 더 크게 하는 힘도 있습니다.

대추의 약효에 대해 〈신농본초경〉에는 '속을 편하게 하고 비장의 기운을 길러 주며 위의 기능을 좋게 한다' 고 하였고 〈일화본초〉에는 '오장을 보하고 허손을 다스리며, 장과 위를 윤택하게 한다' 고 했습니다.

또 〈백병비방〉에는 '위가 냉하여 구토를 할 때 대추에다 정향을 넣어 푹 삶은 다음 정향을 건져내고 그 물을 하루 두 번씩 공복에 먹으면 좋다' 고 적혔고 〈다산방〉에는 대추나무잎을 즙을 내어 먹으면 더위 먹었을 때 좋다' 고 했습니다.

〈동의학사전〉에는 대추에 대해 이렇게 적혔습니다.

"맛은 달고 성질은 평하다. 비경 위경에 작용한다. 비, 위, 심, 폐를 보하고 진액을 불려 주며 완화 작용을 한다. 생강과 같이 쓰면 영위를 조화시킨다. 약리 실험에서 강장 작용, 간 보호 작용이 밝혀졌다. 비허설사, 이질, 영유불화, 배아픔, 잘 놀라며 가슴이 두근거리는 데, 장조증, 마른기침, 입안이 마르는 데 쓴다. 하루 6~12그램을 달임약, 알약 형태로 먹는다. 대추는 강장제로도 쓰고 보약으로도 쓰며 약밥을 해먹기도 한다."

대추의 주성분은 서당, 점액질, 사과산, 포도산 등이고 지지펀산, 지방유, 정유 등의 기름 성분도 들어 있습니다. 대추나무잎에는 혈압을 낮추어 주는 루틴이 1.6퍼센트쯤 들어 있고 이밖에 몇 가지 사포닌과 비타민 A, B1, B2, C, T, B6, K 등이 많이 들어 있습니다.

대추는 여성들한테 흔한 정신적, 심리적 갈등으로 인한 히스테리 증세를 치료하는 데 효과가 큽니다. 또 속이 답답하고 잠이 잘

오지 않는 불면증에 대추와 파를 함께 쓰기도 합니다.

대추는 특히 비위 기능이 약하고 몸이 차며 신경쇠약 등이 걸리기 쉬운 소음 체질에 좋은 약입니다. 북한에서는 대추나무잎 달인 물을 고혈압 치료에 써서 거의 90퍼센트쯤 치료 효과를 거두고 있다고 합니다.

흔히 야무지고 빈틈없는 사람을 일러 대추씨 같다는 말을 합니다. 대추씨는 최면, 신경 안정, 강장 효과가 있는 외에 불면증을 치료하는 효과가 큽니다. 대추씨보다 멧대추씨가 정신을 안정시키는 효과가 더 강하므로 산조인이라 하여 약으로 많이 씁니다.

정신병을 치료할 때 벼락맞은 대추나무 삶은 물이 효과가 크다는 얘기가 있습니다. 벼락맞은 대추나무는 단단하기가 돌보다도 더하여 여간한 도끼나 톱으로는 쪼개거나 자를 수 없습니다. 벼락맞은 대추나무의 효력을 미신으로 여기지만, 벼락은 수억 볼트의 전기를 띠고 있으므로 순간적인 높은 열과 강한 전력에 나무가 소독되고 하늘의 기운이 집중되어 특이한 약성을 지닐 수도 있을 것이라고 생각됩니다. 벼락맞은 대추나무는 물에 넣으면 가라앉는다고 하고 닭장 안에 넣어 두면 닭이 새벽이 되어도 울지 않는다고도 합니다.

대추를 오래 먹으면 몸이 가벼워지고 수명을 늘릴 수 있습니다. 최근 일본에서 대추에 제2 정보 전달 물질인 cAMP라는 물질이 다른 어떤 식물보다 많이 들어 있는 것을 발견하였다고 합니다. cAMP는 인체 내의 면역력을 크게 늘려 주는 물질입니다. 종양 세포에 cAMP를 투여하면 정상 세포로 회복될 수 있다고 합니다.

〈항암본초〉에는 대추 30그램과 짚신나물 40그램을 진하게 달여 하루 동안 6번에 나누어 복용하여 위암을 치료하는 데 상당한 효과를 보았다고 적혀 있습니다. 또 항문암과 폐암으로 피를 토하는 데 대추와 반묘 등을 쓴다고 했습니다. 대추를 달인 물은 JTC-26 암세포를 95퍼센트 넘게 억제한다고 합니다.

20
생강
독을 풀고 새살을 잘 나오게

생강은 약으로보다 향신료로 더 많이 쓰는 식물입니다. 인도의 고원 지방이 원산지라고 하며 지금은 우리나라를 비롯 온대와 열대의 여러 나라에 흔하게 심습니다. 생강은 위장을 튼튼하게 하고 열을 내리고 독을 풀며 기침과 가래를 멎게 하고 땀을 나게 하는 등의 약리 효과가 있습니다. 민간에서 감기나 배가 아플 때 생강차를 마시는데 생강은 그 성질이 더우므로 찬 것을 먹어 생긴 복통에는 효과가 있기 마련입니다.

생강에는 톡 쏘는 듯한 맛과 향기가 있는데 향기 성분은 진기베린, 진기베론, 캄펜, 보르네올 같은 것들이고 톡 쏘는 매운맛은 진게론과 쇼가올이라는 물질입니다. 진게론은 위점막을 자극하여 혈압을 높이고 위액을 빨리 나오게 합니다. 그러나 진게론을 많이 먹으면 중추신경이 마비될 수가 있습니다. 그러나 어지간히 많이 먹어서는 독성이 나타나지 않고 오히려 매운맛이 입맛을 돋구는 역할을 합니다. 또 진게론과 쇼가올은 티푸스균, 콜레라균을 죽입니다.

생강은 침 속에 있는 디아스타제의 활성을 높여 소화를 돕고 몸 안의 찬 기운을 밖으로 몰아냅니다. 또 구토를 멎게 하고 가래를 삭이는 효과가 있어 추위로 인한 두통, 기침 등에 효과가 좋고 또 신진대사를 촉진하는 작용도 합니다. 말린 생강보다는 생것으로 쓰는 것이 구토를 멎게 하는 효과가 더 큽니다.

생강은 약을 달이는데 주약으로보다는 보조약으로 많이 씁니다. 대개 신진대사 기능을 촉진하고, 땀내기 작용을 도와주고, 해독 작용을 도와주기 위해 쓰는 것이 대부분이지요. 〈동의학 사전〉에는 생강의 약성을 이렇게 적었습니다.

"맛이 맵고 성질은 따뜻하다. 폐경, 비경, 위경에 작용한다. 땀을 내어 풍한을 없애고 비위를 데워 주며 구토를 멎게 한다. 매운맛 성분은 말초성 게움멎이 작용을, 향기 성분은 중추성 게움멎이 작용을 한다. 생강즙은 건위 작용이 있으며 위점막을 자극하여 혈압을 높이고 균을 죽인다. 풍한 비위가 허약하여 게우는 데, 된입쓰리, 가래가 있으면서 기침이 나고 숨이 찬 데, 소화 장애 등에 쓴다. 3~9그램을 달이거나 짓찧어 즙을 짜서 먹는다. 관절염에는 짓찧어 붙이기도 한다."

〈동의보감〉에는 '말린 생강은 구풍, 소화제로 심기를 통하고 양기를 돋우며 오장육부의 냉을 제거하는 데 쓴다. 또 담을 없애고 기를 내리며 구토를 멈추게 하고 풍한과 증기를 없애며 천식을 다스린다. 생강은 육질은 따뜻하지만 껍질은 차므로 밤에는 먹지 않는 것이 좋고 음력 8~9월에 많이 먹으면 봄철에 눈병을 일으키고 목숨을 단축시키며 근력을 약하게 한다'고 적혔습니다.

생강은 다른 효과보다는 식중독이나 공해 독, 갖가지 약물 중독을 풀어 주는 효과가 뛰어나므로 갖가지 공해에 시달리는 요즘 사람들한테 좋은 약재라고 할 수 있겠습니다. 생강과 감초, 대추를 한데 넣고 달인 물은 온갖 독을 푸는 데 매우 좋은 약차입니다. 생강은 독을 풀고 새살을 빨리 돋아나게 하여 상처를 빨리 아물게 하는 데 효용이 매우 뛰어납니다.

21
석고
열내림약으로 으뜸

석고는 유산칼슘이 주성분인 광석입니다. 빛깔이 희고 반투명 또는 불투명한 가루인데 물에 풀리지 않고 냄새 와 맛은 없습니다. 우리나라에서는 함경북도와 함경남 도, 경기도, 충청남도, 경상남도 등에서 납니다.

석고는 열내림약으로 씁니다. 소음이나 태음 체질의 사람한테는 거의 쓰지 않고 몸 안에 열이 많은 소양 체질인 사람의 열을 내리 는 데 꼭 필요한 약재입니다. 〈동의보감〉에 석고에 대해 이렇게 적 혔습니다.

"성질은 차며 맛은 맵고 독이 없다. 돌림병으로 머리가 아프고 몸에 열이 나는 것과 3초로 열이 몹시 나는 것, 피부열, 입이 마르 고 혀가 타며 목구멍이 타는 증을 낫게 한다. 또 소갈증을 낫게 하 고 해기(解肌)해서 땀을 나게 하고 위의 화(胃火)를 사한다."

석고는 유산 칼슘이 75퍼센트쯤 들어 있고 그밖에 유산칼륨, 규

산, 수산화알미늄, 유산철, 유산마그네슘, 점토질, 유기 물질 등이 들어 있습니다. 석고는 물에 녹지 않으므로 양이온인 칼슘 이온으로 몸에 작용합니다. 석고를 물로 끓일 때 보통 0.04퍼센트의 칼슘 이온이 나온다고 합니다. 석고의 약성에 대해 〈동의학사전〉에는 다음과 같이 적혔습니다.

"맛은 맵고 달며 성질은 차다. 위경, 폐경, 삼초경에 작용한다. 열을 내리고 진액을 불려 주며 갈증을 멈춘다. 청열 작용이 제일 센 약이다. 벌겋게 달구어 법제한 것은 새살을 잘 살아나게 한다. 해열 작용, 진정 작용, 혈당 낮춤 작용, 염증 없애기 작용, 약한 이뇨 작용 등이 실험 결과 밝혀졌다. 이열증에 주로 쓴다. 또한 폐열로 기침이 나고 숨이 찬 데, 더위를 먹어 땀이 저절로 나는 데, 이가 쏘는 데, 열독으로 인한 발반, 꽃돋이 등에도 쓴다. 하루 10~30그램을 달임약으로 먹는다. 비위가 허한하거나 혈허, 음허로 열이 나는 데는 주의하여 써야 한다."

22

초두구

뱃속울 덥게 설사를 멎게

 초두구는 생강과에 딸린 여러해살이풀인 초두구의 씨를 말린 것입니다. 키는 2미터쯤 자라고 이른 여름철에 흰색의 종처럼 생긴 꽃이 핍니다. 중국 남부인 복건성, 해남도, 뢰주반도에서 들이나 산에 저절로 자라거나 심습니다. 가을철에 열매를 따서 끓는 물에 넣었다 꺼내어 겉껍질을 제거하고 햇볕에 말립니다.

초두구는 비위를 덥혀 주고 기를 내리며 습을 없애는 약입니다. 씨에 4퍼센트쯤의 정유가 들어 있는데 찬 기운으로 배가 아프거나 설사할 때, 먹은 것이 체하고 토할 때에 좋은 약재입니다. 〈동의보감〉에는 초두구의 약성을 이렇게 기록했습니다.

"성질은 뜨겁고 맛은 매우며 독이 없다. 모든 냉기를 없애고 속을 따뜻하게 하며 기를 내리고 가슴앓이와 곽란으로 토하는 것을 멎게 하며 입안의 냄새를 없앤다... 풍한(風寒)으로 인한 사기(邪

氣)가 위의 윗구멍에 있는 것을 낫게 하고 비위에 침범한 한사를 없애며 가슴과 위가 아픈 것을 낫게 한다."

또 〈동의학사전〉에는 초두구에 대해 이렇게 적혔습니다.

"맛은 맵고 성질은 따뜻하다. 비경, 위경에 작용한다. 비위를 데 워 주고 게우는 것을 맞게 하며 습담을 없앤다. 비위가 허한 하여 배가 차고 아픈 데, 게우는 데, 설사, 학질 등에 쓴다. 하루 3~6그 램을 달임약, 가루약, 알약 형태로 먹는다."

토종의학 암 다스리기

23
노나무
간과 신장병에 묘약

 노나무는 개오동나무를 말합니다. 간암, 간경화, 간염 등 갖가지 간병에 효과가 있다고 알려져 있습니다만 독이 약간 있으므로 조심스럽게 써야 할 약재입니다.

노나무는 능소화과에 딸린 큰키나무로 키는 20미터 넘게까지, 굵기는 지름 1미터쯤까지 자랍니다. 한자로는 재백목(梓白木)이라고 쓰고, 중국에서는 추수(楸樹), 의수(橋樹), 의재(橋梓), 목왕(木王) 등으로 부르는데 〈본초강목〉에서는 백가지 나무 중에서 으뜸이라 하여 목왕이라 부른다고 했습니다.

노나무는 그 열매에 특징이 있습니다. 열매가 노끈처럼 가늘고 길게 늘어집니다. 그래서 이 나무를 노끈나무로 부르는 사람도 있습니다. 꼬투리 열매가 아카시아나 괴화나무 열매처럼 주렁주렁 달리는데, 길이가 보통 30센티미터쯤 됩니다. 잎이 다 져버린 겨울에도 긴 열매를 주렁주렁 매달고 있기 때문에 쉽게 찾을 수 있는 것이 노나무입니다.

우리 조상들은 노나무를 매우 신성하게 여겼습니다. 벼락이 떨어지지 않는 나무라 하여 뇌신목(雷神木) 또는 뇌전동(雷電桐)이라고 부르는데, 실제로 이 나무에는 벼락이 떨어지지 않는다고 합니다. 이 때문에 벼락을 막기 위해서 궁궐이나 절간에 즐겨 심었고 관을 짜는 데에도 노나무 목재를 귀하게 썼습니다. 유럽에서는 이 나무를 묘지 주위에 많이 심고 일본에서는 신사(神祠)주변에 많이 심습니다. 하늘의 기운과 교통하는 나무라고 믿기 때문입니다. 부적의 재료로도 쓰는데 노나무 부적은 벼락맞은 대추나무 다음으로 효험이 높다고 합니다.

노나무는 물 속에서 잘 썩지 않는 성질이 있습니다. 1881년에 미국 미주리주에서 넓은 숲지역이 수몰된 뒤에 지진으로 매몰되었는데, 백년이 지난 뒤에 파헤쳐 보니 다른 모든 나무들은 모두 썩어 자취도 없는데 개오동나무만은 조금도 썩지 않은 채로 있었다고 합니다.

개오동나무 열매를 달인 물은 이뇨 작용이 강하여 신장염이나 부종에 씁니다. 또 잎은 고름을 빨아내는 힘이 있어서 종기에 고름을 빨아내는 데 씁니다.

개오동나무의 약성에 대해 〈동의학사전〉엔 이렇게 적혔습니다.

"맛은 달고 성질은 평하다. 오줌을 잘 누게 한다. 배당체인 카탈포지드가 이뇨 작용을 나타낸다는 것이 밝혀졌다. 붓는 데, 오줌누기 장애, 만성콩팥염으로 부으면서 단백 오줌을 누는 데 쓴다. 하루 6~15그램을 달여 먹는다. 개오동 나무의 목질부는 풍으로 팔다리가 아픈 데 찜질약으로 쓰며 개오동나무잎은 여러 가지 피부

병에 달여서 씻는 약으로 쓴다. 개오동나무 껍질은 열나기, 황달, 게우기, 피부병 등에 쓰는데 달여 먹거나 가루 내서 기초제에 개어 바른다. 달인 물로 씻기도 한다."

노나무의 덜익은 꼬투리 열매도 한약재로 더러 씁니다. 열매가 익기 전에 따서 그늘에서 말린 것을 목각두(木角豆)라 하여 신장염, 복막염, 요독증(尿毒症), 수종성 각기부증(浮症) 등에 약으로 쓰고 요즈음에는 이뇨제 원료로도 많이 씁니다.

노나무를 간질환에 약으로 쓸 때는 줄기와 가지 잎 등 어느 것이나 다 씁니다. 실제로 노나무 줄기만을 열심히 달여서 먹고 간경화를 고친 사람이 있습니다. 민속 의학자 인산 김일훈 선생은 노나무가 간암, 백혈병을 치료하는 좋은 약이 된다고 했습니다. 그가 지은 책 〈신약〉에는 대략 이렇게 적혔습니다.

"노나무는 간암, 간경화, 간옹, 간위, 백혈병 등 모든 간질환에 좋은 약이다. 그러나 독이 약간 있으므로 체질에 따라 약간의 부작용이 있을 수도 있다. 잎과 줄기, 가지, 뿌리 등 모든 부분을 다 약으로 쓰는데 하루 1냥(37.5그램)을 푹 달여 두고 아침저녁으로 그 물을 복용한다. 소양 체질, 곧 혈액형이 진성 O형인 사람은 부작용이 따르므로 주의해야 하며, 다른 체질도 노나무를 쓸 때는 처음에는 조금씩 쓰다가 차츰 양을 늘리는 것이 안전하다.

백혈병에는 벌나무를 써야 하나 벌나무는 몹시 희귀하여 구할 수 없으므로 노나무를 대신 쓴다. 노나무 말린 것 2근, 다슬기 소두 1말, 산머루덩굴 말린 것 2근을 한데 두고 오래 달여 그 탕액을 하루 2번 아침저녁으로 식사 전에 복용한다... 노나무는 약화되거나 파괴된 간색소를 복구시켜 준다."

24

인진쑥

황달 없애고 항암 효과도 높아

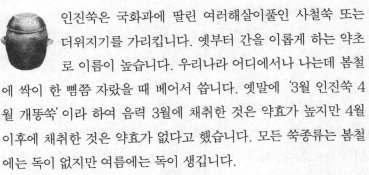 인진쑥은 국화과에 딸린 여러해살이풀인 사철쑥 또는
더위지기를 가리킵니다. 옛부터 간을 이롭게 하는 약초
로 이름이 높습니다. 우리나라 어디에서나 나는데 봄철
에 싹이 한 뼘쯤 자랐을 때 베어서 씁니다. 옛말에 '3월 인진쑥 4
월 개똥쑥'이라 하여 음력 3월에 채취한 것은 약효가 높지만 4월
이후에 채취한 것은 약효가 없다고 했습니다. 모든 쑥종류는 봄철
에는 독이 없지만 여름에는 독이 생깁니다.

인진쑥은 황달에 좋은 약으로 이름높습니다. 이담 작용이 높아
서 담즙을 많이 나오게 하는 동시에 담즙 속의 덩어리와 콜산, 빌
리루빈을 밖으로 배출하게 합니다. 혈압을 낮추고 열을 내리는 작
용도 현저하며 결핵균을 비롯 갖가지 바이러스를 죽이는 힘도 매
우 셉니다.

인진쑥의 약성에 대해 〈동의학사전〉에는 이렇게 적혔습니다.

"맛은 쓰고 매우며 성질은 차다. 방광경, 비경, 위경에 작용한다. 열을 내리고 습을 없애며, 오줌을 잘 누게 한다. 약리 실험에서 물 엑스에 담즙 분비 촉진 작용, 이뇨 작용, 해열 작용 등이 있다는 것이 밝혀졌다. 향기 성분과 스코폴게틴 성분도 담즙 분비 작용을 한다. 황달, 급성 및 만성간염, 위염, 오줌 누기 장애 등에 쓴다. 하루 8~20그램을 달여 먹는다. 엑스를 뽑아 환약이나 알약에도 넣는다."인진쑥에는 상당한 항암 작용이 있습니다. 인진쑥의 주요 성분은 쿠마린, 클로로겐산과 카페인, 그리고 정유 성분인데 쑥 종류는 대부분 항암 활성이 있습니다.

인진쑥은 발암 곰팡이와 발암 독물을 억제하는 힘이 매우 셉니다. 발암물질인 누른누룩곰팡이. 누른누룩곰팡이균소 B1의 억제율이 100퍼센트에 이르렀다고 하며, 인진쑥을 달인 물의 암세포 억제율은 21퍼센트였다는 보고가 있습니다.

〈동의보감〉에는 인진쑥을 이렇게 설명하고 있습니다.

"성질은 약간 차고(서늘하다고 한다)맛은 쓰고 매우며 독이 없다.(조금 독이 있다고도 한다) 열이 몰려 황달이 생겨 노랗게 되고 오줌이 잘 나가지 않는 것을 치료한다. 돌림병으로 열이 몹시 나면서 발광하는 것, 머리가 아픈 것과 장학을 낫게 한다... 다북쑥과 비슷한데 잎이 빳빳하고 가늘며 꽃과 열매가 없다. 가을이 지나면 잎이 마르고 줄기는 겨울이 지나도 죽지 않는다. 다시 묵은 줄기에서 싹이 돋기 때문에 이름을 인진호라고 한다. 음력 5월과 7월에 줄기와 잎을 뜯어 그늘에서 말리는데 불기운을 가까이 하지 말아야 한다."

25

초과

담을 삭이고 위를 따뜻하게

초과는 중국 남부인 운남, 광서, 귀주, 복건성 같은 데
서 산이나 들에 자라거나 집에서 가꾸기도 하는 늘푸른
여러해살이풀입니다. 4~5월에 노란색 꽃이 피어 가을
철에 씨앗이 익는데, 잘 익은 것을 따서 햇볕에 말려 불로 볶아서
껍질을 벗기거나 껍질채 부수어서 씁니다.

초과는 방향성 건위약으로 생강처럼 음식물에 양념으로 넣기도
합니다. 배가 아프거나 토하고 설사할 때, 먹은 것이 체했을 때 효
과가 있습니다. 〈동의보감〉에는 초과에 대해 이렇게 적혔습니다.

"성질은 따뜻하고 맛은 매우며 독이 없다. 모든 냉기를 없애며
비위를 따뜻하게 하고 구토를 멈추며 배가 팽팽하게 부른 것을 가
라앉히고 학모(栖母)를 낫게 하며 체한 것을 내리게 한다. 술독과
과일을 먹고 적(積)이 된 것을 없애며 겸하여 산림 장기를 물리치
고 온역을 낫게 한다."

〈동의학사전〉에는 또 이렇게 적혔습니다.

"맛은 맵고 성질은 따뜻하다. 비경, 위경에 작용한다. 비위를 덥혀 주고 한습을 없애며 소화를 돕고 담을 삭이며 학질을 낫게 한다. 열매의 향기름 성분이 방향성 건위 작용을 한다. 비위가 허한하여 배가 아픈 데, 소화 장애, 게우기, 기허 및 한습설사, 학질 등에 쓴다. 하루 3~6그램을 달임약, 알약, 가루약 형태로 먹는다."

26

황련

암 억제하고 눈을 밝게

 황련은 미나리아재비과에 딸린 깽깽이풀의 뿌리줄기를 봄이나 가을철에 캐어 말린 것입니다. 우리나라의 중. 북부 지방의 산기슭이나 골짜기에서 흔히 자랍니다. 뿌리의 빛깔이 노랗기 때문에 황련이라고 합니다.

황련은 열을 내리고 독을 풀며 염증을 없애고 눈병에 좋은 약재로 이름 높습니다. 황련에는 베르베린이라는 성분이 7~9퍼센트쯤 들어 있는데 베르베린은 조직배양 실험 결과 세포의 산소의 섭취와 호흡을 억제하면서 지방변성을 야기시킨다는 것이 밝혀졌습니다. 베르베린 성분이 플라빈 효소를 억제하는데 암세포에는 플라빈효소가 적게 들어 있어서 암세포는 정상 세포보다 베르베린에 대한 감수성이 민감하다고 합니다.

황련 달인 물을 JTC-26암세포 배양기에 넣어 실험한 결과 억제율이 100퍼센트이며 사람의 정상적인 세포를 억제하는 비율도

100퍼센트였습니다.

〈동의학사전〉에는 황련을 두 종류로 나누어 설명했습니다. 한 종류는 매자나무과에 달린 여러해살이풀인 산련풀(Jeffersonia dubia(Maxim) Benth. ef Hook.f.)이고 다른 한 종류는 미나리아재비과에 딸린 여러해살이풀인 천황련(Coptis chinensis Franch)입니다.

매자나무과에 딸린 산련

"맛은 쓰고 성질은 차다. 심경, 위경, 간경, 담경, 대장경에 작용한다. 열을 내리고 습을 없애며 독을 푼다. 약리 실험에서 백색칸디다와 일련의 피부사상균에 대한 억균 작용을 나타낸다. 가슴이 답답하고 잠을 자지 못하는 데, 습열 설사, 이질, 위열로 게우는 데, 간화로 눈이 벌개지면서 붓고 아픈데 옹종, 입안염, 혈열로 피를 게우는 데, 코피 등에 쓴다. 쓴맛 건위약으로 쓴다. 하루 2~6그램을 달임약, 알약, 가루약 형태로 먹는다. 단국화, 현삼, 백선뿌리 껍질, 팥꽃나무꽃, 백강잠 등과 배합 금기이다."

미나리아재비과에 딸린 천황련

"맛은 쓰고 성질은 차다. 심경, 간경, 위경, 대장경에 작용한다. 열을 내리고 습을 없애며 화를 사하고 독을 푼다. 약리 실험에서 주요성분인 베르베린이 장내 세균에 대한 억균 작용, 진정 및 진경작용, 동맥경화 예방 작용, 염증 없애기 작용, 담즙 분비 촉진 작용, 췌장액 분비 촉진 작용을 나타낸다는 것이 밝혀졌다. 전염성 열성 질병, 티푸스, 열이 나면서 가슴이 답답한 데, 속이 트지근하고 메스꺼운 데, 이질, 폐결핵, 피를 게우는 데, 코피, 소갈병, 회충, 백일기침, 인후염, 결막염, 부스럼, 습진, 덴 데 등에 쓴다. 하루 1.5~3그램을 달임약, 알약, 가루약 형태로 먹는다. 외용약으로 쓸 때는 가루로 내서 기초제에 개서 붙이거나 달인 물로 씻는다."

27
시호
간의 독 풀고 염증도 치료

시호는 묏미나리 또는 참나물이라고도 부르는 미나리
아재비과 식물의 뿌리입니다. 키 40~70센티미터쯤 자
라는 여러해살이풀로 잎은 너비 6~13밀리미터쯤 되는
댓잎 또는 버들잎 모양이고 7~8월에 노란색 꽃이 가지 끝에 모여
서 핍니다. 우리나라 각지의 산기슭이나 들판에서 드물게 자라며
가을철에 뿌리를 캐서 햇볕에서 말려 씁니다. 요즘은 야생하는 것
은 드물고 대개 재배한 것을 씁니다.

시호는 간에 쌓인 독을 풀어 주고 열을 내리며 염증을 삭이고 기
침을 멎게 하고 통증을 멎게 하는 등 다양한 약리 작용이 있습니
다. 황달, 늑막염, 학질, 신장염 같은 질병을 치료하는 데 씁니다.

북한에서 펴낸 〈약초의 성분과 이용〉을 보면 시호의 약리 작용
에 대해 자세하게 적혔습니다. 그중 한 부분을 인용하면 다음과 같
습니다.

"시호는 열내림 작용이 있다. 열 자극으로 열을 낸 집토끼에게 여러 가지 동약재로 달임약(20∶100)을 만들어 250ml/kg을 먹였는데 시호 뿌리에서 제일 센 열내림 작용이 있었다. 즉 한시간~한시간 반만에 본래의 상태 또는 그보다 낮게 열이 내려가서 5시간 이상 계속되었다. 합성 열내림약 보다 작용이 늦게 나타나지만 오래 계속된다. 그러나 수증기 증류액을 동물에게 주사하면 열내림 작용이 빠르게 나타나고 아스피린보다 뚜렷하다.

전초는 이담 작용이 있고 간의 독풀이 기능도 높여 준다. 독성은 매우 적다. 즉 흰쥐에게 40g/kg까지 먹여도 죽지 않는다.

시호 뿌리의 성분은 화학 구조가 밝혀졌을 뿐 아니라 약리 작용과 생화학적, 생리학적, 면역학적 연구가 진행되었으며 그 결과들이 어느 정도 종합되었다.

스테롤과 a-스파나스테롤은 혈장 콜레스테롤 함량을 줄인다.

사포닌 성분은 아픔멎이 작용과 진정 작용, 열내림 작용과 기침멎이 작용 그리고 항염증 작용이 있으며 간 기능의 개선, 단백 및 지질 대사에 좋은 영향을 준다.

시호사포닌은 항염증 작용, 즉 항육아 작용과 항삼출 작용, 핏줄의 투과성을 억제하는 작용이 있다. 사포닌의 구조에 따라 흰쥐의 항육아 작용을 검토한 바에 따르면 총사포닌 특히 시호사포닌 a, d에서 센 작용이 있고 c에서 없으며 b에서 약하고 사포게닌에서는 작용이 없었다. 이 작용은 동물에게 근육 주사하는 것이 먹일 때보다 1/10이나 적은 량에서도 같은 효과를 나타낸다.

시호 사포닌의 항염증 작용을 모세혈관 투과성, 자외성홍반, 다리 붓기에 대하여 비교해 본 결과 항삼출 작용보다 항육아 작용이 세다. 이것은 염증 말기에 효과적으로 쓸 수 있음 것을 보여준다.

　시호사포닌은 항염증약으로 쓰는 신상선피질글루코코르티크이드와 같은 부작용이 없다. 즉 흰쥐에게 시호사포닌을 하루 0.5mg(사람에게 쓰는 양으로 계산), 스테로이드 호르몬은 하루 0.025mg씩 한 주일 주사하고 한 주일 지난 다음 갑상선, 신상선, 흉선의 무게를 달아본 결과 사이코사포닌에서는 늘어나며 스테로이드 호르몬에서는 적어졌다. 따라서 시호사포닌의 항염증 작용은 흉샘의 기능 항진과 관련되며 스테로이드계 항염증 약과는 다르다.

　동의 치료에서는 옛날부터 시호 뿌리를 복숭아씨에 섞어서 염증약으로 쓰고 있다. 시호사포닌과 복숭아씨 추출액(부탄올)을 여러 가지 비례로 섞어서 동물 실험한 결과 시호사포닌은 염증 말기, 복숭아씨 추출물은 염증 초기에 효과가 있었다. 두 물질을 같은 양으로 섞은 것을 염증의 매단계에서 폭넓은 항염 작용이 있으며 복숭아씨 추출액을 많이 섞은 것은 염증 초기에 항염 활성이 세진다.

　시호사포닌을 만성콩팥염, 만성간염 환자에게 하루 3밀리그램(시호 뿌리도 2.3g)을 써 본 결과는 다음과 같다.

　만성콩팥염 환자에게서는 15∼30일만에 간 붓기가 없어지고 GOT, GPT 수치가 정상으로 회복되었다. 복숭아씨 추출물과 같이 쓸 때 17∼20일만에 치료되었다.

　위에서 본 바와 같이 항염증 작용이 약하고 항알레르기 활성이 센 시호사포닌 b에서 만성간염 치료 효과가 높다는 것은 만성간염을 치료하는 데서 알레르기의 입장에서 치료 방법을 정하는 것이 필요하다는 것을 보여준다. 시호 처방과 시호사포닌을 써서 6개월 안에 만성간염 환자의 간 기능이 정상으로 돌아갔다.”

시호의 약성에 대해 〈동의보감〉에 적힌 내용은 이렇습니다.

"성질은 약간 차고(평하다고도 한다) 맛은 약간 쓰며(달다고도 한다) 독이 없다. 주로 상한에 추웠다 열이 났다 하는 것, 유행성 열병 때 안팎의 열이 풀리지 않을 때 쓰며 열과 관련된 허로로 뼈마디가 달며 아픈 것과 허로로 추웠다 열이 났다 하는 것을 치료한다. 살에 열이 있는 것과 이른 새벽에 나는 조열을 없앤다. 간화(肝火)를 잘 내리고 추웠다 열이 났다 학질과 가슴과 옆구리가 그득하면서 아픈 것을 낫게 한다."

〈동의학사전〉에는 시호에 대해 이렇게 적혔습니다.

"미나리과에 속하는 여러해살이풀인 시호와 참시호의 뿌리를 말린 것이다. 큰시호의 뿌리도 쓸 수 있는데 독성이 세다. 시호와 참시호는 각지의 낮은 산 양지쪽 특히 석회암 지대에서 널리 자라고 큰시호는 깊은 산 그늘진 곳에서 자란다. 가을 또는 봄에 뿌리를 캐서 물에 씻어 말린다. 큰시호는 봄에 캔 것이 가을에 캔 것보다 독성이 더 세다. 맛은 쓰고 성질은 약간 차다. 간경, 담경, 삼초경, 심포경에 작용한다. 간담의 열을 내리고 반표리증을 낫게 하며 간기를 잘 통하게 하고 기를 끌어올린다. 약리 실험에서 해열 작용, 담즙 분비 작용, 간보호 작용, 억균 작용 등이 밝혀졌다. 시호사포닌은 염증 없애기 작용, 항궤양 작용, 핏속 콜레스테롤 낮춤 작용, 진정 작용, 진통 작용을 나타낸다. 반표반리증에 주로 쓰며 감기, 머리 아픔, 달거리 장애, 내장이 처진 데, 학질 등에 쓴다. 늑간신경통, 간염, 담낭염 등에도 쓴다. 그대로 또는 술이나 돼지 쓸갯물로 축여 볶아서 하루 4~12그램을 달임약, 가루약, 알약 형태로 먹는다."

28
산머루덩굴
수액 마시면 간경화·간염에 효과

줄기가 15~20미터까지 자라는 덩굴식물입니다. 포도나무와 비슷하지만 그보다는 열매가 잘고 신맛이 더 강합니다. 우리나라의 산 속 골짜기 아무 데서나 흔히 자랍니다. 머루 덩굴은 간염, 간경화, 간암, 부종, 복수가 차는 데 신장염, 방광염 등에 매우 좋은 약재입니다. 덩굴이나 뿌리를 잘게 썰어 그늘에서 말려 씁니다.

봄철에 머루 덩굴에서 나오는 수액을 받아 마시면 간경화, 간염 등에 좋은 효과를 볼 수 있습니다. 5월이나 6월에 머루 덩굴 가운데서 제일 굵고 튼튼한 줄기를 엇비슷하게 잘라서 나오는 물을 그릇에 담아 마십니다. 나무의 크기에 따라 다르나 대개 하루 1~2리터쯤 나옵니다. 이 수액을 수시로 하루 2리터쯤 마십니다. 머루와 비슷한 덩굴식물인 개머루나 새머루의 수액도 마찬가지로 간경화나 간염에 매우 좋습니다.

암치료에 들어가는 약재 쉰아홉가지

머루 열매나 덩굴의 약성에 대해서 〈동의학사전〉에는 이렇게 썼습니다.

"약리 실험에서 염증 없애기 작용, 이뇨 작용, 항암 작용이 밝혀졌다. 입맛이 없는 데, 변비, 열이 나면서 갈증이 있는데, 늑막염, 만성 기관지염, 기관지 천식, 피부암 등에 쓴다. 열매에 비타민C가 들어 있으므로 괴혈병의 예방과 치료에 쓰고 밤눈 어두운 증상에도 쓴다."

29
차전자
기침·간염에도 좋은 만능약

차전자는 질경이 씨를 말합니다. 사람이나 소, 말이 많이 다녀서 단단해진 땅에 잘 자라기 때문에 마차가 잘 다니는 길가나 바퀴 자국이 난 곳에 잘 자란다 하여 차전초(車前草)라는 이름이 있습니다. 이밖에도 길짱구, 길짱귀, 배부장이, 배짜개, 빼빼장이, 마의초, 마제초 등의 여러 이름이 있습니다.

질경이는 민들레처럼 뿌리에서 잎이 나는 로제트 식물로 6~8월에 흰색 꽃이 피어 10월에 열매가 익습니다. 씨앗은 흑갈색으로 젖으면 끈끈한 점액이 나옵니다.

질경이를 민간에서 거의 만병통치약으로 부를 만큼 활용 범위가 넓고 약효도 다양합니다. 간장의 기능을 좋게 하고 기침을 멎게 하며 항암 작용을 할 뿐만 아니라 갖가지 염증, 궤양 등에도 높은 효과가 있습니다.

〈본초강목〉에는 질경이의 약효를 이렇게 적었습니다.

"질경이 씨는 성질이 차고 맛이 달고 짜며 독이 없다. 기(氣)로 인한 병을 다스리고 소변을 잘 통하게 하며 눈을 밝게 할 뿐만 아니라 간(肝)의 풍열과 풍습을 다스린다. 잎과 뿌리는 토혈, 요혈, 비혈, 혈림에 즙을 내어 마시면 좋다."

〈동의학사전〉에는 또 이렇게 적혔습니다.

"질경이는 맛이 달고 성질은 차다. 소장경, 대장경, 비경, 간경에 작용한다. 오줌을 잘 누게 하고 열을 내리며 담을 삭인다. 또한 기침을 멎게 하고 눈을 밝게 하며 출혈을 멈춘다. 약리 실험에서 가래 삭임 작용, 기침멎이 작용, 위액 분비 조절 작용, 항궤양 작용, 염증 없애기, 항종양 작용, 억균 작용 등이 밝혀졌다. 붓는 데, 소변 불리, 황달, 기침, 눈이 벌개지면서 붓고 아픈 데, 코피, 피오줌 등에 쓴다. 만성 기관지염, 후두염, 만성 위염, 위궤양, 설사, 급성 및 만성 세균성 적리, 피부 궤양 등에도 쓸 수 있다. 하루 10~20그램, 신선한 것은 30~60그램을 달임약으로 먹는다.

질경이 씨는 맛은 달고 짜며 성질은 차다. 방광경, 폐경에 작용한다. 오줌을 잘 누게 하고 열을 내리며 정을 불려 주고 눈을 밝게 하며 기침을 멈춘다. 약리 실험에서 이뇨 작용, 가래 삭임 작용, 기침멎이 작용, 항궤양 작용, 핏속 콜레스테롤 낮춤 작용, 염증 없애기 작용, 점막 보호 작용, 조직 재생 촉진 작용, 상피화 촉진 작용, 위산도 조절 작용, 피응고 촉진 작용 등이 밝혀졌다. 소변 불리, 임증, 방광염, 서습 설사, 장염, 이질, 눈이 벌개지면서 붓고 아픈 데 예막, 기침 등에 쓴다. 급.만성 기관지염, 만성 위염, 위.십이지장 궤양, 고혈압에도 쓸 수 있다. 하루 6~15그램을 달임약, 알약, 가루약 형태로 먹는다. 외용약으로 쓸 때는 달인 물로 씻는다."

질경이를 달여서 날마다 차처럼 마시면 천식, 각기, 관절통, 눈충혈, 위장병, 부인병, 산후 복통, 심장병, 신경쇠약, 두통, 뇌질환, 축농증 등에 좋은 효과를 볼 수 있습니다. 옛 의학책을 보면 질경이를 오래 먹으면 몸이 가벼워지고 능히 언덕을 뛰어넘을 만큼 힘이 솟으며 무병 장수하게 된다고 했습니다.

중국에서 실험한 것을 보면 기관지염 환자에게 질경이를 한번에 40그램씩 하루 세 번씩 먹여 1~2주안에 77퍼센트의 치료 효과를 거두었으며 질경이 침출액을 피하 주사하였더니 10일 안에 채소와 객담이 현저하게 줄고 30일이 지나자 완전히 나았다고 합니다. 급.만성 세균성 이질에 질경이를 달여 한번에 60~200그램씩 하루 3~4번 7~8일 복용하면 낫습니다. 또 질경이는 피부 진균을 억제하는 효능이 있어서 피부 궤양이나 창상에 찧어 붙이면 고름이 멎고 새살이 돋아나옵니다.

질경이 씨는 간의 기능을 활발하게 하여 황달이나 만성간염에 효과가 매우 높습니다. 또 항암 작용이 높아 암세포의 진행을 80퍼센트 억제한다는 보고도 있습니다.

북한에서 발행한 〈약초의 성분과 이용〉을 보면 질경이가 기침, 위.십이지장궤양, 동맥경화, 당뇨병, 백일해 신장결석에도 효과가 있다고 했습니다. 질경이는 금속 물질의 독을 해독하는 작용이 있어서 옛날 차력약으로 구리가루를 먹다가 구리에 중독되어 피똥이나 피오줌을 누게 되면 반드시 질경이를 먹어야만 해독할 수 있었습니다.

30

석위초

오줌 잘 나가게 하고 염증에도 효과

석위는 고사리과에 딸린 석위나 애기석위를 말린 것입
니다. 석위는 깊은 산 그늘지고 습한 바위 위나 큰 나무
줄기에 붙어서 자라는데 잎은 넓은 버들잎 모양이고 가
죽질입니다. 잎이 가죽과 비슷하다 하여 석위(石葦)라는 이름이
있습니다.

석위는 소변을 잘 나가게 하고 방광염, 요도염, 피오줌을 누는
데, 임질 등에 효력이 탁월합니다. 기침에도 좋은 효과가 있고 출
혈을 멎게 하는 작용도 있습니다. 민간에서는 기관지염, 만성 대장
염, 이질, 종양 치료에도 씁니다.

〈동의보감〉에는 석위에 대해 이렇게 썼습니다.

"성질은 평하고 (약간 차다고도 한다)맛은 쓰고 달며 독이 없다.
5림(五淋)으로 포낭(胞囊)에 열이 몰려서 오줌이 나가지 않는 것
과 방광에 열이 차서 오줌이 방울방울 떨어지거나 오줌 나오는 줄

을 모르는 것을 낫게 하고 오줌길을 순조롭게 한다."

〈동의학사전〉에는 또 이렇게 적혔습니다.

"성질은 평하고 (약간 차다고도 하였다)맛은 쓰고 달다. 폐경, 방광경에 작용한다. 오줌을 잘 누게 하고 임증을 낫게 하며 폐열을 내린다. 억균 작용과 기침멎이 작용을 나타낸다는 것이 실험 결과 밝혀졌다. 임증, 소변 불리, 피오줌, 기침 등에 쓴다. 급성 요도염과 방광염에도 쓴다. 하루 6~12그램을 달임약, 가루약 형태로 먹는다."

31
구기자
오래 살고 체질도 튼튼하게

 구기자는 가지과에 딸린 떨기나무의 열매입니다. 구기자는 옛날부터 이름높은 보약입니다. 구극(枸棘), 고기(苦枸), 천정(天精), 지골(地骨), 지보(地輔), 선인장(仙人杖), 서왕모장(西王母杖)등의 이름이 있습니다.

구기자나무는 우리나라의 여러 지방의 마을 주변 또는 메마른 들판, 산비탈 등에 저절로 나서 자라기도 하고 심어 가꾸기도 합니다. 전라남도 진도와 충청남도 청양 등이 구기자의 명산지입니다.

구기자는 오래 먹으면 뼈가 튼튼해지고 몸이 가벼워지며 흰머리가 검어질 뿐만 아니라 백살 이상 장수하게 되고 눈이 밝아지고 추위와 더위를 타지 않게 된다고 알려져 있습니다. 허리 아픈 데, 허약 체질, 어지럼증, 두통, 당뇨병, 만성 소모성 질병, 폐결핵, 빈혈, 성기능 감퇴 등에 보약으로 널리 씁니다.

〈동의보감〉에는 구기자에 대해 이렇게 적혔습니다.

"성질은 차고(평하다고도 한다) 맛은 쓰며(달다고도 한다) 독이 없다. 내상으로 몹시 피로하고 숨쉬기도 힘든 것을 치료하며 힘줄과 뼈를 튼튼하게 하고 양기를 세게 하며 5로 7상을 낮게 한다. 정기(精氣)를 보하며 얼굴빛을 젊어지게 하고 흰머리를 검게 하며 눈을 밝게 하고 정신을 안정시키며 오래 살수 있게 한다."

〈동의학사전〉에 적힌 구기자의 약성은 다음과 같습니다.

"맛은 달고 성질은 약간 차다. 간경, 신경에 작용한다. 음과 간신을 보하고 정수를 불려 주며 눈을 밝게 한다. 약리 실험에서 몸무게를 늘리는 작용, 간보호 작용, 콜레스테롤과 인지질 낮춤 작용, 혈압 낮춤 작용, 혈당 낮춤 작용 등이 밝혀졌다. 몸이 허약한데, 간신이 허하여 어지럽고 눈이 잘 보이지 않는 데, 음위증, 유정, 허리가 시큰시큰 아픈 데, 무릎에 맥이 없는 데, 영양실조증, 폐결핵, 신경쇠약, 당뇨병, 마른기침 등에 쓴다. 하루 6~12그램을 달임약, 약엿, 약술, 알약, 가루약 형태로 먹는다."

32

오미자

오장을 두루 튼튼하게 하는 다섯 가지 맛

오미자는 오미자과에 딸린 덩굴식물의 열매입니다. 우리나라의 어느 곳에서나 자라는데 대개 산기슭이나 산골짜기에서 흔히 자랍니다. 남오미자, 북오미자, 흑오미자의 세 가지 종류가 있는데 남오미자는 상록성으로 따뜻한 남쪽 지방에서 자라고 북오미자는 보통 오미자라고 부르는 것으로 전국 어디서나 흔히 볼 수 있는 것이며 흑오미자는 열매가 까맣게 익는 것으로 제주도에서만 자랍니다.

오미자는 자음 강장약으로 효력이 뛰어납니다. 간 기능을 좋게 하고 간을 보호하며 음위증, 유정, 기관지염을 치료하며 술독을 푸는 등 다양한 약리 작용을 지니고 있습니다.

옛 의학책에 적힌 오미자의 약리 작용은 다음과 같습니다.

"성질은 따뜻하고 맛은 시다. 비, 폐, 신경에 들어간다. 신을 보하고 열을 내리며 갈증을 멈추고 몸을 든든하게 한다. 성기능도 높인다. 여름철에 늘 먹으면 5장의 기운을 크게 보한다.

허로로 몹시 여윈 것을 보하며 눈을 밝게 하고 남자의 정액을 보충하며 소갈과 번열을 낮게 하며 기침과 숨가쁨을 멎게 한다. 신장을 덥게 하여 풍을 다스리고 역기를 내리며 먹은 것을 잘 삭이고 곽란으로 힘줄이 켕기는 것 그리고 현벽, 분돈, 냉기, 수종, 반위, 흉만 등 여러 가지 병증을 낮게 한다. 진액을 생겨나게 하고 갈증을 멈추고 설사 이질을 낮게 한다. 원기가 모자랄 때 쓰면 원기를 크게 보한다."

오미자의 열매와 씨에는 레몬산, 아스코르빈산, 사과산, 포도산, 탄수화물 수지, 지방유, 정유, 그리고 철, 망간, 인, 칼슘 등이 들어 있습니다. 오미자의 유효 성분은 리그닌 화합물 곧 시잔드린 또는 그와 비슷한 물질로 알려졌는데 여러 나라에서 이런 성분을 추출하여 간염 치료약 등을 만들고 있습니다.

오미자의 일반적인 주요 약리 작용은 호흡중추를 자극하고 중추 신경 계통의 반응성을 높여 주며 심장 혈관 계통의 생리적 기능을 조절하고 피의 순환장애를 개선하는 것에 있습니다. 오미자는 육체적 정신적 피로 때 중추신경을 자극하여 긴장성을 높이며 시력을 좋게 하여 정신병 환자의 무력감, 우울 상태를 낮게 합니다. 또 새살이 잘 자라 나오게 하는 효과도 있습니다.

오미자는 육체적 노동을 하는 사람의 피곤을 막고 피로를 빨리 풀리게 하는 작용이 있습니다. 같은 기록을 가진 두 달리기 선수에게 1천 미터 달리기 한시간 반 전에 오미자씨 6그램을 먹었더니 먹이지 않은 선수보다 더 빨리 달렸을 뿐만 아니라 몸의 상태도 더 좋았다고 합니다. 또 근육운동 묘사기를 통한 연구에서는 오미자씨 가루와 우린액을 먹인 사람은 먹이지 않은 사람보다 38퍼센트나 힘이 더 세어졌습니다.

〈약초의 성분과 이용〉이란 책을 보면 오미자의 약리 작용에 대해 잘 씌어 있습니다.

"오미자는 호흡 흥분 작용이 있으며 호흡 빈도와 진폭을 뚜렷이 늘인다. 혈당 저하 작용이 있다. 오미자의 이러한 작용 물질은 유기산, 정유, 교질성 물질과 같은 여러 가지 성분으로 인한 것으로 추측된다. 시잔드린이 주요 작용을 하는 것 같다.

시잔드린은 척수의 반사 흥분성을 높이며 심장 핏줄 계통과 호흡에 대한 긴장 작용이 있다. 중추신경 계통에 대한 흥분 작용은 씨와 열매에서 세게 나타나고 줄기와 껍질에서는 약하다. 특히 씨에서 뚜렷하다. 이는 시잔드린이 주로 씨에 들어 있기 때문이다. 시잔드린은 탄수화물과 인 대사를 도우며 조직 호흡을 빠르게 하고 효소들의 활성을 높여 준다. 또 동맥경화를 억제한다. 간염 때 효소 단위를 낮추는 작용도 있다.

임상 실험에 따르면 전신 쇠약, 신경쇠약, 정신분열증, 저혈압에 뚜렷한 치료 효과가 있다. 건강한 사람도 오미자를 먹으면 운동성과 노동능력이 높아지며 정신적 육체적 피로를 덜 느끼게 된다. 씨를 우린 액은 흰쥐 실험에서 신상선 피질에 대한 조절 작용이 있으며 항울증 효과, 마취약의 작용을 억제하는 효과가 있다.

씨는 또한 시력을 높여 준다. 어른이 하루 1.5~2그램을 먹으면 밤눈이 밝아진다. 그리고 붉은색에 대한 감수성이 높아지고 푸른색에 대한 감수성은 낮아진다. 씨는 또한 시력이 낮아지는 합병증성이거나 근시나 원시 때에 좋은 치료 효과가 있다. 특히 근시에 효과가 뚜렷하다."

임상 연구 자료에 따르면 오미자는 불임증, 신경쇠약, 고혈압, 영양실조증, 습진, 피부염, 피부 가려움증, 만성간염, 유행성 간염, 장염, 중독성 소화 불량증, 방광염, 폐렴 등에 모두 좋은 효과를 보았다고 합니다.

〈동의학사전〉에는 오미자에 대해 이렇게 적혔습니다.

"맛은 시고 성질은 따뜻하다. 폐경, 신경, 비경에 작용한다. 기와 폐를 보하고 기침을 멈추며 신정을 불려 준다. 또 갈증을 멈추고 가슴이 답답한 것을 낫게 하며 삽정한다. 약리 실험에서 중추신경 계통 흥분 작용, 피로 회복 촉진 작용, 신장 혈관 계통 기능 회복 작용, 혈압 조절 작용, 위액 분비 조절 작용, 담즙 분비, 혈당 낮춤 작용, 글리코겐을 높이는 작용 등이 밝혀졌다. 허약한 데, 정신 및 육체적 피로, 무력증, 폐와 신이 허하여 기침이 나면서 숨이 찬 데, 음허로 갈증이 나는 데 식은땀, 저절로 땀이 나는 데, 유정, 유뇨증, 설사, 심근쇠약증, 밤눈 어두운 데, 건망증, 불면증, 피부염 등에 쓴다. 또한 저혈압, 동맥경화증, 당뇨병, 간염 등에도 쓴다. 하루 3~9그램을 달임약, 단물약, 가루약, 알약, 팅크제 형태로 먹는다. 외용약으로 쓸 때는 가루 내어 뿌리거나 달인 물로 씻는다. 정신 흥분 상태, 위궤양, 전간, 뇌압이 높을 때, 혈압이 갑자기 변하는 고혈압에는 쓰지 않는다."

오미자에는 흔히 다섯 가지 맛이 있다고 합니다. 곧 껍질과 살은 달고 시며 씨는 맵고 쓰면서 모두 짠맛이 있다는 것입니다. 다섯 가지 맛을 다 지니고 있기 때문에 오장 곧 심장, 폐장, 신장, 위장, 비장에 모두 좋은 약이 된다고 합니다.

33

산수유
간과 신장을 튼튼하게

산수유는 산수유과에 딸린 산수유나무의 열매입니다. 산수유나무는 키가 10미터쯤까지 자라는 중간키나무로 이른봄에 꽃이 노랗게 피어 가을에 열매가 빨갛게 익습니다. 우리나라의 중부와 남부 지방에 저절로 자라기도 하고 심어 가꾸기도 합니다. 빨갛게 익은 열매를 따서 말려 안에 들어 있는 씨를 빼 버리고 약으로 씁니다. 6백 그램에서 씨를 빼고 나면 160 그램쯤이 됩니다.

산수유는 간과 신장을 보하는 보약입니다. 음위증, 유정, 오줌소태를 낫게 하고 허리와 무릎이 시큰시큰 아픈 것을 치료합니다. 허약한 사람이나 신경쇠약자, 당뇨병이 있는 사람, 식은땀을 흘리는 사람에게 좋은 보약입니다.

산수유는 소변을 잘 나가게 하고 혈압을 일시적으로 낮추고 당뇨병에도 일정한 치료 효과가 있습니다. 대장균, 폐렴막대기균, 포도알균, 흰색칸디다균 등에 대한 억제 작용이 있고 파상풍균, 장내 세균에 대한 억균 작용도 있습니다. 또 복수암을 낫게 하는 항암 작용도 있는 것으로 밝혀졌습니다.

〈동의보감〉에 적힌 산수유의 약성은 다음과 같습니다.

"성질은 약간 따뜻하고 맛은 시고 떫으며 독이 없다. 음을 왕성하게 하며 신정(腎精)과 신기(腎氣)를 보하고 성기능을 높이며 음경을 단단하고 크게 한다. 또한 정수(精髓)를 보해 주고 허리와 무릎을 덥혀 주어 늙은이가 때없이 오줌누는 것을 낫게 하고 두풍과 코가 메는 것, 귀먹는 것을 낫게 한다."

〈동의학사전〉에 적힌 산수유에 대한 부분은 다음과 같습니다.

"맛은 시고 성질은 따뜻하다. 간경, 신경에 작용한다. 간신을 보하고 유정을 낫게 하며 땀을 멈춘다. 약리 실험에서 뚜렷한 이뇨 작용, 혈압을 잠시 낮추는 작용, 단백질 소화를 돕는 작용, 항암 작용, 억균 작용, 줄어든 백혈구를 늘이는 작용 등이 밝혀졌다. 신허로 허리와 무릎이 시큰시큰하며 아픈 데, 유정, 오줌을 자주 누는데, 음위증, 어지럼증, 귀울림, 귀머거리, 저절로 땀이 나는 데, 달거리가 많은 데 등에 쓴다. 하루 6~12그램을 달임약, 알약, 가루약 형태로 먹는다."

34

산약

폐와 신장 기능을 강화

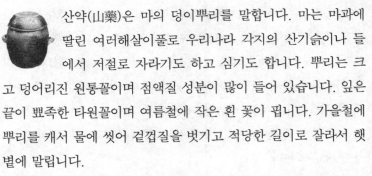산약(山藥)은 마의 덩이뿌리를 말합니다. 마는 마과에 딸린 여러해살이풀로 우리나라 각지의 산기슭이나 들에서 저절로 자라기도 하고 심기도 합니다. 뿌리는 크고 덩어리진 원통꼴이며 점액질 성분이 많이 들어 있습니다. 잎은 끝이 뾰족한 타원꼴이며 여름철에 작은 흰 꽃이 핍니다. 가을철에 뿌리를 캐서 물에 씻어 겉껍질을 벗기고 적당한 길이로 잘라서 햇볕에 말립니다.

재배하는 것에는 품종이 여러 가지가 있습니다. 뿌리가 막대기 모양인 것과 손바닥 모양인 것, 감자처럼 생긴 것 등이 있는데 어느 것이나 약효는 비슷합니다.

마는 몸이 허약할 때 쓰는 자양 강장약으로 이름높습니다. 비위가 허약하고 입맛이 없을 때, 콩팥 기능을 튼튼하게 하려 할 때 마는 훌륭한 약재입니다.

마에 대한 옛 의학책의 기록은 이렇습니다.

"성질은 평하고 맛은 달며 독이 없다. 비, 폐, 신경에 들어간다. 허로 손상을 낫게 하고 기운을 보하고 살찌게 한다. 심기가 모자라는 것을 보하며 정신을 안정시키고 기억력을 좋게 한다. 신기를 보하고 설사를 멈춘다. 요통, 현기증을 낫게 하며 5장을 다 보하고 번열을 없애며 성기능을 높인다."

마에는 당단백질로 된 점액질 성분인 무찐이 많이 들어 있습니다. 마를 강판에 갈면 끈적끈적한 물질이 나오는데 이것이 바로 무찐 성분입니다. 무찐 말고 스테로이드사포닌 단백질, 탄수화물, 녹말, 아미노산 같은 것들이 들어 있습니다.

마의 점액질 성분은 물에 쉽게 풀리고 위에서 빨리 분해되어 단백질 탄수화물로 바뀌므로 영양이 풍부한 보약이라 할 수 있습니다. 또 마에는 디아스타제라는 소화 효소가 들어 있어서 소화 작용을 몇 배나 빠르게 합니다.

마의 약성에 대해 〈동의학사전〉에는 이렇게 적혔습니다.

"맛은 달고 성질은 평하다. 비경, 위경, 폐경, 신경에 작용한다. 기와 비위를 보하고 설사를 멈추며 진액을 불려 준다. 마는 신상선피질을 자극하고 몸의 저항성을 높이며 핏속 콜레스테롤 량을 낮추고 녹말 소화를 빠르게 한다는 것이 밝혀졌다. 허약한 데, 앓고 난 뒤, 비기허증, 유정, 야뇨증, 허리 아픔, 오줌을 자주 누는 데, 이명, 식은땀, 이슬, 건망증, 소갈, 기침이 나면서 숨이 찬 데, 젖앓이 등에 쓴다. 만성 위염, 만성콩팥염, 신경쇠약증 등에도 쓸 수 있다. 하루 10~20그램을 달임약, 알약, 가루약 형태로 먹는다. 외용약으로 쓸 때는 생것을 짓찧어 붙인다."

마에 들어 있는 사포닌은 동맥경화를 치료하는 효능이 있습니다. 핏속 콜레스테롤 함량을 낮추어 혈압을 내리게 하고, 신경을 안정시켜 잠을 잘 자게 하여 심장 수축력을 세게 하여 모세혈관을 넓혀 주는 작용이 있습니다.

35

길경

기침 삭이고 고름도 없앤다

길경은 도라지 뿌리를 말합니다. 청초한 보랏빛 꽃이 보기에 좋고 도라지 뿌리는 나물로도 즐겨 먹습니다. 산이나 들에서 자라는 것은 보라빛 꽃이 피고 심어 가꾸는 것은 흰꽃과 보라빛 꽃이 섞여 핍니다. 약으로 쓰려면 가을이나 봄철에 뿌리를 캐서 물에 씻어 겉껍질을 벗겨 말려서 씁니다. 뿌리가 곧고 굵으며 충실하다 하여 길경(桔梗)이라고 부릅니다.

도라지는 기침약으로 이름높습니다. 사포닌 성분이 가래를 삭이고 염증을 삭이는 작용을 합니다. 도라지는 고름을 내보내는 효과도 높아서 곪는 데, 기관지염, 편도염, 인후염 등에도 씁니다. 인삼 대신 보약으로 쓰면 좋다고 하며 오래 묵은 것은 산삼 못지 않은 약효가 있다고 합니다. 경상남도 진주에 사는 이성호 씨는 도라지를 20년 넘게 키워서 당뇨병, 고혈압, 기관지 천식 등 여러 질병에 사용하여 높은 치료 효과를 거두고 있습니다.

암치료에 들어가는 약재 쉰아홉 가지

도라지에 대한 〈동의보감〉의 기록은 이렇습니다.

"성질이 약간 따뜻하며(평하다고도 한다) 맛이 매우면서 쓰고 독이 약간 있다. 폐기로 숨이 찬 것을 치료하고 모든 기를 내리며 목구멍이 아픈 것과 가슴, 옆구리가 아픈 것을 낫게 하고 고독을 없앤다… 도라지는 모든 약기운을 끌고 위로 올라가면서 아래로 내려가지 못하게 한다. 또한 기혈도 끌어올린다. 그러니 나룻배와 같은 역할을 하는 약인데 수태 음경의 인경약이다."

〈동의학사전〉에는 도라지의 약성을 이렇게 적었습니다.

"맛은 맵고 쓰며 성질은 평하다. 폐경에 작용한다. 담을 삭이고 기침을 멈추며 폐기를 잘 통하게 하고 고름을 빼낸다. 도라지 사포닌이 기관지 분비를 항진시켜 가래를 삭인다. 약리 실험에서 진정 작용, 진통 작용, 해열 작용, 혈압 낮춤 작용, 염증 없애기 작용, 위액 분비 억제 작용, 항궤양 작용, 항아나필락시아 작용 등이 밝혀졌다. 가래가 있으면서 기침이 나고 숨이 찬 데, 가슴이 그득하고 아픈 데, 목이 쉰 데, 목안이 아픈 데, 옹종 등에 쓴다. 기관지염, 기관지확장증, 인후두염, 등에도 쓸 수 있다. 하루 6~12그램을 달임약, 알약, 가루약 형태로 먹는다."

36

호장근

암세포 죽이고 오줌 잘 나가게

호장근은 호장(虎杖), 또는 범싱아, 감제풀, 구렁싱아, 까치수염 등의 이름으로 부르는 여뀌과에 딸린 여러해 살이풀의 뿌리입니다. 호장은 키가 1.5~3미터까지 자라고 줄기는 굵고 속이 비었으며 겉에 붉은색의 무늬가 있습니다. 잎은 넓은 달걀꼴이며 어긋나게 붙습니다. 우리나라 각지의 산이나 들에서 더러 자라며 심어 가꾸기도 합니다. 가을에 뿌리를 캐서 물에 씻어 말려서 약으로 씁니다. 호장이란 이름은 줄기의 무늬가 호랑이 줄무늬 같다고 해서 붙은 것입니다. 호랑이가 짚고 다니는 지팡이라는 뜻이지요.

호장근은 소변을 잘 나가게 하고 뱃속의 덩어리를 없애고 여성의 생리를 잘 통하게 하는 약입니다. 약한 설사 작용도 있어서 변비 치료약으로도 쓰고 방광염, 황달에도 씁니다.

호장근은 항균 작용, 소염 작용이 강하므로 종양 치료에도 쓸 수

있습니다. 호장근을 달인 물이 복수암 세포를 68퍼센트 억제하는
효과가 있고 JTC-26암세포를 90퍼센트 억제하는 효과가 있는 것
으로 밝혀졌습니다. 중국에서는 위암에 호장근 30그램을 60ml의
시럽으로 만들어 하루 2~3번 먹고, 방사선 치료의 후유증으로 백
혈구 숫자가 줄어들 때 호장, 구혈등(鳩血藤)각 30그램, 당귀, 감
초 각 92그램씩을 하루에 두 번식 달여 먹어 일정한 효과를 보았
다고 합니다.

〈동의보감〉에는 호장근의 약성에 대해 이렇게 적혔습니다.

"성질은 약간 따뜻하고(평하다고도 한다) 맛은 쓰며 독이 없다.
몰려 있는 피와 징결을 헤치고 월경을 잘 통하게 하며 몸푼 뒤에
오로(惡血)를 잘 나가게 하고 고름을 빨아낸다. 창절, 옹독과 다쳐
서 생긴 어혈에 주로 쓰며 오줌을 잘 나가게 하고 5림을 낫게 한
다."

〈동의학사전〉에 적힌 호장근에 대한 기록도 옮겨 적습니다.

"맛은 쓰고 성질은 약간 따뜻하다. 혈을 잘 돌게 하고 어혈을 없
애며 달거리를 고르게 하고 오줌을 잘 누게 한다. 약리 실험에서
이뇨 작용, 설사 작용, 억균 작용, 항비루스 작용, 염증 없애기 작
용 등이 밝혀졌다. 설사 작용은 안트라키논 성분으로 인해 나타난
다. 달거리 장애, 달거리가 없는 데, 임증 특히 석림, 뼈마디 아픔,
황달, 타박상, 늑막염, 부스럼, 덴 데 등에 쓴다. 하루 6~10그램을
달임약 또는 가루약, 알약 형태로 먹는다. 외용약으로 쓸 때는 가
루 또는 엑스로 만들어 바르거나 달인물에 담근다. 임신부에게는
쓰지 않는다."

37
통초
부은 것 내리고 염증 치료

통초는 등칡, 큰쥐방울, 통탈목 등으로 부르는 쥐방울 과에 딸린 여러해살이 덩굴나무입니다. 등나무와 칡의 중간처럼 생겼는데 봄철에 주머니 모양의 꽃이 노랗게 피어 가을에 바나나를 닮은 열매가 달립니다. 경상도나 강원도의 깊은 산 속 골짜기에서 드물게 자랍니다. 여름철에 줄기를 잘라 말려서 약으로 씁니다.

통초는 오줌을 잘 나가게 하고 열을 내리며 몸이 붓는 것을 고치는 약입니다. 최근에는 갖가지 염증과 악성종양에도 효과가 있는 것으로 밝혀졌습니다.

〈동의보감〉에는 통초의 약효를 이렇게 기록했습니다.

"성질은 평하고 (약간 차다고도 한다) 맛은 맵고 달며 독이 없다. 다섯 가지 임병을 낫게 하고 번열을 멎게 하며 9규(九竅)를 잘 통하게 한다. 말소리를 잘 나오게 하고 비달(脾疸)로 늘 자려고만

하는 것을 낫게 한다. 유산시키고 3충(三蟲)을 죽인다."

통초는 속에 빈 구멍이 있다 하여 붙은 이름인데 으름덩굴을 통초 대용으로 쓰기도 합니다. 으름덩굴은 통초와 비슷한 약리 작용이 있습니다. 본디 통초는 우리나라에서는 제주도에서만 자라는 통탈목을 뜻하는 것으로 이 식물의 뿌리 속줄기를 약으로 씁니다. 통탈목 뿌리도 이뇨 작용, 해열 작용, 하열 작용, 소염 작용이 있습니다.

통초에 대한 동의학사전의 기록은 다음과 같습니다.

"맛은 쓰고 성질은 차다. 오줌을 잘 누게 하고 열을 내린다. 붓는데, 오줌이 붉어지면서 양이 적은 데, 입안이 허는 데 등에 쓴다. 방광염, 요도염에도 쓸 수 있다. 하루 6~12그램을 달임약으로 먹는다."

38

강활
마비된 것을 풀고 뼈가 쑤시고 아픈 데 효과

강활은 미나리과에 딸린 여러해살이풀입니다. 중부 이북의 깊은 산골짜기 그늘지고 물기 많은 곳에서 자랍니다. 키는 1~2미터쯤 자라고 흰색의 작은 꽃이 우산 모양으로 모여서 핍니다. 백지, 독활, 당귀, 어수리 등과 비슷하게 생겨서 잘 모르는 사람은 혼란을 일으키기 쉽습니다. 가을철에 뿌리를 캐서 말려서 약으로 씁니다.

강활은 옛부터 풍과 습을 없애고 마비된 것을 풀며 아픔을 멎게 하는 약으로 중요하게 써 왔습니다. 감기 몸살로 온몸이 아플 때, 열이 나면서 땀이 나지 않을 때, 뼈마디가 쑤시고 아픈 증세에도 씁니다.

〈동의보감〉에는 강활의 약성을 이렇게 적었습니다.

"성질은 약간 따뜻하고 맛이 맵고 쓰며 독이 없다. 주로 치료하는 것이 독활(獨活)과 같다.

강활은 수족태양과 족궐음과 족소음의 표리가 되는 경맥에 인경하는 약이다. 혼란해진 것을 바로잡아 원기를 회복하게 하는 데 주로 쓰는 약으로써 통하지 않는 것이 없고 들어가지 못하는 곳도 없다. 그러므로 온몸의 뼈마디가 아픈 데는 이것이 아니면 치료하지 못한다.

강활은 기운이 웅장하므로 족태양경에 들어가고 독활은 기운이 약하므로 족소음에 들어간다. 이 약들은 다같이 풍을 치료하는 데 표리의 차이가 있을 뿐이다."

〈동의학사전〉에는 강활에 대해 이렇게 적혀 있습니다.

"맛은 쓰고 매우며 성질은 약간 따뜻하다. 방광경 소장경, 간경, 신경에 작용한다. 땀이 나게 하고 풍습을 없애며 아픔을 멈춘다. 진정 작용, 염증 없애기 작용, 억균 작용 등이 실험 결과 밝혀졌다. 풍한표증, 머리 아픔, 풍한습비 등에 쓴다. 감기, 신경통 등에도 쓸수 있다. 하루 6~12그램을 달임약, 알약, 가루약 형태로 먹는다."

39

우슬

무릎을 튼튼히 하고 골수 보충

우슬은 쇠무릎지기, 쇠물팍, 마청초 등으로 부르기도 하는 비름과에 딸린 여러해살이풀입니다. 줄기의 마디가 쇠무릎을 닮았다 하여 쇠무릎지기라는 이름이 있습니다. 키는 90센티미터쯤 자라고 줄기는 네모가 났는데 마디 부분이 부풀어올랐습니다. 잎은 마주나고 긴 잎꼭지가 있으며 잎 모양은 타원 꼴입니다. 줄기 끝에 긴 꽃대가 나와서 아래쪽에서부터 푸른색의 작은 꽃이 핍니다.

우슬은 우리나라 어디에서나 흔히 납니다. 산, 들, 길옆 등 약간 습기가 있는 땅에서 잘 자랍니다. 가을에 뿌리를 캐서 물에 씻어 말려 약으로 씁니다.

우슬은 관절염과 중풍, 오줌이 잘 안 나가는 데 좋은 효과가 있는 약재입니다. 쇠무릎지기 뿌리에는 사포닌, 알칼로이드 성분의 점액질이 들어 있고 또 곤충 변태호르몬인 에크디스테론, 이노코

암치료에 들어가는 약재 쉰아홉 가지

스테론이 들어 있습니다. 곤충 변태호르몬은 곤충의 애벌레가 번데기로 바뀔 때 필요한 호르몬입니다. 이 성분은 뽕나무잎을 비롯한 여러 식물에 들어 있습니다.

우슬의 약성에 대해 〈동의보감〉에는 이렇게 적혀 있습니다.

"성질은 평하고 맛은 쓰며 시고 독이 없다. 주로 한습으로 위증과 비증(痺證)이 생겨 무릎이 아파서 굽혔다 폈다 못하는 것과 남자의 음소(陰消)증과 늙은이가 오줌이 나오는 것을 참지 못하는 것 등을 치료한다. 골수를 보충하고 음기를 잘 통하게 하며 머리털이 희지 않게 하고 허리와 등뼈가 아픈 것을 낫게 한다. 유산시키고 월경을 통하게 한다. 12경맥을 도와주며 피를 잘 돌게 하고 피를 생기게 하는 약이다. 모든 약기운을 이끌고 허리와 넓적다리로 내려가게 한다. 술로 씻어서 쓴다."

〈동의학사전〉에 적힌 우슬은 약성은 이렇습니다.

"맛은 시고 성질은 평하다. 간경, 신경에 작용한다. 혈을 잘 돌게 하고 어혈을 없애며 달거리를 통하게 하고 뼈마디의 운동을 순조롭게 하며 태아를 떨어뜨린다. 약리 실험에서 자궁 수축 작용, 이뇨 작용, 항알레르기 작용, 억균 작용 등이 밝혀졌다. 달거리가 없는 데, 난산, 산후 배아픔, 산후 자궁무력증, 부정 자궁출혈, 붓는데, 임증, 부스럼, 타박상 등에 쓴다. 하루 4~10그램을 달임약, 약술 형태로 먹는다. 임신부에게는 쓰지 않는다."

40
상백피
항암 효과 높고 당뇨에도 좋아

상백피는 뽕나무의 뿌리 껍질로 상근백피(桑根白皮)라
고도 부릅니다. 옛날에는 뽕나무잎을 누에의 먹이로 주
기 위해서 흔히 심었으나 요즘에는 일부러 심는 것은
드물고 옛날에 심은 것들이 많이 남아 있습니다. 열매를 오디라고
하여 자양 강장약으로 쓰고 잎은 당뇨병과 고혈압 치료에 씁니다.

상백피에 대해서는 〈동의보감〉에 이렇게 적혔습니다.

"폐기로 숨이 차고 가슴이 그득한 것, 수기(水氣)로 부종이 생긴
것을 낫게 하며 담을 삭이고 갈증을 멈춘다. 또 폐 속의 수기를 없
애며 오줌을 잘 나가게 한다. 기침하면서 피를 뱉는 것을 낫게 하
며 대소장을 잘 통하게 한다. 뱃속의 벌레를 죽이고 또한 쇠붙이에
다친 것을 아물게 한다."

상백피는 갖가지 암에 치료약으로 씁니다. 흰생쥐를 이용한 실
험에서 뽕나무 뿌리 껍질 달인 물이 복수암에 대한 억제율이 51.8

퍼센트였고 체외 실험에서는 JTC-26암세포에 대한 억제율이 70~90퍼센트였다고 합니다. 〈항암본초〉를 보면 중국에서 식도암이나 위암에 겉껍질을 벗기지 않은 뽕나무 뿌리 껍질 30그램, 쌀식초 90그램을 한시간 동안 끓여서 한번에 먹거나 나누어 마시되 포도당 가루로 신맛을 조절하여 먹는다고 했습니다. 또 갖가지 암에 뽕나무 뿌리 껍질 15그램을 물 250밀리리터에 넣고 달여서 하루 세 번에 나누어 마신다고 했습니다.

뽕나무의 약리 작용에 대해서는 〈약초의 성분과 이용〉에 이렇게 적혔습니다.

"잎은 실험적 당뇨병을 일으킨 흰쥐에서 혈당량을 줄인다. 뿌리 껍질의 알코올 추출액은 흰생쥐의 혈압을 낮추고 떼 낸 개구리 심장의 운동을 억제하며 진폭을 줄이고 많은 양에서 심장 운동을 멎게 한다. 알코올 추출액은 또한 말초 혈관에 대하여 온혈 동물에게서 확장시키고 냉혈동물에게 수축시킨다."

〈동의학사전〉에는 상백피의 약성에 대해 이렇게 적혔습니다.

"맛은 달고 성질은 차다. 폐경에 작용한다. 폐열을 내리고 기침을 멈추며 숨찬 증세를 낮게 하고 오줌을 잘 누게 한다. 약리 실험에서 혈압 낮춤 작용, 가래 삭임 작용, 이뇨 작용, 이소니지드의 핏속 유효 속도를 오랫동안 유지하게 하는 작용, 억균 작용 등이 밝혀졌다. 폐열로 기침이 나고 숨이 찬 데, 피가래, 붓는 데, 소변 불리, 고혈압 등에 쓴다. 기관지 천식, 기관지염에도 쓴다. 하루 6~12그램을 달임약 또는 가루약 알약 형태로 먹는다. 외용약으로 쓸 때는 달인 물로 씻는다."

41
천마
뇌질환에 신효, 항암 효과도 탁월

 천마는 키 30~100센티미터쯤 자라는 여러해살이풀입니다. 뿌리는 고구마처럼 덩이졌고 줄기는 붉은 밤색에 조그마한 잎이 듬성듬성 났습니다. 뿌리를 천마(天麻)라고 하고 줄기를 적전(赤箭)도는 정풍초(定風草)라고 합니다.

천마는 한방에서 매우 귀중하게 여기는 약재입니다. 두통이나 중풍, 불면증, 우울증 같은 두뇌의 질환, 간질, 위궤양, 식중독, 간경화, 디스크 등에 이르기까지 광범위한 질환에 두루 뛰어난 효과를 발휘합니다.

〈향약집성방〉에는 천마의 약성을 이렇게 적었습니다.

"맛은 맵고 성질은 평하다. 독이 없다. 풍습으로 인한 여러 가지 마비증, 팔다리가 오그라드는 것, 어린이의 풍간, 잘 놀라는 것 등을 치료하고 허리와 무릎을 잘 쓰게 하며 근력을 높여 준다. 오래 먹으면 기운이 나고 몸이 거뜬해지며 오래 산다. 산에서 자라며 음

력 5월에 뿌리를 캐어 햇볕에 말린다. 〈본초강목〉

천마를 일명 적전지 또는 정풍초라고 한다. 맛은 달고 성질은 평하다. 냉증이나 여러 가지 마비증, 팔다리를 쓰지 못하는 것, 말을 많이 하면서 정신이 흐릿한 것, 잘 놀라고 정신이 흐릿한 것 등을 치료한다. 〈약성론〉

천마는 성질이 차다. 열독과 옹종에 줄기와 잎을 찧어 붙이고 또 씨로 밥을 지어먹으면 열기가 없어진다. 못가에서 자라며 마편초와 닮았고 마디마디에 자주색 꽃이 피며 들 맨드라미와 같은 씨가 생긴다. 〈진장기〉

맛은 달고 성질은 따뜻하다. 양기를 돕고 5로7상을 보하며 귀주, 고독을 없앤다. 또 혈맥과 관규를 잘 통하게 한다. 먹을 때 금할 것은 없다. 〈일화자본초〉

봄에 싹이 돋는데 갓 돋은 것은 함박꽃 싹과 같고 줄기는 한 대로 곧추 올라가 2~3자나 자라는데 마치 화살대와 비슷하며 속은 비어 있고 붉은 빛이 난다. 그 때문에 적전이라고 부른다. 줄기 속은 비었고 잎은 약간 뾰족하며 작은 잎의 절반 이상이 줄기에 붙어 있다. 가는 줄기 끝에 이삭 모양의 꽃이 피고 콩알 같은 씨가 생긴다. 씨는 여름에도 떨어지지 않고 있다가 줄기 속으로 내려가 땅에 떨어진다. 뿌리 모양은 참외와 비슷하며 10~20개가 잇따라 달리고 큰 것은 무게가 200~400그램이나 된다. 껍질은 흰누른빛으로 백룡피라 하고 뿌리살을 천마라 한다. 음력 2~3월과 5~8월에 채집하여 껍질을 긁어 버리고 끓는 물에 약간 삶아 햇볕에 말려서 쓴다. 고산이나 형산 지방 사람들은 흔히 생것을 꿀과 같이 달여서 과자로 만들어 먹는데 그 맛이 매우 좋다. 〈도경〉"

북한에서 펴낸 〈동의학사전〉에는 천마의 약성을 이렇게 설명하고 있습니다.

"맛은 맵고 성질은 평하다. 간경에 작용한다. 경련을 멈추고 간양을 내리며 풍습을 없앤다. 약리 실험에서 진경, 진정 작용, 진통 작용이 밝혀졌다. 머리가 어지럽고 아픈 데, 경풍, 전간, 중풍으로 말을 못하는 데, 팔다리가 오그라드는 데 등에 쓴다. 신경쇠약증에도 쓴다. 하루 6~9그램을 달임약, 가루약, 알약 형태로 먹는다."

그러나 30년 동안 깊은 산에서 천마를 재배하며 천마의 약성 연구에 몰두한 민간 의학자 유성길 씨는 천마는 지금까지 알려진 약성 외에 청혈(淸血), 해독(解毒), 소염(消炎), 항암 효과도 뛰어나서 사람의 체질에 따라 제대로 쓰기만 하면 거의 모든 질병을 고칠 수 있다고 했습니다. 유성길 씨가 밝힌 천마의 약성은 다음과 같습니다.

"천마는 양(陽)이면서도 음(陰)에 속한 약초다. 자연 퇴비나 나뭇잎이 썩어서 생긴 진균(眞菌)을 좋아하고 사람이나 동물이 건드리는 것을 싫어한다.

천마는 달고 쓰고 짜고 맵고 시고 담담하고 구수하고 아리고 노리고 비리고 찌리하고 요욕한 맛 등 온갖 맛을 지니고 있어서 모든 장부와 경락에 다 들어간다.

피를 맑게 하고 어혈을 없애며 담과 습을 제거하고 염증을 삭이며 진액을 늘리고 피나기를 멎게 하며 설사를 멈추고 독을 풀어 주며 갖가지 약성을 중화하고 완화하며 아픔을 멎게 하는 등의 작용이 있다.

천마는 다음과 같은 여러 질병에 효과가 있다. 고혈압, 저혈압,

암치료에 들어가는 약재 쉰아홉 가지

중풍, 반신불수, 뇌일혈, 타박상, 뇌출혈, 뇌진탕, 당뇨병, 간경화증, 가스중독, 농약 중독, 백혈병, 혈우병, 어지럽고 머리가 아플 때, 차멀미와 뱃멀미, 혈액순환이 잘 안되는 것, 크게 놀란 병, 하반신 마비, 좌섬통(挫閃痛: 목덜미와 잔등이 당기고 뻣뻣한 병), 지방간, 간염, 어깨가 몹시 차가운 병, 팔다리에 열이 날 때, 사지가 뒤틀리는 병, 심장병, 신장병, 어린이 간질, 감기 몸살, 관절통, 좌골 신경통, 삔 데, 위장병, 장출혈, 어혈, 분돈(奔豚: 뱃속에 딱딱한 덩어리가 뭉친 것), 음부소양증, 피오줌, 끓는 물이나 불에 덴 데, 쇠독, 종양, 동상, 다형성홍반(多形性紅班), 마른버짐, 변비, 설사, 곽란, 후두염, 산통, 오로칠상(五勞七傷)등이다. 이외에 근육과 뼈를 강하게 하고 장기를 튼튼하게 하며 오래 먹으면 기운을 돋우고 체력을 향상시키는 등의 효력을 말로 다할 수 없다."

천마는 고혈압, 저혈압, 뇌출혈, 뇌일혈, 우울증, 불면증, 두통 등 뇌질환 계통의 질병에 특효가 있습니다. 실제로 교통사고로 뇌를 심하게 다쳐 병원에서 이미 죽은 것으로 의사의 진단이 난 환자에게 천마 생즙을 떠 먹여 아무런 후유증 없이 되살린 거짓말 같은 사례도 있습니다.

뇌출혈에 대한 천마의 약효는 불가사의란 말밖에는 달리 설명할 방법이 없습니다. 뇌가 터져 형체를 알아보기 어렵게 된 상태가 아니라면 대개 천마 생즙으로 회복시킬 수가 있습니다. 뇌출혈로 뇌수술을 해서 정신이상이 되었거나 간질이 생긴 사람, 척추 수술로 몸이 마비된 사람도 완치가 가능합니다. 교통사고 같은 사고로 인한 뇌출혈도 아무 후유증 없이 회복시킬 수가 있습니다.

천마는 항암 효과도 탁월합니다. 폐암 환자가 몇 달 복용하여 나은 일도 있고 위암을 고친 일도 있습니다. 한 국민학교 여선생은 위암으로 3개월밖에 살수 없다는 진단을 받았으나 천마 가루를 6개월 동안 먹고 몸이 좋아져서 병원에서 진단을 받아 보니 암이 모두 없어졌다고 했습니다. 천마는 진통 효과가 있어 말기 암으로 고통이 격심할 때 통증을 완화시킬 수 있습니다.

42
향부자
부인병에 명약

향부자는 사초과에 딸린 여러해살이풀입니다. 우리나라 중부나 남부 지방의 바닷가 모래밭 같은데서 흔히 자라고 심기도 합니다. 키는 30~50센티미터쯤 자라고 줄기는 삼각형이고 잎은 줄 모양이며 줄기 끝에 둥근 꽃이삭이 여러 개 모여 늦은 여름철에 진한 보라색 꽃이 핍니다.

뿌리가 옆으로 뻗어 나가는데 끝이 뭉툭한 덩어리 모양의 줄기가 땅속줄기가 달립니다. 가을철에 뿌리를 캐서 수염뿌리를 다듬어 내고 말려서 약으로 씁니다.

향부자는 만성 위염이나 소화가 안될 때, 자궁염, 생리 불순, 부인병 등에 씁니다. 뿌리줄기에 들어 있는 정유 성분이 진통 작용과 자궁 수축 작용, 이뇨 작용을 합니다.

향부자의 약성에 대해 〈동의학사전〉에는 이렇게 기록했습니다.

"맛은 달고 성질은 차다. 주로 간경 삼초경에 작용하며 12경맥,

기경 8맥에도 작용한다. 기를 잘 돌게 하고 아픔을 멈추며 달거리를 고르게 한다. 약리 실험에서 자궁과 창자의 긴장을 낮추는 작용, 강심, 이뇨 작용 등이 밝혀졌다. 간기가 몰려 옆구리가 결리면서 아픈 데, 달거리 아픔, 이슬, 소화 장애 등에 쓴다. 하루 4~10그램을 알약, 가루약, 형태로 쓰되 쓰는 목적에 따라 여러 가지 방법으로 법제하여 쓴다. 즉 기병에는 약간 볶아서 쓰고 하초의 병에는 소금물에, 어혈에는 술에, 적취에는 식초에 각각 축여 볶아서 쓴다."

암치료에 들어가는 약재 쉰아홉 가지

43
진피
입맛 돋구고 기침에도 효과

 진피는 귤껍질을 말합니다. 익은 열매를 따서 껍질을 벗겨 말려서 씁니다. 오래 묵을수록 약효가 좋아지기 때문에 진피(陳皮)라고 부릅니다.

귤껍질에는 향기 성분과 쓴맛 나는 물질이 있어서 위액의 분비를 높이고 입맛을 돋구는 작용을 합니다. 또 기침이 나고 숨이 답답한 데, 어지럽고 가슴이 두근거리는 증세에도 씁니다. 〈동의학사전〉에 적힌 진피의 약성은 다음과 같습니다.

"맛은 쓰고 매우며 성질은 따뜻하다. 폐경, 비경에 작용한다. 기를 잘 돌게 하고 습을 없애며 담을 삭인다. 약리 실험에서 위액 분비 작용, 소화 작용 등이 밝혀졌다. 비위 기체로 입맛이 없고 소화가 안되며 헛배가 부르고 아프며 게우고 설사하는 데(위염), 습담이 있어 가슴이 답답하고 기침이 나며 숨이 찬 데, 어지럼증, 가슴 두근거림, 된입쓰리 등에 쓴다. 하루 4~12그램을 달임약, 알약,

가루약 형태로 먹는다."

〈동의보감〉에는 귤껍질에 대해 이렇게 적었습니다.

"성질은 따뜻하며 맛은 쓰고 매우며 독이 없다. 가슴에 기가 뭉친 것을 치료한다. 음식 맛을 나게 하고 소화를 잘 시킨다. 이질을 멈추며 담연(痰涎)을 삭히고 기운이 위로 치미는 것과 기침하는 것을 낫게 하고 구역을 멎게 하며 대소변을 잘 통하게 한다... 비위를 보하려면 흰 속을 긁어 버리지 말아야 한다. 만약 가슴에 막힌 기를 치료하려면 흰 속을 긁어 버리고 써야 한다. 그 빛이 벌겋기 때문에 홍피(紅皮)라고 한다. 오래된 것이 좋은데 이것을 진피라고 한다."

암치료에 들어가는 약재 쉰아홉 가지

44
연자육
늙지 않고 마음 편하게 하는 보약

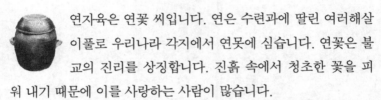연자육은 연꽃 씨입니다. 연은 수련과에 딸린 여러해살이풀로 우리나라 각지에서 연못에 심습니다. 연꽃은 불교의 진리를 상징합니다. 진흙 속에서 청초한 꽃을 피워 내기 때문에 이를 사랑하는 사람이 많습니다.

연에는 중국서 들여온 품종인 중국백화련(中國白花蓮)과 우리나라의 재래종이 있는데, 우리나라의 재래종은 뿌리가 굵고 맛이 좋지만 땅속 깊이 들어가기 때문에 캐기가 어려운 단점이 있습니다. 재래종 연꽃 씨는 열매가 적게 달리고 알도 잘지만 약효는 외국산보다 훨씬 높습니다.

연꽃 씨인 연밥은 오래 전부터 몸을 보하는 약으로 이름이 높습니다. 중국에서는 수천 년 전부터 연을 늙지 않게 하는 약으로 여겨 왔습니다. 연자육에는 영양이 풍부하여 쇠약한 사람에게 보약으로도 좋고 다양한 약리 작용도 아울러 지니고 있습니다.

〈동의보감〉에는 연밥에 대해 이렇게 적혔습니다.

"성질은 평하고 맛은 달며 독이 없다. 기력을 도와 온갖 병을 낫게 하며 5장을 보하고 갈증과 이질을 멈춘다. 또한 정신을 좋게 하고 마음을 안정시키며 많이 먹으면 몸이 좋아진다."

또 〈신농본초경〉에는 연밥에 대해 이렇게 썼습니다.

"성질은 평하고 맛은 달며 독이 없다. 속을 보하고 신장의 기능을 이롭게 한다. 기력을 늘리고 온갖 병을 낫게 한다. 오래 먹으면 몸이 가벼워지고 오래 산다."

〈동의학사전〉에는 연밥에 대해 이렇게 적혔습니다.

"맛은 달고 성질은 평하다. 심경, 비경, 신경에 작용한다. 비와 심, 신을 보하고 설사를 멈추고 유정을 낫게 하며 정신을 안정시키고 피나기를 멎게 한다. 비허설사, 허리 아픔, 유정, 자궁출혈, 이슬, 백탁, 가슴이 두근거리면서 잠을 자지 못하는 데 등에 쓴다. 만성 위장염, 신경쇠약증, 요도염 등에도 쓸 수 있다. 하루 8~16그램을 달임약, 알약, 가루약 형태로 먹는다. 배속이 그득하면서 트직하고 헛배가 부르고 대변이 굳은 데에는 쓰지 않는다."

암치료에 들어가는 약재 쉰아홉 가지

45

산조인
잘 자고 마음 편하게 한다

산조인은 멧대추 씨를 가리킵니다. 멧대추는 대추의 야생종이라 할 수 있는 것으로 우리나라의 남부 지방에 더러 자랍니다. 멧대추나무는 키가 2~4미터쯤 자라는 떨기나무로 대추나무와 비슷하지만 그보다 작고 가시가 더 많습니다. 대개 석회암 지대에 많이 자랍니다. 가을철에 열매를 따서 물에 담가 열매 껍질을 썩혀 버리거나 또는 벗겨 내고 씨를 모아 햇볕에 말려서 씁니다.

멧대추 씨는 한방에서 건위, 진정, 불면증 등에 씁니다. 특히 정신을 안정시키고 잠을 잘 자게 하는 약으로 이름높습니다.

멧대추 씨는 중추신경 계통의 흥분을 억제하고 반사 흥분성을 억제시키며 최면 및 진정 작용이 있습니다. 또 혈압을 내립니다. 생것을 그대로 쓰면 흥분 작용이 있고 볶은 것은 진정 작용이 있습니다.

멧대추 씨에 대한 〈동의보감〉의 기록은 다음과 같습니다.

"성질은 평하고 맛이 달고 독이 없다. 속이 답답하여 잠을 자지 못하는 증, 배꼽의 위아래가 아픈 것, 피가 섞인 설사, 식은땀 등을 낫게 한다. 또한 간기(肝氣)를 보하며 힘줄과 뼈를 튼튼하게 하고 몸을 살찌고 든든하게 한다. 또 힘줄과 뼈의 풍증을 낫게 한다.

혈이 비(脾)에서 잘 돌아오지 못하여 잠을 편안히 자지 못할 때에는 이것을 써서 심(心)과 비(脾)를 크게 보하는 것이 좋다. 그러면 혈이 비에 잘 들어오게 되고 5장이 편안해져 잠도 잘 잘 수 있게 된다. 쓸 때에는 씨를 깨트려 알맹이를 쓴다. 잠이 많으면 생것대로 쓰고 잠이 안 오면 볶아 익힌 다음 한나절쯤 쪄서 꺼풀과 끝을 버리고 갈아서 쓴다."

〈동의학사전〉에 적힌 산조인의 약성은 아래와 같습니다.

"맛은 달고 시며 성질은 평하다. 심경, 비경, 간경, 담경에 작용한다. 심과 간, 담을 보하고 정신을 안정시키며 비의 기능을 돕고 땀나는 것을 멈춘다. 또한 가슴이 답답한 것을 낫게 하고 뼈와 힘줄을 튼튼하게 한다. 물 또는 알코올 우린액은 진정 작용, 최면 작용을 나타내며 브롬나트륨과 협력 작용을 한다는 것이 밝혀졌다. 그밖에 진통 작용, 진경 작용, 혈압 낮춤 작용도 실험 결과 밝혀졌다. 혈허로 가슴이 답답하고 잠을 자지 못하는 데, 잘 놀라고 가슴이 활랑거리는 데, 땀이 잘 나는 데, 관절통, 고혈압, 신경쇠약 등에 쓴다. 하루 6~12그램을 달임약, 가루약 형태로 먹는다."

46
소엽
천연 방부제로 으뜸

소엽은 차조기라고 부르는 꿀풀과에 딸린 한해살이풀의 잎입니다. 우리나라 여러 지방에서 저절로 나서 자라기도 하고 밭에 심어 가꾸기도 합니다. 줄기는 네모졌고 잎이나 꽃 등이 들깨와 닮았습니다. 다만 줄기와 잎이 보라빛이 나는 것이 들깨와 다릅니다.

차조기 씨에서 기름을 짜는데 기름에는 강한 방부 작용이 있어서 20그램의 기름으로 간장 180리터를 완전히 썩지 않게 할 수 있습니다. 또 과자의 향료로도 씁니다. 차조기 씨 기름의 한 성분인 시소알데히트 안키오키숍은 설탕보다 2천 배나 단맛이 강합니다.

차조기잎은 그윽한 향이 있어서 식욕을 돋구는 채소로 좋고 여름철에 오이, 양배추로 만든 반찬이나 김치에 넣어 맛을 내는 데 씁니다.

차조기는 혈액순환을 좋게 하고 몸을 따뜻하게 하며, 기침을 멎게 하며 물고기의 독을 푸는 약초입니다.

〈동의보감〉에는 차조기잎의 약효를 이렇게 적었습니다.

"성질이 따뜻하고 맛이 매우며 독이 없다. 명치 밑이 불러 오르고 그득한 것과 곽란, 각기 등을 치료하며 대소변을 잘 나가게 한다. 일체의 냉기를 없애고 풍한 때 표사(表邪)를 헤친다. 또한 가슴에 있는 담과 기운을 내려가게 한다."

차조기는 잎이 보랏빛이 진한 것일수록 약효가 높고 잎 뒷면까지 보랏빛이 나는 것이 좋습니다. 잎에 자줏빛이 나지 않고 좋은 냄새가 나지 않는 것은 들차조기라하여 약효가 훨씬 낮다고 합니다.

차조기의 약성에 대해 〈동의학사전〉에는 이렇게 적혔습니다.

"맛은 맵고 성질은 따뜻하다. 폐경, 위경, 비경에 작용한다. 땀을 내어 풍한을 없애고 비위의 기를 잘 통하게 하며 태아를 안정시키고 물고기 독을 푼다. 약리 실험에서 약한 해열 작용, 건위 작용, 억균 작용, 방부 작용 등이 밝혀졌다. 풍한표증, 비위의 기가 막혀 헛배가 부르고 그득한 데, 게우고 설사하는 데, 한담으로 기침이 나고 숨이 찬 데, 임신부의 게우기, 기체로 인한 태동 불안, 물고기 중독 등에 쓴다. 하루 6~12그램을 달여 먹는다. 차조기의 잎이 전체를 말린 것보다 해표 작용이 더 세므로 잎만 따로 쓰기도 한다. 그러나 온병으로 기표가 허한한 데는 쓰지 않는다."

약차료에 들어가는 약재 쉰아홉 가지

47
갈근
술독 풀고 고혈압·협심증에 효험

 갈근은 칡뿌리를 말합니다. 칡은 콩과에 딸린 여러해살
이풀로 우리나라 산의 양지쪽이나 골짜기 같은 데서 흔
히 자랍니다. 줄기는 길이 6~10미터쯤 자라고 잎은 큼
지막한데 달걀꼴이며 8월에 좋은 향기가 나는 보라색 꽃이 핍니다.

뿌리는 굵고 살이 쪘으며 녹말을 뽑아 내어 국수나 떡을 만들어
먹고 줄기에서 섬유질을 뽑아 내어 청올치라 하여 갈포(葛布)의
원료로 씁니다.

칡뿌리는 감기나 머리 아픈 데, 땀은 나지 않고 가슴이 답답하고
갈증이 나는데, 당뇨병, 설사, 이질 등에 약으로 씁니다. 칡꽃은 열
을 내리고 가래를 잘 나오게 하며 술독을 푸는 데 씁니다. 또 대장
염이나 악성종양에도 더러 씁니다.

동의보감에 적힌 갈근의 약성은 아래와 같습니다.

"성질은 평하고(서늘하다고도 한다) 맛은 달며 독이 없다. 풍한

으로 머리가 아픈 것을 낫게 하며 땀이 나게 하여 표(表)를 풀어 주고 땀구멍을 열어 주며 술독을 푼다. 번갈을 멈추며 음식 맛을 나게 하고 소화를 잘 되게 하며 가슴에 열을 없애고 소장을 잘 통하게 하며 쇠붙이에 다친 것을 낫게 한다...

족양명경에 들어가는 약이다. 족양명경에 들어가서 진액이 생기게 하고 갈증을 멎게 한다. 허해서 나는 갈증을 칡뿌리가 아니면 멈출 수 없다. 술로 생긴 병이나 갈증이 있는 데 쓰면 아주 좋다. 또한 온학(溫栖)과 소갈(消渴)을 치료한다."

칡뿌리의 약리 작용에 대해서 〈약초의 성분과 이용〉에는 이렇게 적혔습니다.

"온열 중추를 자극한 집토끼에게 뿌리 가루를 15g/kg을 먹이면 뚜렷한 열내림 작용이 있으면서도 다른 특별한 변화는 없다. 뿌리를 우린 액, 달임약, 알코올 추출액도 이러한 작용이 있으나 물 추출액에서 세다. 열내림 작용을 합성 열내림약보다 늦게 나타나지만 지속 시간이 길다. 또한 같은 작용량의 16배를 써도 열내림 작용에서 큰 변화가 없으며, 심장, 혈압, 호흡에는 부작용이 없다.

정상 집토끼에서는 혈당량을 늘이고 간장 글리코겐 양을 늘리지만 근육글리코겐 양에는 뚜렷한 변화가 없다. 굶긴 집토끼에게서는 간에서뿐만 아니라 근육에서도 글리코겐 량이 많아진다.

뿌리의 이소플라본 화합물은 진경 작용이 있다. 특히 이 작용은 다이드제인이라는 성분에서 세게 나타난다. 진경 작용은 파파베린과 항아세틸콜린으로 인한 것으로 생각된다. 다이드제인은 편두통, 고혈압, 협심증 등 여러 가지 대사 기능 부전증에 써 본 데 따르면 심장의 혈관을 확장하여 70~80퍼센트의 환자들한테서 치료

암치료에 들어가는 약재 쉰아홉 가지

효과가 있었다. 그리하여 다이드제인은 고혈압, 편두통, 협심증에 쓴다.

뿌리에는 다이드제인의 진경 작용에 길항하는 물질이 있다. 즉 활평근 장기를 세게 수축시키는 물질이 있다. 잎과 꽃에 있는 로비닌은 오줌 내기 작용, 특히 핏속의 잔여 질소량을 줄이는 역할을 한다.

총 폴라보노이드는 혈압을 낮추고 뇌혈관 및 관상동맥의 피흐름량을 높인다. 그리고 심근의 산소 소비량을 낮추고 핏속 산소 공급량을 높인다."

칡뿌리는 한방에서 땀을 나게 하고 열을 내리는 약으로 이름높습니다. 열병이나 목안이 마르고 머리가 아픈데 편도선염, 당뇨병, 어혈이나 상처를 낫게 하는 데도 씁니다.

〈동의학사전〉에는 칡뿌리의 약효에 대해 이렇게 적혔습니다.

"맛은 달고 성질은 서늘하다. 위경에 작용한다. 땀을 나게 하고 열을 내리며 진액을 불려 주고 갈증을 멈추며 발진을 순조롭게 하고 술독을 푼다. 약리 실험에서 뿌리 추출물은 뚜렷한 해열 작용을 나타내고 성분 다이드제인은 파파베린과 비슷한 진경 작용을 나타내며 총 폴라보노이드는 뇌와 관상 혈관의 피흐름량을 늘린다는 것이 밝혀졌다. 열이 나면서 땀은 나지 않고 가슴이 답답하며 갈증이 나고 목뒤와 잔등이 뻣뻣해지는 데, 풍열감기, 소갈병, 홍역 초기, 설사, 이질, 고혈압, 협심증 등에 쓴다. 하루 4~12그램을 달여 먹거나 생즙으로 먹는다."

48
복령
신선되게 하는 선약

복령은 베어 낸 지 여러 해 지난 소나무 뿌리에 기생하여 혹처럼 크게 자란 균핵입니다. 땅속 20~50센티미터 깊이에 달린 것을 소나무 그루터기 주변을 쇠꼬챙이로 찔러서 찾아냅니다. 직경 30~50센티미터쯤의 덩어리이고 겉은 소나무 껍질처럼 거칠며 속은 희거나 분홍빛이 납니다. 속이 흰 것을 백복령이라고 하고 분홍빛인 것을 적복령이라 부르며, 복령이 소나무 뿌리를 둘러싼 것을 복신(茯神)이라 부릅니다.

복령에는 복령당(茯苓糖)이라는 펙틴을 84퍼센트 함유하고 있습니다. 물에 녹이면 복령은 98퍼센트의 포도당으로 바뀝니다. 또 철, 마그네슘, 칼슘, 칼륨, 나트륨, 인, 셀렌 등이 들어 있습니다.

복령은 이뇨 작용이 있고, 위장을 튼튼하게 하며 마음을 안정시킵니다. 오래 먹으면 몸이 가볍게 되어 늙지 않고 오래 산다고 합니다.

〈신농본초경〉에는 '오랫동안 복용하면 안혼·양신하여 장수한다'고 적혔습니다. 대개 간과 심장의 부종, 비위의 허약, 담음, 설사, 심계를 동반하는 불면증 등에 효과가 있습니다.

〈동의보감〉에는 복령의 약성에 대해 이렇게 적혔습니다.

"성질은 평하며 맛은 달고 독이 없다. 입맛을 돋구고 구역을 멈추며 마음과 정신을 안정하게 한다. 폐위로 담이 막힌 것을 낫게 하며 신(腎)에 있는 사기를 몰아내며 오줌을 잘 나가게 한다. 수종(水腫)과 임병(淋病)으로 오줌이 막힌 것을 잘 나가게 하며 소갈을 멈추게 하고 건망증을 낫게 한다.

선경(仙經)에서는 음식 대신 먹어도 좋다고 하였다. 이 약은 정신을 맑게 하고 혼백을 안정시키며 9규(九竅)를 잘 통하게 하며 살을 찌게 하고 대소장을 좋게 하며 가슴을 시원하게 한다. 또 영기(榮氣)를 고르게 하고 위(胃)를 좋게 하므로 제일 좋은 약이며 곡식을 먹지 않아도 배고프지 않다고 하였다."

복령에는 상당한 항암 활성이 있는 것으로 밝혀졌습니다. 복령의 주요성분인 파키만 다당류는 그 자체로는 항암 활성이 없지만 1~6가지의 결합을 떼어버리고 1~3결합만 남겼을 때 사르코마 180암에 대한 억제율이 96.88퍼센트였습니다.

중국에서는 계지복령환(桂枝)에 복령(茯苓), 단피(丹皮), 도인(桃仁), 작약(芍藥) 각각 4그램을 가감하여 달인 약물로 자궁근육암 100례를 치료하여 46례는 종양이 완전히 없어지고 34례는 반 이상 줄어들었다고 했습니다.

〈동의학사전〉에는 복령의 약효에 대해 이렇게 적었습니다.

"맛은 달고 심심하며 성질은 평하다. 폐경, 비경, 심경, 방광경에 작용한다. 오줌을 잘 누게 하고 비를 보하며 담을 삭이고 정신을 안정시킨다. 약리 실험에서 이뇨 작용, 혈당량 낮춤 작용, 진정 작용 등이 밝혀졌다. 복령의 다당류는 면역 부활 작용, 항암 작용을 나타낸다. 비허로 붓는 데, 복수, 담음병, 게우는 데, 설사, 오줌 장애, 가슴이 활랑거리는 데, 설사, 잠장애, 건망증, 만성 소화기성 질병 등에 쓴다. 특히 백복령은 비를 보하고 담을 삭이는 작용이 있고, 적복령은 습열을 없애고 오줌을 잘 누게 하는 작용이 좋으며, 복신은 진정 작용이 세므로 비허로 붓는 데와 담음병에는 백복령을 쓰고 습열로 생긴 오줌 장애 때에는 적복령을 쓰며 잘 놀라며 가슴이 두근거리는 데와 잠장애, 건망증에는 복신을 쓴다. 복령의 껍질도 오줌을 잘 누게 하므로 붓는 데 쓴다. 하루 6~20그램을 달임약, 알약, 가루약 형태로 먹는다."

49
오약
아픔 멎게 하고 위장을 따뜻하게

오약은 녹나무과에 딸린 늘푸른떨기나무인 오약의 뿌리를 말린 것입니다. 오약나무는 중국 남부 지방인 복건성, 절강성, 강소성과 대만 지방에서 자라는데 특히 절강성 천태산에서 나는 것이 약효가 높다고 합니다. 우리나라에는 자라지 않습니다.

오약 뿌리에는 0.1~0.2퍼센트의 정유가 들어 있습니다. 한방에서 방향성 건위약, 아픔멎이약, 진경약으로 배가 차서 아픈 데, 먹은 것이 올라오며 토하는 데, 중풍으로 인한 마비 등에 씁니다.

〈동의학사전〉에는 오약의 약성을 이렇게 적었습니다.

"맛은 맵고 성질은 따뜻하다. 위경, 신경에 작용한다. 기를 잘 돌게 하고 위를 덥혀 주며 한사를 없애고 아픔을 멈춘다. 기가 올려 명치와 배가 불어나며 아픈 데, 오줌을 자주 누는 데, 산증, 소화 장애, 게우고 설사하는 데, 달거리 아픔 등에 쓴다. 소화약, 진통약

으로 위경련에도 쓴다. 하루 6~9그램을 달임약, 알약, 가루약 형
태로 먹는다."

〈동의보감〉에는 오약의 약성을 이렇게 적고 있습니다.

"성질은 따뜻하고 맛이 맵고 독이 없다. 모든 기병(氣病)과 냉병
(冷病)을 낫게 하며 중악으로 명치 아래가 아픈 것, 주오와 헛것에
들린 것을 낫게 한다. 곽란과 반위(反胃), 구토, 설사, 이질, 옹종,
옴, 문둥병을 낫게 하고 오줌이 술술 자주 나가는 것, 부인의 혈이
나 기로 오는 통증을 낫게 하며 어린이 뱃속의 여러 가지 충을 죽
인다."

50
소회향
썩은 냄새도 향기로 바꾼다

소회향은 높이 1.5미터쯤 자라는 여러해살이풀입니다. 보통 회향이라 부르며 우리나라 곳곳에 드물게 심어 가꿉니다. 잎은 실처럼 생겼고 여름철에 노란 꽃이 가지 끝에 우산처럼 모여서 핍니다. 봄에 심으면 이듬해부터 열매가 달리기 시작해서 7년까지 타원꼴의 작은 열매가 많이 달립니다. 이 열매를 가을에 따서 약으로 씁니다.

회향은 좋은 향기와 단맛이 있어서 맛과 냄새를 좋게 하기 위하여 약에 넣습니다. 회향에는 정유가 2~6퍼센트 들어 있고 기름, 단백질, 비타민A 등이 들어 있습니다. 회향의 단맛은 아네톨이라는 성분인데 섭씨 230도에서는 녹아서 물에 풀리지만 섭씨 20~21도에서는 결정성 덩어리가 됩니다.

회향은 중추신경 계통을 처음에는 약간 흥분시키고 점차 진정시킵니다. 또 점막을 자극하여 위, 창자, 인후, 유방 등 분비선의 분비를 돕습니다. 또 가래를 삭이고 진통 작용, 진경 작용이 있습니다.

회향은 부작용 없이 음식을 빨리 소화시킵니다. 또 빵 같은 식품에 몇 개씩 넣으면 맛이 좋아지고 식욕을 돋굽니다. 본디 회향(茴香)이란 이름은 썩은 간장이나 물고기에 회향을 넣으면 본래의 냄새로 되돌아간다고 하여 지은 이름입니다. 그래서 식품의 향료나 냄새를 바꾸는 데 많이 씁니다.

회향에 대해서는 〈동의학사전〉에 이렇게 적혔습니다.

"맛은 맵고 성질은 따뜻하다. 방광경, 신경, 위경, 심경, 소장경에 작용한다. 신과 위를 덥혀 주고 입맛을 돋구며 기를 잘 통하게 하고 한사를 없애며 아픔을 멈춘다. 열매에는 아네톤을 주성분으로 하는 향기나는 기름이 있는데 이것이 중추신경을 적은 양에서는 흥분시키고 많은 양에서는 억제한다. 또한 열매는 위, 창자, 기관지의 선분비를 항진시키고 젖선의 분비도 세게 한다. 그밖에 진경 작용, 게움멎이 작용도 나타낸다. 한산으로 고환이 붓고 아픈데, 비위가 허한하여 배가 아프고 불어나며 메스껍거나 게우고 입맛이 없는 데 주로 쓴다. 또한 허리가 아프고 시린 데, 달거리 아픔, 음부가 찬 데도 쓰며 상기도 질병, 장경련, 젖이 잘 나오지 않는 데도 쓴다. 그대로 또는 볶아서 하루 3~9그램을 달임약, 알약, 가루약 형태로 먹는다. 열증에는 쓰지 않는다."

회향에는 소회향과 대회향이 있습니다. 대회향은 목련과에 딸린 식물의 열매로 열대 아시아 지방에서 자랍니다. 열매에는 0.5퍼센트의 정유가 들어 있는데 이 정유를 추출하여 치약이나 식료품의 향료로 쓰고 약으로는 그다지 쓰지 않습니다. 그러므로 보통 회향이라 하면 소회향을 가리킵니다. 소회향에도 단맛이 나는 것, 매운

맛이 나는 것 등 여러 품종이 있습니다.

회향에 대해 〈동의보감〉에는 이렇게 적혔습니다.

"성질은 평하고 맛은 매우며 독이 없다. 음식을 잘 먹게 하며 소화를 잘 시키고 곽란과 메스껍고 뱃속이 편안치 못한 것을 낫게 한다 신로(腎勞)와 퇴산, 방광이 아픈 것을 낫게 한다. 또 중초(中焦)를 고르게 하고 위를 덥게 한다... 신과 방광, 소장을 덥게 하고 수족 소음과 태양경으로 들어간다. 본래 방광을 치료하는 약이다."

51
현호색
어혈과 뱃속 덩어리 삭인다

현호색은 양귀비과에 딸린 여러해살이풀로 둥글게 생긴 덩이뿌리를 약으로 씁니다. 댓잎현호색, 빗살현호색, 둥근잎현호색, 이삭현호색 등 현호색속 식물을 모두 약으로 쓰며 모두 약간의 독이 있습니다. 우리나라 각지의 산기슭, 숲, 풀밭 같은 곳의 물기 많고 기름진 땅에서 흔히 자랍니다. 이른 봄철에 가늘고 연약한 줄기가 나와서 보라색이나 붉은 보라색 또는 남색의 작은 꽃이 핍니다. 봄에 뿌리를 캐서 잔뿌리를 떼어버리고 물에 씻어 햇볕에 말려 약으로 씁니다.

현호색에는 몇 가지 알칼로이드와 녹말이 들어 있고 강한 진통 작용, 진경 작용을 지니고 있습니다. 진통 효과는 아편의 절반쯤이라고 합니다.

〈동의보감〉에 적힌 현호색의 약성은 다음과 같습니다.

"성질은 따뜻하고 맛은 매우며(쓰다고도 한다)독이 없다. 몸푼 뒤에 어혈로 생긴 여러 가지 병을 낫게 한다. 월경이 고르지 못한 것, 뱃속에 있는 결괴(結塊), 붕루, 몸푼 뒤 혈훈(血暈)을 낫게 한다. 다쳐서 생긴 어혈을 삭게 하고 유산시키며 징벽을 삭이고 어혈을 헤친다. 기병(氣病)과 가슴앓이와 아랫배가 아픈 것을 낫게 하는데 효과가 좋다."

〈동의학사전〉에는 현호색의 약성에 대해 이렇게 적혔습니다.

"맛은 맵고 성질은 따뜻하다. 간경, 심포경, 폐경, 비경에 작용한다. 기혈을 잘 돌게 하고 어혈을 없애고 아픔을 멈추며 달거리를 고르게 한다. 주요성분인 코리달린을 비롯한 알칼로이드가 진정 작용, 진경 작용, 중추성 게움멎이 작용, 혈압 낮춤 작용, 심장 활동 억제 작용을 나타낸다는 것이 밝혀졌다. 달거리가 고르지 않은 데, 산후 어지럼증, 달거리 아픔, 기혈이 막혀 명치가 아픈 데, 배 아픔, 뼈마디 아픔, 신경통, 기타 여러 가지 통증, 타박상으로 어혈이 생긴 데 등에 쓴다. 알약 형태로 먹는다. 임신부와 잦은 달거리에는 쓰지 않는다."

52

홍화

부작용 없는 암 치료제

홍화는 국화꽃과에 딸린 한해살이풀입니다. 대개 잇꽃이라고 부르며 꽃잎으로 붉은색 물감을 얻기 때문에 옛날에는 염색 물감의 원료로 흔히 심었습니다. 꽃잎과 씨를 약으로 씁니다. 꽃잎은 꽃빛깔이 노란색에서 빨간색으로 바뀔 때 따서 그늘에 말립니다. 노란 꽃잎도 말리면 붉은 색이 됩니다. 꽃잎을 따서 햇볕에 하루 정도 말린 다음 물에 담가서 노란 색소를 빼 버리고 다시 햇볕에 말려 압착한 것을 판홍화라고 합니다.

꽃잎에는 빨강 색소인 카르타몬과 노랑 색소인 카르타민이 들어 있습니다. 씨에는 20~30퍼센트의 기름이 들어 있는데 기름에 리놀산이 70퍼센트 넘게 들어 있어 동맥경화를 예방하고 치료하는 데 좋은 효과가 있습니다. 또 씨껍질에는 칼슘과 칼륨을 비롯 갖가지 미량 원소들이 많이 들어 있고, 골절이나 골다공증 같은 뼈질환에 특별한 효과를 낸다는 것이 밝혀졌습니다.

암치료에 들어가는 약재 쉰아홉 가지

홍화는 우리나라에서는 최근에 그 씨앗이 뼈질환에 매우 좋다 하여 재배하는 사람이 여럿 생겼을 뿐이지만 미국, 일본, 중국 같은 데서는 씨앗에서 식용 기름을 얻기 위해 대규모로 재배합니다.

잇꽃 꽃잎은 통경약으로 이름이 높습니다. 또 민간에서 갖가지 종창과 중풍, 위장병 등에 약으로 씁니다. 잇꽃에 대해 〈동의보감〉에는 이렇게 기록했습니다.

"성질은 따뜻하고 맛은 매우며 독이 없다. 몸푼 뒤에 혈훈(血暈)과 뱃속의 궂은 피(惡血)가 다 나가지 못하여 쥐어트는 듯이 아픈 데와 태아가 뱃속에서 죽은 데 쓴다... 잇꽃을 약에 넣을 때 0.8그램이면 심(心)에 들어가서 양혈(養血)하고 많이 쓰면 피를 헤친다. 또 많이 쓰면 파혈(破血)하고 적게 쓰면 보혈(補血)한다고 한다."

홍화에는 상당한 항암 효과가 있습니다. 중국의 상민의가 쓴 〈항암본초〉에는 홍화 달인 물이 JTC-26암세포를 90퍼센트 이상 억제하고, 또 사르코마-180암세포, 백혈병 세포에 대한 억제 작용도 있다고 했습니다. 홍화는 거의 부작용이 없는 항암 약초로 자궁경암에는 홍화, 백반 각 6그램, 부처손 30그램을 달여 30~60분씩 아픈 부위를 담그고, 또 달인 물을 마시며, 또 갖가지 암에 홍화 5그램을 차로 달여 세 번에 나누어 복용한다고 했습니다.

〈동의학사전〉에는 홍화에 대해 이렇게 적혔습니다.

"맛은 맵고 성질은 따뜻하다. 간경, 심경에 작용한다. 혈을 잘 돌게 하고 어혈을 없애며 달거리를 통하게 하고 태아를 떨어뜨린다. 적은 양에서는 혈을 보한다. 약리 실험에서 자궁 수축 작용, 관상혈관 넓힘 작용, 혈압 낮춤 작용 등이 밝혀졌다. 달거리가 고르지 않거나 없는 데, 달거리 아픔, 산후 배아픔, 징가, 난산, 산후 어지

럼증, 타박상, 부스럼 등에 쓴다. 하루 3~6그램을 달임약, 가루
약, 약술 형태로 먹는다. 외용약으로 쓸 때는 가루 내어 뿌린다. 임
신부에게는 쓰지 않는다. 잇꽃 씨는 두진에 달여 먹었다. 지금은
동맥경화증의 예방과 치료에 쓰는데 기름을 짜서 먹거나 콜레스테
롤 낮춤약의 원료로 쓴다.”

53

방풍

중풍 막고 머리를 맑게

방풍은 미나리과에 딸린 세해살이풀입니다. 우리나라
에서는 북부 지방의 산과 들 양지쪽에 흔히 자랍니다.
높이는 1미터쯤 되고 줄기는 꼿꼿하게 서는데 많은 가
지가 나서 좁고 긴 잎이 달립니다. 가을에 뿌리를 캐서 말려서 약
으로 쓰며, 잎을 나물로 먹기도 합니다. 우리나라 남쪽 지방의 바
닷가에는 갯방풍이라는 것이 있는데 북사삼이라고 하며 방풍 대신
쓰기도 합니다.

방풍은 아픔을 멎게 하는 작용이 있어 옛날부터 여러 가지 풍과
두통을 치료하는 약으로 써 왔습니다. 갖가지 풍을 막아 준다 하여
방풍(防風)이라는 이름이 있습니다.

방풍에 대한 〈동의보감〉의 기록은 다음과 같습니다.

"성질이 따뜻하고 맛이 달며 맵고 독이 없다. 36가지 풍증을 치
료하고 5장을 좋게 하며 맥풍(脈風)을 몰아내고 어지럼증, 통풍

(痛風), 눈에 핏발이 서고 눈물이 나는 것, 온몸의 뼈마디가 아프고 저린 것 등을 치료한다. 식은땀을 멈추고 정신을 안정시킨다... 족양명, 족태음경에 들어가는 약이며 족태양의 본경약이다. 풍을 치료하는 데 두루 쓴다. 몸 윗도리에 있는 풍사에는 노두를 버리고 쓰며 몸 아랫도리에 있는 풍사에는 잔뿌리를 버리고 쓴다... 상초의 풍사를 없애는 데 아주 좋은 약이다."

54
속단
부러진 뼈와 힘줄 이어 준다

속단은 꿀풀과에 딸린 여러해살이풀입니다. 높이 50~150센티미터쯤 자라고 달걀꼴의 잎이 마주 납니다. 연한 붉은빛의 꽃이 핍니다. 우리나라의 북부 산악 지대를 빼고는 산기슭 어디서나 자랍니다.

가을에 뿌리를 캐서 씻어 말려서 쓰는데 끊어진 뼈를 잇는다 하여 속단(續斷)이라는 이름이 붙었습니다. 중국에서는 체꽃과에 딸린 산토끼꽃을 속단이라 부르기도 합니다. 산토끼꽃은 우리나라의 강원도나 경상북도의 낮은 산에 자라는데 민간에서 갈비뼈가 부러지거나 상처를 입었을 때 씁니다.

속단은 허리 아픈 데, 타박상, 갈비뼈 부러진 데, 강장약, 진통약, 염증, 골절 치료약 등으로 씁니다.

〈동의보감〉과 〈동의학사전〉에는 속단의 약성에 대해 이렇게 적혔습니다.

"성질은 약간 따뜻하며 맛이 쓰고 매우며 독이 없다. 경맥을 잘 통하게 하고 힘줄과 뼈를 이어주며 기를 도와주고 혈맥을 고르게 하며 해산 후의 모든 병에 쓴다...

아픈 것을 잘 멎게 하고 살이 살아 나오게 하며 힘줄과 뼈를 이 어주므로 속단이라고 한다. 붕루, 대하, 피오줌을 누는 것에 좋다." 〈동의보감〉"

맛은 쓰고 매우며 성질은 약간 따뜻하다. 간경, 신경에 작용한 다. 혈을 잘 돌게 하고 피나는 것을 멈추며 새살이 잘 살아나게 한 다. 또한 아픔을 멎게 하고 태아를 안정시킨다. 신허로 인한 허리 아픔, 허리와 다리에 맥이 없는 데, 자궁출혈, 비증, 태동 불안, 이 슬, 타박상, 골절, 상처 등에 쓴다. 하루 4~12그램을 달임약으로 먹는다. 뇌환과는 배합 금기이다."〈동의학사전〉

암치료에 들어가는 약재 쉰아홉 가지

55
모과
뼈와 힘줄의 보약

모과는 기침멎이, 아픔멎이 오줌을 잘 나가게 하는 약으로 각기나 부종, 허리 아픔, 뼈마디가 아픈 데 씁니다. 또 더위 먹었을 때 물로 달여 먹기도 합니다. 향기가 좋아서 차로 끓여서 마시며 많이 마시면 음성이 아름답게 된다고 합니다. 모과에 대한 〈동의보감〉과 〈동의학사전〉의 기록은 다음과 같습니다.

"성질은 따뜻하고 맛은 시고 독이 없다. 곽란으로 몹시 토하고 설사하며 계속 쥐가 나는 것을 치료하며 소화를 잘 되게 하고 이질 뒤에 갈증을 멎게 한다. 또한 분돈(奔豚), 각기(脚氣), 수종(水腫), 소갈, 구역과 담연이 있는 것 등을 치료한다. 또한 힘줄과 뼈를 튼튼하게 하고 다리와 무릎에 힘이 없는 것을 낫게 한다... 이것은 간에 들어가기 때문에 힘줄과 혈을 보한다."〈동의보감〉"

맛은 시고 성질은 따뜻하다. 간경, 비경, 폐경에 작용한다. 풍습을 없애고 위기능을 좋게 하며 경련을 멈춘다. 염증 없애기 작용도 나타낸다. 뼈마디 아픔, 각기, 곽란으로 배가 아프며 게우고 설사하며 비장근 경련이 일어나는 데 등에 쓴다. 하루 6~10그램을 달임약, 알약, 가루약 형태로 먹는다." 〈동의학사전〉

56

익모초

항암 효과 높고 어머니에게 가장 좋은 약초

익모초는 높이 1미터쯤 자라는 두해살이 풀입니다. 첫 해에는 심장 모양의 잎이 뿌리에 붙어서 나고 이듬해에는 줄기가 나서 자랍니다. 줄기에 나는 잎은 깃처럼 깊이 갈라졌고 마주 납니다. 여름철에 가지 끝에 분홍빛을 띤 보랏빛 꽃이 돌려붙기로 핍니다. 우리나라 어디서나 길섶, 들, 풀밭, 산기슭에 자랍니다.

꽃피기 전인 5~6월에 줄기를 베어 그늘에서 말려 씁니다. 여성들의 여러 가지 병에 쓰며 어머니들에게 좋은 약초라 하여 익모초(益母草)라고 부릅니다.

익모초는 산전 산후에 부인들의 보약으로 이름높습니다. 자궁 수축 작용, 지혈 작용, 혈압 낮춤 작용, 강심 작용, 이뇨 작용, 항암 작용 등의 다양한 약리 작용이 있어서 웬만한 질병에는 거의 다 쓸 수 있습니다.

익모초의 항암 작용에 대해서는 〈항암본초〉에 좀흰생쥐의 사르코마—180암에 대한 억제율이 78퍼센트인 것으로 나와 있습니다. 익모초를 달인 물은 높은 항암 작용을 하면서도 몸을 보하는 작용이 있어서 체력을 좋게 하고 몸무게를 늘려 준다고 합니다.

이밖에 유방암에 익모초를 진하게 달여서 그 물로 자주 씻는다는 기록이 있고, 자궁암에 익모초 15그램을 달여 하루 세 번에 나누어 복용한다는 기록도 있습니다. 익모초는 몸을 따뜻하게 하므로 몸이 냉한 것을 고치는 데 매우 좋은 약입니다.

〈동의학사전〉에 적힌 익모초의 약성은 다음과 같습니다.

"맛은 맵고 쓰며 성질은 약간 차다. 간경, 심포경에 작용한다. 혈을 잘 돌게 하고, 어혈을 없애며 달거리를 고르게 한다. 또한 오줌을 잘 누게 하고 독을 푼다. 약리 실험에서 알칼로이드 성분이 자궁을 수축하고 중추신경 계통 특히 호흡중추 흥분 작용, 강심 이뇨 작용, 혈압 낮춤 작용, 장활평근 이완 작용을 나타낸다는 것이 밝혀졌다. 달거리가 고르지 않는 데, 산후 배아픔, 많은 달거리, 부정 자궁출혈, 이슬, 고혈압, 동맥경화증, 심근염, 심장 신경증에도 쓰며 해산 진통 촉진제로도 쓴다.

하루 6~18그램을 달임약, 알약, 가루약 형태로 먹는다. 외용약으로 쓸 때는 달인 물로 씻거나 생것을 짓찧어 붙인다."

57
백출
만능의 보약

 백출은 국화과에 딸린 여러해살이풀인 삽주의 뿌리입니다. 삽주는 키가 80센티미터쯤 자라고 줄기 끝에 흰 빛의 작은 꽃이 둥근 꽃이삭을 이루며 핍니다.

가을이나 봄에 뿌리를 캐서 흙을 털어 버리고 줄기와 뿌리를 다듬어서 물에 씻어 말린 것을 창출이라 하고, 삽주뿌리 가운데서 아래쪽에 붙은 덩이뿌리 부분만을 골라 겉껍질을 벗겨 버리고 햇볕에 말린 것을 백출이라고 합니다.

백출과 창출은 다 이름난 보약입니다.

창출의 약효는 첫째, 속을 덥게 하고 둘째, 비위의 습을 없애며 셋째, 비위의 역기를 누르고 넷째, 비위를 튼튼하게 하여 음식을 잘 먹게 하고 다섯째, 비위의 작용을 고르게 하여 진액을 보충하며 여섯째, 몸의 열을 내리고 일곱째, 무력감과 권태감을 없애 밥맛을 좋게 하며, 여덟째, 갈증을 멈추고 아홉째, 태를 안정시키는 것입니다.

백출은 위의 화기를 없애며 위가 허한 것을 보하고 입맛을 돋구며 냉으로 인한 복통을 낫게 하고 설사를 멎게 합니다.

백출은 방향성 건위약으로 소화불량증이나 위염, 위궤양 같은 위장병에 널리 씁니다. 민간에서는 당뇨병, 폐결핵, 기침, 류마티스관절염, 통풍, 열감기, 간질, 암 등에 쓰며 오래 먹으면 장수한다고 합니다.

또 백출이나 창출을 태운 연기로 옷장이나 곡식 창고 등에 쏘이면 장마철에도 곰팡이가 생기지 않습니다. 이것은 강한 항균력을 지닌 성분이 태울 때 휘발되어 옷이나 곡식 등에 내려앉아 곰팡이가 생기지 않는 것으로 생각됩니다.

〈동의보감〉과 〈동의학사전〉에는 이렇게 적혔습니다.

"성질은 따뜻하고 맛이 쓰며 달고 독이 없다. 비위를 든든하게 하고 설사를 멎게 하며 습을 없앤다. 또한 소화를 시키고 땀을 멎게 하며 명치 밑이 몹시 그득한 것과 곽란으로 토하고 설사하는 것이 멎지 않는 것을 치료한다. 허리와 배꼽 사이의 혈을 잘 돌게 하며 위가 허냉하여 생긴 이질을 낫게 한다...

〈신농본초경〉에는 백출과 창출의 이름이 없었는데 근래에 와서 백출을 많이 쓴다. 백출은 피부 속에 있는 풍을 없애며 땀을 거두고 트직한 것을 없애며 위를 보하고 중초를 고르게 한다. 허리와 배꼽 사이의 혈을 잘 돌게 하고 오줌을 잘 나가게 한다. 위로는 피모(皮毛), 중간으로는 심과 위, 아래로는 허리와 배꼽의 병을 치료한다. 기병(氣病)이 있으면 기를 치료하고 혈병(血病)이 있으면 혈을 치료한다."〈동의보감〉

"맛은 쓰고 달며 성질은 따듯하다. 비경, 위경, 소장경, 심경에 작용한다. 비기를 보하고 입맛을 돋구며 음식물의 소화를 돕는다. 또한 습을 없애고 담을 삭이며 오줌을 잘 누게 한다. 땀을 멈추고 태아를 안정시킨다. 주요성분인 정유(2~3퍼센트)가 중추신경에 대하여 적은 양에서는 진정 작용을, 많은 양에서는 마비 작용을 나타내며 소화를 돕는다. 또한 달임약은 이뇨 작용, 억균 작용을 나타낸다. 비기허증에 주로 쓰며 만성 위염, 만성소장염, 식체, 게우는 데, 붓는 데, 담음병, 절로 땀이 나는 데, 절박유산, 마비증 등에 쓴다.〈동의학사전〉

하루 6~9그램을 달임약, 약엿, 가루약, 알약 형태로 먹는다."중국에서는 백출에 항암 효과가 있다는 보고가 있습니다. 중국 백출의 야생종은 멸종되었고, 재배한 것이 많이 나오는데, 이것을 달인 물이 좀흰생쥐의 사르코마-180암에 대해 32.1퍼센트의 억제 효과가 있었다고 합니다. 우리나라의 백출도 민간에서 위암에 써서 효과를 본 일이 있다고 합니다.

58
동쪽으로 뻗은 솔뿌리
어혈 풀고 새살 돋아나게 하는 효능

솔은 전체가 좋은 약입니다. 솔잎, 소나무 속껍질, 솔방울, 솔씨, 송진은 말할 것도 없고 솔뿌리, 솔꽃, 솔마디(松節), 뿌리에 생기는 복령, 솔 아래 나는 송이버섯, 솔가지에 늘어져 기생하는 송라(松蘿), 심지어는 소나무 숯까지 중요한 약재로 씁니다.

솔은 제일 흔하면서도 가장 귀한 약재입니다. 솔은 옛적부터 불로장생의 선약(仙藥)으로 여겼습니다. 옛 글에는 솔을 먹고 신선이 되었다거나 머리가 흰 노인이 다시 검은머리가 되고 홍안(紅顔)의 젊음을 되찾았다는 얘기가 적지 않습니다.

중국 사람들이 의약의 신으로 떠받드는 염제 신농씨(神農氏)가 지은 것으로 전하는 〈신농본초경〉에는 사람의 수명을 늘리는 120가지의 상약(上藥) 가운데서 솔을 제일 첫머리에 놓고 있습니다.

솔뿌리는 근육과 뼈를 튼튼하게 하고 어혈을 없애며 몸 안의 나

암치료에 들어가는 약재 쉰아홉 가지

쁜 것을 없애고 새살을 돋아나게 하는 데 매우 좋은 약재입니다. 산후풍과 관절염, 신경통, 요통, 골수염, 골수암에 매우 훌륭한 약이 됩니다.

소나무에는 몇 가지 종류가 있습니다. 우리나라의 재래종 소나무에는 줄기가 붉은 빛이 나는 육송과 바닷가에 많고 줄기가 회색 빛이 나는 해송이 있으며 외국서 들여온 것으로는 리기다소나무, 테다소나무, 백송 같은 것들이 있습니다.

약으로 쓸 때는 우리나라 재래종 소나무의 뿌리를 써야 합니다. 붉은 황토에서 10년에서 15년쯤 자란 어린 소나무의 동쪽으로 뻗은 뿌리(東松根)가 약성이 높습니다. 햇볕을 많이 받는 쪽에 영양분과 약효 성분이 가장 많기 때문입니다. 큰 소나무의 뿌리는 채취하기도 어렵고 약효도 떨어지므로 어린 소나무의 자잘한 뿌리를 쓰는 것이 좋습니다.

민간에서 솔뿌리나 솔마디, 혹은 길옆에 나서 사람이 많이 밟고 다닌 솔뿌리를 오래 달여 먹거나 감주로 만들어 먹고 잘 낫지 않는 관절염이나 신경통, 산후풍, 당뇨병에 효과를 보았다는 사람이 많이 있습니다.

59
홍화씨
백금 성분이 모든 뼈질환 고치고 암세포 억제

홍화의 씨앗인 홍화씨는 뼈를 튼튼하게 하는 데 매우 좋은 약입니다. 뼈에 금이 가거나 부러졌을 때 홍화씨를 가루내어 먹으면 신기하리만큼 빨리 아물어 붙습니다. 홍화씨는 겉껍질이 매우 딱딱한데 이 껍질에 칼슘을 비롯한 뼈를 튼튼하게 하는 수십 가지 미량 원소들이 골고루 들어 있습니다.

골다공증이나 관절염, 골수염에도 홍화씨가 상당한 도움이 됩니다. 최근의 연구에 따르면 홍화씨에는 희귀 원소인 백금이 들어 있어서 다친 뼈를 빨리 아물어 붙게 하고 뼈를 단단하게 한다고 합니다. 백금은 항암제의 원료로 많이 쓰는데 독성이 많아 활용에 애를 먹고 있습니다. 홍화씨에서 찾아낸 백금은 식물이 몸 안에서 만들어 낸 것이어서 아무 부작용이 없으면서 암세포의 성장을 억제한다고 합니다.

홍화씨에는 기름이 15~30퍼센트쯤 들어 있습니다. 이 기름에

암치료에 들어가는 약재 쉰아홉 가지

는 우리 몸에 꼭 필요하면서도 몸에서 만들어 낼 수 없는 기름인
리놀산이 75퍼센트 넘게 들어 있어서 식용유로 제일 좋다고 합니
다. 홍화씨 기름은 미국이나 유럽, 중국에서 동맥경화를 예방하고
치료하는 약으로 인기가 높습니다. 또 비만증에도 좋은 효과가 있
다고 합니다. 홍화꽃에 대해서는 옛 의학책에 자세하게 그 약성이
밝혀져 있지만 홍화씨에 대해서는 옛 문헌에 별다른 기록이 없습
니다. 홍화씨는 요즈음 민간에서 뼈가 부러진 것과 금이 간 것, 골
다공증 등에 놀랄 만큼 좋은 효과가 있다고 알려지면서 상당한 인
기를 얻고 있습니다.

일곱째 가름

항암차로 쓰는 토종약초
열아홉 가지

1

느릅나무뿌리껍질
종기·종창에 신효

느릅나무는 키 30미터 지름 1미터 넘게까지 자라는 낙엽큰키나무입니다. 그러나 키 5~10미터 정도로 자라는 중간키나무와 3~4미터쯤밖에 자라지 않는 난쟁이 느릅나무도 더러 있습니다.

우리나라 중부와 북부 지방의 산골짜기나 물가에 흔히 자랍니다. 이른봄이나 가을에 뿌리 껍질을 벗겨서 약으로 씁니다. 느릅나무를 한자로는 유(楡)라고 하고 껍질은 유피(楡皮)또는 유백피(楡白皮), 뿌리 껍질은 유근피(楡根皮)라고 합니다. 느릅나무 열매는 옛날 엽전 비슷하게 생겼는데 옛사람들은 유전(楡錢) 또는 유협전(楡莢錢)이라 불렀습니다. 열매를 따서 꽃잎과 섞어서 풀처럼 만들어 두면 발효되어 훌륭한 음식이 됩니다. 이를 느릅나무 장이라고 하는데 향기가 좋아 옛사람들은 회를 먹을 때 양념으로 흔히 먹었습니다. 느릅나무 열매는 회충, 촌충, 요충, 같은 뱃속의 기생충을 죽이는 효과가 있습니다.

느릅나무 껍질을 물에 담가 두면 끈끈한 진이 많이 나옵니다. 씨에도 마찬가지로 끈적끈적한 점액질이 들어 있습니다. 이 끈끈한 점액질 성분이 갖가지 종기와 종창을 치료하는 약이 됩니다.

예로부터 느릅나무뿌리껍질은 종창이나 종기를 고치는 약으로 이름높았습니다. 상처나 종기로 인해 곪는 데에는 느릅나무뿌리껍질을 짓찧어 붙이면 신기하다 할만큼 잘 낫습니다.

느릅나무 껍질에 들어 있는 성분은 플라보노이드, 사포닌, 탄닌질, 그리고 많은 양의 점액질입니다. 씨에는 쓴맛 나는 물질이 더 들어 있습니다. 뿌리 껍질은 작은창자와 방광 근육의 운동을 강화하여 대변과 소변을 잘 나가게 하고 강한 염증 없애기 작용, 그리고 약한 기침멎이 작용이 있습니다. 한방이나 민간에서 뿌리 껍질을 달여서 위염, 위궤양 등에 써 왔습니다. 열매와 잔가지를 위암 치료에 쓰기도 합니다. 느릅나무뿌리껍질을 달여서 먹고 암 환자의 상태가 호전되었다는 사례가 더러 있습니다.

느릅나무뿌리껍질의 항암 작용에 대해서는 아직 과학적으로 밝혀진 것이 없습니다. 그러나 종기, 종창, 악창과 갖가지 옹종의 치료에 쓴다는 기록이 옛 문헌에 적혀 있는 것으로 보아서 항암 작용이 꽤 있을 것으로 생각됩니다. 〈동의보감〉에는 느릅나무뿌리껍질의 약성에 대해 이렇게 적혔습니다.

"성질은 평하고 맛이 달고 독이 없다. 잘 나가게 하는 작용이 있기 때문에 대소변이 통하지 못하는 병에 주로 쓰인다. 오줌을 잘 나가게 하고 장위의 사열(腸胃邪熱)을 없애며 부은 것을 가라앉히고 5림을 풀리게 하며 불면증, 후합증을 낫게 한다."

〈동의학사전〉에도 동의보감과 비슷한 내용이 적혀 있습니다.

"맛은 달고 성질은 평하다. 비경, 위경, 폐경, 대장경에 작용한다. 오줌을 잘 누게 하고 부은 것을 내리며 대변을 통하게 하고 위장의 열을 없앤다. 붓는 데, 소변 불리, 변비, 기침, 옹종, 단독, 젖앓이 등에 쓴다. 하루 12~30그램을 달임약, 가루약 형태로 먹는다. 외용약으로 쓸 때는 달인 물로 씻거나 가루 내어 바른다."

항암차로 쓰는 토종약초 열아홉 가지

2

겨우살이

항암 활성이 높은 황금나무

겨우살이는 참나무, 오리나무, 팽나무, 버드나무, 밤나무의 가지에 기생하는 기생목입니다. 추운 겨울에도 잎이 떨어지지 않고 높은 나무 위에서 고고한 자태를 자랑하고 있어서 동서양을 가리지 않고 신성한 식물로 여겨 왔습니다. 겨우살이는 전세계에 30속 1천5백 종이 살고 있는데 대개 열대지방에 많고 우리나라에는 꼬리겨우살이, 겨우살이, 그리고 동백나무겨우살이의 세 종류가 자라고 있습니다. 꼬리겨우살이는 강원도나 경상북도에서 드물게 볼 수 있고 겨우살이는 우리나라 어디서는 흔히 볼 수 있으며 동백나무겨우살이는 제주도를 비롯한 남해안의 동백나무숲에서 드물게 볼 수 있습니다. 어느 것이나 다 약으로 쓰는데 대개 참나무에 기생하는 겨우살이를 많이 씁니다.

겨우살이는 항암 효과가 뚜렷한 것으로 입증된 대표적인 식물입니다. 우리나라에서보다는 독일, 스위스 같은 유럽에서 가장 항암 활성이 높은 자연 약재로 활용하고 있습니다. 스위스의 자연요법 의사 알프레드 포겔 박사는 겨우살이와 머위를 제일 항암 작용이 강한 식물로 꼽았습니다. 포겔 박사는 〈포겔 박사에게 물어 보세요〉라는 책에서 겨우살이가 고혈압, 관절염 등에 훌륭한 치료제가 된다고 설명한 다음 악성 종양 환자는 꼭 겨우살이를 복용해야 한다고 썼습니다. 그중 한 부분을 인용합니다.

"특이한 기생 식물인 겨우살이는 어떤 나무에 붙어서 살기를 좋아하고 통상 비스쿰 알붐으로 알려져 있다. 세포의 신진대사를 촉진하는 효과 때문에 암 치료에 좋은 것으로 증명되었다. 암이나 관절염 환자에게 매우 잘 들으므로 이 두 가지 병에 다 좋다. 겨우살이는 물약이나 주사로 환자한테 쓸 수 있다."

중국에서의 임상 실험에 따르면 체외 실험에서 겨우살이 추출물의 JTC-26암세포 억제율이 50~70퍼센트, 또 좀흰생쥐의 사르코마-180 암세포에 대한 억제율이 77.9퍼센트로 나타났습니다. 또 겨우살이의 단백질 성분을 추출하여 동물에게 주사하였더니 사르코마-180암세포가 90퍼센트 이상 생장이 억제되었다고 합니다. 겨우살이의 단백질 성분은 다른 항암 물질보다 훨씬 낮은 농도에서 항암 작용이 나타납니다.

〈약초의 이용과 성분〉을 보면 북한에서도 겨우살이에서 항암 물질을 찾아냈다고 했습니다. 이에 대한 부분을 옮겨 적습니다.

"구라파에 자라는 겨우살이(V.album L: 사과나무, 배나무, 버드나무, 자작나무, 피나무, 소나무와 젓나무에 기생한다)에는 흰 무정형 물질인 비스코톡신 0.05~0.1퍼센트(대부분이 아미노산과 당이다) 비스쩨린 $C_{15}H_{26}O_2$, a-비스콜,(-아미린), $C_{30}H_{50}O$,

-비스콜(루페올), C30H50O, 올레아놀산, 우르솔산, 알칼로이드 유사 물질 C8H11N, 콜린, 아세틸콜린, 아민(노르비스칼빈, 비스칼산의 글리세이드), 아스코르빈산카로틴, 시린기린, 고무질과 수지가 들어 있다.

비스코톡신은 3가지 물질 즉 비스코톡신 A2, A3, B로 순수하게 갈라졌다. 이 세 물질은 모두 46개 아미노산으로 이루어졌으나 배열 순서가 다르다. 비스코톡신 A3은 유황을 다리로 한 연결이 3곳에 있다. 즉 16번과 26번 사이 그리고 3과 40번, 4와 32번 사이에 유황 연결이 있다. 이 펩티드는 항암 활성이 있다. 씨에는 응집소인 아그글루티닌이 있는데 미량에서 항암 작용을 한다. 여기에는 N-모노메틸리진이 0.10~0.25그램 분자 퍼센트, N-디메틸리진이 0.15~0.30그램분자퍼센트, N-트리메틸리진이 0.05~0.12그램분자퍼센트가 있으며 활성은 뒤의 것이 세다.

이 식물은 혈압 낮춤 작용이 있는데 짧은 시간 혈압 낮춤 성분은 콜린 및 그 유도체이며 지구성 혈압 낮춤 성분은 비스코톡신 A이다. 또한 11종의 항암 활성 단백질이 분리되었다. 이것들은 0.006~0.05mg/kg에서 암세포의 핵산 합성을 억제한다. 단백질이 약간이라도 변성되면 항암 활성이 없어진다. 4종의 단백질 성분은 센 항원성이 있는데 10ug아래에서 항체를 생산한다. 비스코톡신 A (순품이 아니다)는 사르코마 180암을 일으킨 흰생쥐의 생존 기간을 대조에 비하여 98퍼센트로 더 늘렸다."

겨우살이는 신장을 보하고 혈을 보하는 좋은 약재입니다. 약성이 차지도 덥지도 않으며 독이 없으므로 어떤 사람이라도 쓸 수 있습니다. 이외에 골절을 치료하고 마음을 안정시키며 혈압과 혈당치를 낮추고 태를 안정시키는 등 다양한 약리 효과를 지니고 있습니다.

〈동의보감〉에는 겨우살이에 대해 설명한 부분이 있습니다. 상기생(桑寄生)이라고 적혔으나 우리나라에서는 뽕나무에 기생할 겨우살이는 거의 찾아보기 어렵고 대개 참나무에 기생한 것을 씁니다. 참나무에 기생한 것을 곡기생이라 부르기도 합니다.

"성질이 평하고 맛은 쓰고 달며 독이 없다. 힘줄, 뼈, 혈맥, 피부를 충실하게 하며 수염과 눈썹을 자라게 한다. 요통, 옹종과 쇠붙이에 다친 것을 낫게 한다. 임신 중에 하혈하는 것을 멎게 하며 안태시키고 몸푼 뒤에 있는 병과 붕루를 낫게 한다."

겨우살이는 출혈을 멎게 하고 모세혈관을 튼튼하게 하며 동맥경화를 예방하고 혈압을 낮추는 작용이 있습니다. 민간에서 관절염과 태동 불안, 고혈압으로 인한 두통 등에 겨우살이를 달여 먹어 효과를 본 사람이 많습니다.

고혈압에는 한번에 30~60그램씩 많은 량을 달여 먹기도 하고 줄기를 진하게 다려 고약을 만들어 피부 종양이나 유방암 등에 바르기도 합니다. 겨우살이 열매를 진하게 달여 고약을 만들어도 같은 효과가 있습니다.

〈동의학사전〉에는 겨우살이의 약성에 대해 이렇게 적혔습니다.

"맛은 쓰고 성질은 평하다. 간경, 신경에 작용한다. 풍습을 없애고 간신을 보하며 힘줄과 뼈를 튼튼하게 하고 태아를 안정시키며 젖이 잘 나게 한다. 약리 실험에서 자궁 수축 작용, 혈압 낮춤 작용, 피멎이 작용 등이 밝혀졌다. 허리 아픔, 관절염, 태동 불안, 젖이 나지 않는 데, 고혈압, 해산 후 자궁의 이완성 출혈 등에 쓴다. 하루 9~15그램을 달임약, 알약, 가루약 형태로 먹는다."

3

산죽

암·당뇨병·위궤양·고혈압에 신통한 효력

산죽은 조릿대, 시누대, 얼룩조릿대 등 산에서 자라는 키작은 야생 대나무를 말합니다. 대개 키는 1~2미터쯤 자라고 잎은 긴 타원 꼴입니다. 옛날에는 줄기를 베어서 조리나 바구니, 삼태기 같은 것을 만드는 데 흔히 썼습니다. 우리나라 남부, 중부의 산에서 흔히 자랍니다.

산죽의 잎은 항암 작용, 기침멎이 작용, 살균 작용, 항궤양 작용이 뚜렷합니다. 특히 산죽은 정상 세포에는 영향을 주지 않으면서 암세포를 억제하는 효과가 있습니다.

일본에서 자라는 산죽에서 추출한 다당류 물질은 간복수암 AH36에 대해 100퍼센트 억제 작용이 있다는 것이 확인되었습니다. 이 추출물은 사르코마-180암을 옮긴 동물에게 하루 건너 30일 동안 먹였더니 종양이 70~90퍼센트가 줄어들었고, 사르코마 180암에 대한 억제율이 96.9퍼센트였습니다.

중국에서 자라는 담죽엽도 항암 활성이 있는 것으로 확인되었고, 또 생체의 면역력을 높여 주는 작용도 있다고 합니다.

북한에서는 산죽잎에서 항암 활성 물질을 추출하여 암치료에 활용하고 있습니다. 북한의 연구 결과에 따르면, 산죽 추출물을 흰생쥐에게 하루 50밀리그램씩 10일 동안 먹이고 나서 엘리히 복수암세포를 옮기면 약 절반쯤이 암에 걸리지 않고 또 사르코마-180암세포를 옮기면 100퍼센트가 암에 걸리지 않았다고 합니다.

북한에서 펴낸 〈동의과학연구논문집〉에는 산죽의 항종양 작용에 대해 이렇게 적혔습니다.

"180육종에 대한 산죽 엑스의 억제율은 20mg에서 41∼43퍼센트였고 10mg에서는 16.1∼25.5퍼센트였다. 45육종에 대한 억제율은 200mg 엑스에서 50.6퍼센트, 100mg에서 30.4퍼센트였다. 이때 실험 동물들의 몸무게는 대조보다 줄어든 상태였다.

종양 크기에 대한 억제율은 이식 후 16일에 6퍼센트, 23일에 20.8퍼센트, 29일에 8퍼센트였다. 몸무게가 실험 무리에서 첫 10일 동안에는 대조 무리보다 줄었으나 차츰 대조 무리와 비슷해졌다."

〈동의학사전〉에는 산죽에 대해 이렇게 적혔습니다.

"산죽에는 항암 성분이 많으며 여러 가지 질병에 대한 치료 효과도 좋다. 맛은 달고 성질은 차다. 열을 내리고 오줌을 잘 누게 하고 폐기를 통하게 하고 피나는 것을 멈춘다. 항암 작용, 항궤양 작용, 염증 없애기 작용, 진정 작용, 진통 작용, 위산도를 높이는 작용, 동맥경화 예방 작용, 혈압 낮춤 작용, 혈당량 낮춤 작용, 독풀이 작용, 강장 작용, 억균 작용 등이 실험 결과 밝혀졌다. 열이 나는 데, 폐옹, 붓는 데, 오줌누기 장애, 여러 가지 원인으로 피가 나는 데,

눈병, 덴 데, 부스럼, 무좀 등에 쓴다. 또한 악성종양, 위 및 십이지장궤양, 만성 위염, 고혈압, 동맥경화증, 당뇨병, 편도염, 감기, 간염, 폐염, 천식, 등에도 쓴다. 하루 8~10그램을 달임약으로 먹거나 마른 엑스로 만들어 한번에 1~3그램씩 하루 세 번 먹는다. 외용약으로 쓸 때는 엑스를 만들어 바른다."

산죽은 항암 작용 말고 고혈압, 위.십이지장궤양, 만성간염, 당뇨병에도 뚜렷한 치료 효과가 있습니다. 북한에서의 임상 실험 예를 보면, 산죽을 달인 물이 고혈압 환자에게 80퍼센트 이상 치료 효과가 있었고, 위십이지장궤양은 거의 100퍼센트가 효과를 보았으며, 만성간염은 평균 88.9퍼센트, 증상이 심한 경우에는 50퍼센트의 효과가 있었다고 합니다.

4
천문동
폐암·유방암에 높은 효과

천문동(天門冬)은 나리과에 딸린 여러해살이풀로 덩굴성 줄기가 60센티미터에서 2미터쯤까지 자라고 잎은 바늘 모양입니다. 뿌리는 희고 고구마처럼 생겼는데 가을철에 캐내어 증기에 쪄서 말린 다음 겉껍질을 벗겨 내고 약으로 씁니다. 천문동은 우리나라에서는 남부 지방의 바닷가나 섬지방에 자랍니다.

천문동은 자양 강장약으로 오래 먹으면 늙지 않고 신선이 된다고 알려져 있는 약초입니다. 천문동과 복령을 같은 양으로 섞어서 날마다 먹으면 겨울에 홑옷을 입어도 땀을 흘릴 정도로 추위를 타지 않고 몸이 가벼워지며 오래 산다고 〈향약집성방〉을 비롯〈의방유취〉같은 옛 의학책에 적혔습니다.

천문동은 폐를 튼튼하게 하고 피부를 곱게 하며 대소변을 잘 통하게 하고, 염증을 없애며 균을 죽이는 등 다양한 약리 작용을 지니고 있습니다. 특히 방사선 치료에 대한 보호 작용이 세고 항암 작용도 상당한 것으로 최근의 연구에서 밝혀졌습니다.

중국 강서성 소주에서는 천문동을 유방암, 폐암, 식도암, 위암 등에 화학요법을 같이 써서 치료하여 119명의 환자 가운데 단기 치유 48례, 현저한 효과를 본 것이 25례, 약간 효과를 본 것이 27례, 효과를 못 본 것이 19례로 총 유효율이 84퍼센트였습니다.

중국 상해와 호북성에서도 천문동으로 유방암을 치료하여 좋은 치료 성적을 얻었다고 합니다.

천문동은 유선암에 일정한 효과가 있습니다. 암종이 생긴 부위에 천문동을 짓찧어 붙이면 종물이 작아지며 물렁물렁해집니다. 천문동은 일반 양성 종양에도 효과가 있습니다. 유방 소엽이 증식된 때에는 종물의 크기에 상관없이 효과가 아주 빨리 나타나며 많은 경우에서 완치됩니다. 52례의 유선소엽 증식 및 유선종양 환자를 천문동으로 치료한 결과 30례가 완전히 나았고 16례에서 뚜렷한 효과를 보았으며 5례에서 일정한 효과를 보았다고 합니다. 그러나 터져서 피가 나기 시작하는 유선암 및 넓게 전이된 말기 유선암 때에는 효과가 없었습니다.

유선암에는 신선한 천문동 100그램을 시루에 푹 쪄서 하루 세 번에 나누어 먹습니다. 알약을 만들어 먹거나 근육 또는 정맥 주사약을 만들어 쓸 수도 있습니다.

천문동은 급성임파성백혈병, 만성단구성백혈병, 급성단구성백혈병에도 백혈구의 증가를 억제하는 작용이 있습니다.

천문동의 약효에 대한 〈동의보감〉의 기록은 다음과 같습니다.

"성질은 차며 맛이 쓰고 달며 독이 없다. 폐에 기가 차서 숨이 차고 기침하는 것을 치료한다. 또 담을 삭이고 피를 토하는 것을 멎게 하며 폐위를 낫게 한다. 뿐만 아니라 신기(腎氣)를 통하게 하고 마음을 안정시키며 오줌이 잘 나가게 한다. 성질이 차나 몸을 보하고 3충을 죽이며 얼굴빛을 좋게 하고 소갈증을 멎게 하며 5장을 눅여 준다."

생쥐를 이용한 동물실험에서 사르코마-180암에 대한 천문동 추출액의 억제율은 44.2퍼센트였습니다. 천문동을 에탄올로 추출한 것은 사람의 종양에 대한 억제율이 51~100퍼센트로 나타났고, 이밖에 많은 종류의 바이러스에 대한 억제 작용도 뚜렷하게 나타났습니다.

〈동의학사전〉에는 천문동에 대해 이렇게 적혔습니다.

"맛은 달고 쓰며 성질은 차다. 폐경, 신경에 작용한다. 폐, 신의 음을 보하고 열을 내리며 기침을 멈춘다. 약리 실험에서 아스파라긴 성분이 가래삭임 작용, 기침멎이 작용, 항암 작용, 약한 오줌 내기 작용을 한다는 것이 밝혀졌다. 또한 덩이뿌리가 폐염쌍알균을 비롯한 그람양성균에 대한 억균 작용을 나타낸다. 음이 허하여 미열이 있으면서 갈증이 나는 데, 소갈병, 마른기침, 백일기침, 피를 게우는 데, 변비 등에 쓴다. 하루 6~12그램을 달임약, 약엿, 알약 형태로 먹는다. 설사 하는 데는 쓰지 않는다."

5
꾸지뽕나무
암세포 억제하고 입맛 살린다

꾸지뽕나무는 뽕나무과에 딸린 낙엽작은키나무입니다. 뽕나무를 닮았다 하여 꾸지뽕나무라는 이름이 붙었습니다. 줄기에 길고 날카로운 가시가 있고 가을철에 오디를 닮은 열매가 빨갛게 익습니다. 우리나라 남부 지방의 돌 많고 메마른 땅에서 잘 자랍니다.

꾸지뽕나무는 어혈을 없애고, 소변을 잘 나가게 하며 보양 효과가 높습니다. 민간에서 갖가지 암을 치료하는 데 써 왔으며, 과학적으로도 항암 효과가 있는 것으로 확인되었습니다.

중국에서의 실험 결과, 동물실험에서 자궁경부암27, 사르코마180암세포, 엘리히복수암 등에 대해 일정한 증식 억제 작용이 있는 것으로 나타났고, 또 통증을 억제하는 효과, 황색 포도상구균을 비롯한 갖가지 세균의 증식을 억제하는 효과도 있는 것으로 나타났습니다.

꾸지뽕나무는 식도암, 위암, 결장암, 직장암 같은 소화 기관의 암에 주로 쓰고 폐암, 간암에도 쓸 수 있습니다. 화학요법이나 방사선요법을 쓸 수 없는 환자들한테 써서 좋은 효과를 보고 있습니다. 중국의 상해시종류의원을 비롯한 28개 병원에서 266례의 소화기암에 꾸지뽕나무 추출물을 투여하여 71.28퍼센트의 치료 효과를 거두었다고 합니다. 이들 환자들은 식도암 46례, 분문암 95례, 결장암 및 직장암 46례로서 3~4기의 말기 환자가 91.7퍼센트였습니다. 꾸지뽕나무는 종양을 더 자라지 못하게 하거나 줄어들게 할 뿐만 아니라 통증을 가볍게 하고 식욕을 증진시켜 몸무게를 늘려 주고 복수를 없애 주는 작용이 있습니다. 또한 말기 암 환자의 저항력을 키워 주는 효과도 있는 것으로 나타났습니다. 꾸지뽕나무는 거의 부작용 없이 암 치료에 좋은 효과가 있는 식물입니다.

이밖에 꾸지뽕나무는 뼈와 근육을 튼튼하게 하고 기관지염이나 폐결핵, 간염, 관절염 등에도 일정한 효력이 있습니다.

항암차로 쓰는 토종약초 열아홉 가지

6
석창포
정신을 맑게 하는 데 으뜸

석창포는 천남성과에 딸린 늘푸른 여러해살이풀입니다. 잎은 긴 칼처럼 생겼고 뿌리에는 마디가 있는데 이 마디가 많은 것일수록 약효가 높다고 합니다. 옛 문헌에 한치에 9마디 또는 12마디가 있는 것이 좋다고 했습니다. 석창포 잎이나 뿌리를 떼어 보면 특이한 향기가 나는데 이 향기 성분에 여러 가지 약리 작용이 있습니다. 우리나라에는 제주도를 비롯한 남부 지방의 개울가, 산골짜기 물가에 자랍니다. 돌 위에서 자란 것이 약성이 좋다고 합니다.

가을철에 뿌리를 캐서 말려 약으로 씁니다. 석창포는 정신을 맑게 하고 기억력을 좋게 하는 데 특효가 있는 약초로 오래 먹으면 추위와 더위를 타지 않게 되고, 달리는 말을 따라 잡을 수 있을 만큼 힘이 나며 흰머리가 검어지고 병 없이 오래 살게 된다고 옛 책에 적혔습니다.

석창포는 항암 활성이 뚜렷하면서도 부작용이 없는 약재입니다. 실험에서 석창포가 누른누룩곰팡이와 잡색누룩곰팡이를 각각 92퍼센트와 97퍼센트 억제하는 것으로 밝혀졌고 강한 발암 독소인 황국휘균소 B1과 소변낭포균소에 대한 억제율이 100퍼센트였습니다. 또 체외 실험에서 석창포를 달인 물이 복수암 세포를 죽일 수 있다는 것이 증명되었고, 동물을 이용한 체내 실험에서도 항암 활성이 인정되었습니다.

중국에서는 자궁경부암에 석창포, 보골지를 각각 반씩 섞어 볶아 가루 내어 6그램씩 석창포를 달인 물에 타서 하루 한 번씩 먹고, 또 갖가지 암에 석창포 10그램을 달인 물을 하루 세 번에 나누어 복용한다고 했습니다.

석창포의 정유 성분에는 뚜렷한 진정 작용이 있습니다. 암 환자들은 대개 정신이 불안해지기 쉬운데 이럴 때에 석창포를 쓰면 좋습니다. 석창포는 해열 작용과 함께 염증을 치료하는 효과도 큽니다. 석창포의 정유 성분은 휘발성이 강하므로 약을 달일 때 제일 나중에 넣어야 합니다.

석창포에 대해 〈동의보감〉에는 이렇게 적혔습니다.

"성질은 따뜻하고(평하다고도 한다) 맛이 매우며 독이 없다. 심규(心竅)를 열어 주고 5장을 보하며 9규를 잘 통하게 하고 귀와 눈을 밝게 하며 목청을 좋게 하고 풍습으로 감각이 둔해진 것을 치료하며 뱃속의 벌레를 죽인다. 이와 벼룩 등을 없애며 건망증을 치료하고 지혜를 나게 하며 명치 밑이 아픈 것을 낫게 한다."

석창포는 머리를 총명하게 하는 약으로 이름 높습니다. 음력 7월 7일에 석창포를 캐서 가루를 내어 오래 먹으면 반드시 총명해진다고 옛 책에 적혀 있습니다. 또 창포는 중풍으로 인한 마비와 간질, 귀울림, 문둥병, 옹종 등에도 효과가 있다고 적혔습니다.

〈도장경〉에 석창포를 먹고 신선이 되는 방법이 적혔습니다. 이를 요약하면 다음과 같습니다.

"석창포는 수초(水草)의 정영(精英)이고 신화(神化)의 영약이다. 단단하고 작고 고기비늘같은 것을 캐어 1근을 쌀뜨물에 담가서 하룻밤 지난 뒤에 껍질을 긁어내고 썰어 햇볕에 말려 곱게 가루를 만든다. 이것을 찹쌀죽에 넣고 반죽하여 오동나무씨만 하게 알약을 지어 바람이 잘 통하는 곳에서 말린다. 날마다 아침에 20개씩, 밤에 잠자기 전에 30개씩 먹는다.

한 달을 먹으면 소화가 잘되고 두 달이면 담(痰)이 없어지고 5년을 먹으면 골수가 차고 안색이 윤택해지며 흰머리가 검어지고 빠진 이가 다시 난다. 갈홍(葛洪)이 〈포박자(抱朴子)〉에서 이르되 한중(韓衆)이라는 사람이 석창포를 12년 동안 먹으니 몸에 털이 나고 겨울에 홑이불만 입어도 춥지 않았으며 하루에 1만 자의 글을 쓸 수 있었다. 상구자(商丘子)라는 사람은 결혼하지 않고 오직 석창포 뿌리만 먹고 배고픔을 모르고 늙지 않았으며 기억력이 놀랄 만큼 좋았다."

또 〈선신은서(仙神隱書)〉에는 이렇게 적혔다.

"석창포 화분을 책상 위에 두고 밤새 책을 읽으면 등잔불에서 나는 연기를 석창포가 흡수하므로 눈이 피곤하지 않게 된다. 또 별이 보이는 곳에 석창포를 두고 아침마다 석창포 잎에 맺힌 이슬을 받아 눈을 씻으면 눈이 밝아진다. 석창포를 오래 먹으면 눈이 밝아져서 대낮에도 별을 볼 수 있다."

〈동의학사전〉에는 다음과 같이 적혔습니다.

"맛은 맵고 성질은 따뜻하다. 심경, 심포경에 작용한다. 정신을 맑게 하고 혈을 잘 돌게 하며 풍습과 담을 없앤다. 약리 실험에서 건위 작용, 약한 진정 작용, 진통 작용 등이 밝혀졌다. 또한 달임약은 암세포를 죽인다는 것이 밝혀졌다. 의식이 혼미한 데, 건망증, 전간 등에 주로 쓰며 소화 장애, 귀가 먹은 데, 목이 쉰 데, 마비증, 부스럼, 헌 데, 습진 등에도 쓴다. 하루 2~6그램을 달임약으로 먹는다. 외용약으로 쓸 때는 달인 물로 씻거나 가루 내어 뿌린다."

7

으름덩굴

암 억제하고 독을 푼다

으름덩굴은 덩굴로 뻗어 가는 나무입니다. 타원꼴의 쪽
잎이 손바닥 모양으로 붙습니다. 열매는 바나나를 닮았
는데 으름, 또는 한국 바나나라고 부릅니다. 우리나라
중부 이남의 낮은 산과 산기슭, 숲에서 흔히 자랍니다. 줄기를 목
통(木通)이라고 하고 열매를 팔월찰(八月札), 씨를 예지자(預知
子)라고 부르며 다 항암약으로 씁니다.

으름덩굴 달인 물은 체외 실험에서 JTC-26암세포의 억제율이
90퍼센트 이상이고 열매는 50~60퍼센트로 나타났습니다. 또 으
름덩굴을 에틸알콜로 추출한 것은 좀흰생쥐의 사르코마-180암 억
제율이 4.4퍼센트였고 달인 물은 21.5퍼센트였습니다.

중국에서 펴낸 〈항암본초〉에는 췌장암, 구강암, 임파선종양 등
에 으름덩굴, 차전자를 각각 0.027그램, 반묘 0.015그램, 활석 가
루 0.03그램을 섞어서 만든 알약을 하루 1~2알씩 먹고, 방광암으

로 피오줌을 눌 때에는 으름덩굴, 우슬, 생지황, 천문동, 맥문동, 오미자, 황백, 감초를 각각 3그램씩 달여 복용한다고 적혔습니다.

으름덩굴은 소변을 잘 나가게 하고 열을 내리고 독을 풀어 주는 약입니다. 또 갖가지 균을 죽이는 작용도 있습니다.

〈동의학사전〉에는 으름덩굴에 대해 이렇게 적혔습니다.

"맛은 맵고 달며 성질은 평하다.(약간 차다고도 한다) 심포경, 소장경, 방광경에 작용한다. 열을 내리고 오줌을 잘 누게 하며 달거리를 통하여 하고 젖이 잘나게 한다. 약리 실험에서 이뇨 작용, 강심 작용, 혈압 높임 작용, 염증 없애기 작용, 위액 분비 억제 작용 등이 밝혀졌다. 여러 가지 원인으로 붓는 데, 오줌누기 장애, 임증, 젖부족, 달거리가 없는 데, 열이 나면서 가슴이 답답한 데, 부스럼 등에 쓴다. 하루 4~12그램을 달임약, 가루약, 알약 형태로 먹는다."

8
오갈피나무
면역 기능 높여 만병 퇴치

오갈피나무는 높이 2~3미터쯤 자라는 떨기나무입니다. 잎모양이 인삼을 쏙 빼닮았고 줄기나 가지에 큰 가시가 드물게 붙었습니다. 우리나라에는 오갈피나무가 여러 종류 자라고 있는데 그 가운데서 중부와 북부 지방의 높은 산 골짜기에서 자라는 가시오갈피가 항종양 작용을 비롯 약성이 가장 높은 것으로 밝혀졌습니다.

오갈피나무는 정신적 육체적 피로를 빨리 풀어 주고 근육과 뼈를 튼튼하게 하며 질병에 대한 저항력을 높여 주며, 마비된 것을 풀어 주는 보약으로 이름높습니다. 특히 생체의 기능 평형을 조절하여, 몹시 춥거나 덥거나 산소가 희박하거나 깊은 바닷속 같은 곳에서 오래 견딜 수 있는 적응력을 높이는 작용이 뛰어납니다.

가시오갈피는 생체의 방어 기능을 높여 주는 동시에 뚜렷한 항암 활성이 있습니다. 가시오갈피를 알코올로 추출한 것이 좀생쥐의 엘리히복수암과 사르코마-180암에 대한 억제율이 40.2~68퍼센트였고, 또 정신과 육체의 피로를 회복시키는 작용이 있었으며 백혈구의 수를 늘렸다고 합니다.

또 오갈피의 알코올 추출물이 흰생쥐의 와크씨암의 전이를 막는 효과가 있었으며, 일본에서 판매하고 있는 오갈피를 달인 물은 체외 실험에서 JTC-26암세포 억제율이 90퍼센트를 넘었습니다.

중국에서는 위암에 가시오갈피 엑기스로 만든 알약을 3개씩 하루에 3번 복용하고 방사선 치료로 인해 백혈구가 감소된 증상에는 가시오갈피 15~30그램을 시루에 쪄서 먹는다고 했습니다. 또 민간에서 소화기 계통의 암에 가래나무의 덜 익은 푸른 열매와 가시오갈피를 2개월 동안 술로 우려내어 복용합니다. 북한에서도 유선암 80례, 구강암 80례에 가시오갈피로 만든 약을 써서 일정한 효과를 보았다고 합니다.

가시오갈피는 신경쇠약, 당뇨병, 동맥경화, 류마티스관절염, 몸이 허약할 때 등에 매우 훌륭한 보약입니다.

〈동의보감〉에는 오갈피에 대해 이렇게 적혔습니다.

"성질은 따뜻하며 (약간 차다고도 한다.) 맛은 맵고 쓰며 독이 없다. 5로7상을 보하며 기운을 돕고 정수를 보충한다. 힘줄과 뼈를 든든히 하고 의지를 굳세게 하며 남자의 음위증과 여자의 음부 가려움증을 낫게 한다. 허리와 등골뼈가 아픈 것, 두 다리가 아프고 저린 것, 뼈마디가 조여드는 것, 다리에 힘이 없어 늘어진 것 등을 낫게 한다. 어린이가 3살이 되어도 걸어다니지 못할 때 먹이면 걸어다닐 수 있게 된다... 위로 5거성(五車星)의 정기를 받아서 자라기 때문에 잎이 다섯 갈래인 것이 좋다. 오래 살게 하며 늙지 않게 하는 좋은 약이다."

〈동의학사전〉에는 또 이렇게 적혔습니다.

"맛은 맵고 쓰며 성질은 따뜻하다. 간경, 신경에 작용한다. 풍습을 없애고 기를 도우며 정수를 불려 준다. 또한 힘줄과 뼈를 튼튼하게 한다. 약리 실험에서 중추신경계 흥분 작용, 방사선 피해막이 작용, 유기체의 비특이적 저항성을 높이는 작용, 강심 작용, 강장 작용 등이 밝혀졌다. 간, 신이 허하여 힘줄과 뼈가 연약하고 다리를 잘 쓰지 못하는 데, 풍습으로 허리와 무릎이 아픈 데, 팔다리가 가드라지는 데, 각기, 음위증, 음부 가려움증, 어린이들의 걸음걸이가 늦어지는 데 쓴다. 또한 방사선병 예방 치료에도 쓰고 신경통, 관절염, 류마티스성관절염 등에도 쓴다. 하루 6~9그램을 달임약, 가루약, 알약, 약술 형태로 먹는다."

가시오갈피에 대해서 〈동의학사전〉에는 이렇게 적혔습니다.

"맛은 맵고 쓰며 성질은 따뜻하다. 간경, 신경에 작용한다. 기를 보하고 정을 불려 주며 간신을 보한다. 약리 실험에서 중추신경 흥분 작용, 피로 회복 촉진 작용, 면역 부활 작용, 방사선막이 작용, 혈당량 낮춤 작용, 백혈구 늘림 작용, 강장 작용, 염증 없애기 작용, 기침멎이 작용, 가래삭임 작용 등이 밝혀졌다. 몸이 약하고 기운이 없는 데, 피로, 당뇨병, 동맥경화증, 저혈압, 류마티스성심근염, 관절염 및 류마티스성관절염, 신경통 등에 쓴다. 하루 5~15그램을 달임약으로 쓴다."

9
부처손·바위손

부처손은 늘푸른여러해살이풀로 우리나라 각지의 산 속 바위에 붙어 자랍니다. 줄기는 빽빽하게 모여 났고 높이는 15~25센티미터이며 비늘 조각으로 된 잎이 빽빽하게 붙습니다. 비가 와서 물기가 있으면 새파랗게 살아나고 가물면 말라 오그라들어 죽은 것처럼 보입니다. 생명력이 매우 끈질긴 식물이지요. 만년초, 또는 장생불사초, 만년송, 회양초(回陽草) 등으로 부르고, 한자로는 잎이 붙은 모양이 주먹을 쥔 것과 같고 잎은 잣나무 같다고 하여 권백(券柏)이라 부릅니다. 중국에서는 석상백(石上栢)또는 지측백(地側栢)이라고 합니다. 부처손과 비슷한 것으로 바위손이 있는데, 언뜻 보기에 서로 구별할 수 없을 만큼 닮았고 꼭 같이 약으로 씁니다.

부처손은 정신을 안정시키고, 피를 멎게 하며, 혈액순환을 좋게 하는 약입니다. 독이 없고 오래 먹으면 장수한다고 합니다. 여성들의 자궁출혈이나 장출혈, 치질, 탈항, 피오줌 등에 효과가 있고. 몸을 따뜻하게 하는 데 효과가 있어 여성이 냉병으로 임신을 하지 못하는 데에도 효과가 좋습니다.

부처손과 바위손은 중국에서 암 치료약으로 쓰고 있습니다. 동물 실험한 것을 보면 흰생쥐의 사르코마-180암, 자궁경부암 14, 임파종 16 등에 대한 억제 작용이 증명되었고, 종양을 이식한 흰생쥐의 생존 기간을 늘리고 또 부신피질의 기능을 좋게 하며 생체 내의 대사 기능을 좋게 하는 것으로 나타났습니다. 전통 의학에서 말하는 나쁜 것을 없애고 좋은 것을 북돋아 주는 부정거사의 작용을 지니고 있는 것입니다. 부처손을 달인 물은 좀흰생쥐의 사르코마-180암에 대한 억제율이 61.2퍼센트였고 종양 크기가 작은 암에 효과가 더 컸습니다.

부처손은 융모상피암, 폐암, 간암, 코암, 유방암, 자궁경부암 및 소화 기관의 암에 씁니다. 방사선요법에 민감하게 반응하는 종양에 대해 모두 일정한 치료 효과가 있다고 합니다. 중산의학원에서 융모상피암과 악성포상귀태 23례를 부처손으로 치료한 결과 단기 치유 4례, 현저한 효과를 본 것이 8례, 효과를 본 것이 5례, 효과를 못 본 것이 5례로 총 유효율이 73.9퍼센트였다고 합니다. 부처손과 화학요법을 같이 써 본 결과 치료 성적이 더 좋았다고 합니다. 부처손은 하루에 30~60그램을 달여서 먹거나 알약으로 만들어 먹습니다. 부처손은 암 말고 간염, 편도선염, 유선염 같은 염증 질환에도 효과가 있습니다.

〈동의보감〉에 적힌 부처손의 약성은 다음과 같습니다.

'성질은 따뜻하고 평하다.(약간 차다고도 한다) 맛이 맵고 달며 독이 없다. 여자의 음부 속이 차거나 달면서 아픈 것, 월경이 없으면서 임신하지 못하는 것, 월경이 통하지 않는 것 등을 치료한다. 여러 가지 헛것에 들린 것을 없애며 마음을 진정시키고 헛것에 들려 우는 것과 탈항증(脫肛證)과 위벽증을 치료하고 신〔水藏〕을 덥게 한다. 생것으로 쓰면 어혈을 헤치고 볶아서 쓰면 피를 멎게 한다." 〈동의학사전〉에는 또 다음과 같이 적혔습니다.

"맛은 맵고 달며 성질은 평하다. 간경, 신경에 작용한다. 어혈을 없애고 피나는 것을 멈춘다. 달거리가 없는 데, 징가, 타박상 배아픔, 숨이 찬 데, 피를 게우는 데, 변혈, 뇨혈, 탈홍 등에 쓴다. 피멎이약으로는 거멓게 닦아서 쓴다. 하루 2~9그램을 달임약, 약술, 가루약 형태로 먹는다. 외용약으로 쓸 때는 짓찧어 붙이거나 가루내어 뿌린다."

10

화살나무·참빗살나무·회목나무

암·당뇨 고치고 귀신 쫓는다

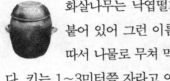화살나무는 낙엽떨기나무로 줄기에 코르크질의 날개가
붙어 있어 그런 이름이 붙었습니다. 아른 봄철에 새순을
따서 나물로 무쳐 먹기 때문에 홋잎나물이라고도 부릅니
다. 키는 1~3미터쯤 자라고 여름철에 연한 녹색의 꽃이 피어 가을
철에 둥글납작한 열매가 갈색으로 익습니다. 줄기에 붙어 있는 날개
의 생김새가 특이해서 귀전우(鬼箭羽), 곧 귀신이 쏘는 화살, 또는
신전목(神箭木)이라고도 부릅니다. 화살나무와 닮은 것으로 참빗살
나무, 회목나무, 회잎나무 등이 있는데 다 같이 약으로 씁니다.

화살나무는 우리나라 민간에서 식도암, 위암 등에 효과가 있다
고 하여 널리 알려진 식물입니다. 화살나무를 달여서 열심히 복용
하고 암이 나았거나 상태가 좋아졌다는 사례가 더러 있으므로 항
암 작용이 상당히 센 것으로 짐작됩니다.

한방에서는 산후 피멎이약, 정신불안, 여성의 자궁출혈, 대하,

어혈을 치료하는 약으로 쓰고 민간에서 열매로 고약을 만들어 피부병 치료약으로 썼습니다.

화살나무는 원인을 알 수 없이 시름시름 아픈 병, 단전호흡을 잘못하여 기(氣)가 위로 치밀어 올라 생긴 병, 귀신들린 병, 크게 놀라서 생긴 병을 낫게 하는 것으로 민간에 전해지고 있습니다. 또 혈액순환을 좋게 하고 어혈을 풀어 주며 염증을 없애 주고 정신을 안정시켜 주는 효과가 있는 것으로 알려졌습니다. 화살나무에 대한 〈동의보감〉의 기록은 다음과 같습니다.

"성질은 차며 맛은 쓰고 독이 없다. (독이 조금 있다고도 함)고독, 시주, 중악으로 배가 아픈 것을 낫게 한다. 사기나 헛것에 들린 것[邪殺鬼], 가위눌리는 것을 낫게 하며 뱃속에 있는 벌레를 죽인다. 월경을 잘 통하게 하고 징결을 헤치며 붕루, 대하, 산후 어혈로 아픈 것을 멎게 하며 풍독종(風毒腫)을 삭이고 유산시킨다... 민간에서는 태워서 좋지 못한 기운을 없앤다."

화살나무는 당뇨병에 혈당량을 낮추고 인슐린 분비를 늘리는 작용이 있습니다. 당뇨병 환자가 화살나무 어린줄기 5~10그램을 물로 달여 하루 3번씩 나누어 먹고 효과를 본 예가 더러 있습니다.

〈동의학사전〉에 적힌 화살나무의 약성은 다음과 같습니다.

"맛은 쓰고 성질은 차다. 간경에 작용한다. 혈을 잘 돌게 하고 어혈을 없애며 달거리를 통하게 하고 벌레를 죽인다. 약리 실험에서 주요성분인 싱아초산나트륨이 혈당량 낮춤 작용을 나타낸다는 것이 밝혀졌다. 주로 달거리가 없는 데, 징가, 산후 어혈로 배가 아픈 데, 기생충으로 배가 아픈 데 등에 쓴다. 하루 6~9그램을 달임약, 알약, 가루약 형태로 먹는다. 임신부에게는 쓰지 않는다."

광나무

여성을 정숙하게 흰머리를 검게

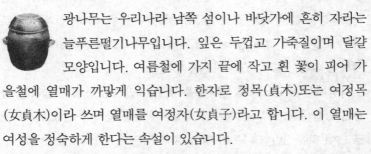광나무는 우리나라 남쪽 섬이나 바닷가에 흔히 자라는 늘푸른떨기나무입니다. 잎은 두껍고 가죽질이며 달걀 모양입니다. 여름철에 가지 끝에 작고 흰 꽃이 피어 가을철에 열매가 까맣게 익습니다. 한자로 정목(貞木)또는 여정목(女貞木)이라 쓰며 열매를 여정자(女貞子)라고 합니다. 이 열매는 여성을 정숙하게 한다는 속설이 있습니다.

우리나라에는 광나무와 넓은잎광나무, 제주도에 자라는 당광나무 등이 있는데 다 같이 약으로 씁니다. 광나무를 닮았지만 가을에 잎이 떨어지는 것이 다른 쥐똥나무도 거의 비슷한 약효가 있습니다. 쥐똥나무를 한자로 남정목(男貞木)이라 합니다. 민간의 속설에는 쥐똥나무는 남자한테 좋고 광나무는 여자한테 좋다고 합니다.

광나무 열매는 간과 신장을 튼튼하게 하는 보약으로 널리 씁니다. 오래 먹으면 몸이 가벼워지고 오래 살며 정신이 맑아지고 흰머리가 검어진다고 합니다. 실험에 따르면 임파의 작용을 세게 하고 백혈구의 생존시간을 늘려 면역력을 높이는 작용이 있는 것으로 밝혀졌습니다.

광나무 잎과 줄기에는 항암 작용이 있습니다. 중국에서 실험한 결과로는 위암, 간암, 식도암 등에 좋은 치료 효과가 있을 뿐 아니라 면역 기능을 세게 하여 병에 대한 저항력을 길러 주는 것으로 인정되었습니다.

광나무는 눈을 밝게 하고 심장을 튼튼하게 하며 마음을 안정시키고 뼈와 근육을 튼튼하게 하는 보약입니다. 신경쇠약이나 현기증, 허리나 다리가 허약한 데에도 좋고 늙은이가 오래 먹으면 흰머리가 검어지면서 다시 젊어진다는 얘기가 있습니다. 여성이 오래 먹으면 기미, 주근깨 같은 것이 없어져서 피부가 고와질 뿐 아니라, 음욕이나 질투심이 사라지고 정숙한 사람이 된다고 합니다.

광나무 열매에 대해 〈동의학사전〉에는 이렇게 적혀 있습니다.

"맛은 달고 쓰며 성질은 평하다. 간경, 신경에 작용한다. 간과 신의 음을 보하고 허리와 무릎을 든든하게 하며 눈을 밝게 한다. 약리 실험에서 올레아놀산 성분이 간보호 작용을 한다는 것이 밝혀졌다. 간신의 음이 허하여 어지러운데, 허리와 무릎이 시큰시큰하며 아픈 데, 이명, 시력 장애, 머리칼이 일찍 희어지는 데 등에 쓴다. 신경쇠약, 시신경염, 중심성망막염, 초기 백내장 등에도 쓴다. 하루 5~10그램을 달임약, 알약, 약엿 형태로 먹는다. 달임액을 눈에 넣기도 한다."

12

바위솔(와송)

항암 효과 높고 피흐름을 좋게

 바위솔은 오래된 기와지붕 위나 깊은 산의 바위 위에
자라고 있는 여러해살이풀입니다. 잎은 살이 찌고 버들
잎 모양으로 줄기를 둘러싸고 무더기로 납니다. 가을철
에 작은 꽃이 줄기 끝에 이삭처럼 모여서 핍니다.

지붕의 기와 위에서 자라는 모양이 소나무 잎이나 소나무 꽃을
닮았다고 해서 와송(瓦松)이라 부르기도 합니다. 신탑, 탑송이라
부르기도 하며 여름철에 채취하여 말려서 약으로 씁니다.

바위솔은 요즘에 위암을 비롯한 소화기 계통의 암에 좋은 효과가
있는 것으로 민간에 알려진 약초입니다. 간혹 효과를 보았다는 사람
이 있는 것으로 보아 꽤 높은 항암 효과가 있는 것으로 보입니다.

옛 의학책에도 옹종을 치료하는 데 바위솔을 썼다는 기록이 여
러 군데 보입니다. 혈액순환을 좋게 하고, 열을 내리며, 출혈을 멈
추게 하는 작용도 있다고 합니다.

〈동의학사전〉에는 바위솔의 약성을 이렇게 적었습니다.

"맛은 시고 쓰며 성질은 서늘하다. 간경, 폐경에 작용한다. 열을 내리고 독을 풀며, 피나는 것을 멈추고 습을 없애며, 부은 것을 내린다. 약리 실험에서 해열 작용이 밝혀졌다. 피를 게우는 데, 코피, 혈리, 학질, 옹종, 열림, 치질, 정창, 습진, 덴 데 등에 쓴다. 간염에도 쓴다. 하루 15~30그램을 달임약, 알약 형태로 먹거나 신선한 것을 짓찧어 즙을 내어 먹는다. 외용약으로 쓸 때는 짓찧어 붙이거나 달인 물로 씻는다. 거멓게 볶아 가루 내어 기초제에 개어 붙이기도 한다."

13
마름 열매
위암·자궁암에 높은 효과

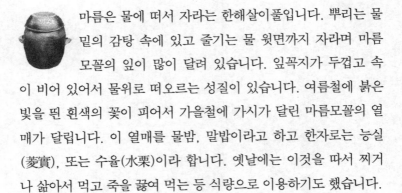 마름은 물에 떠서 자라는 한해살이풀입니다. 뿌리는 물
밑의 감탕 속에 있고 줄기는 물 윗면까지 자라며 마름
모꼴의 잎이 많이 달려 있습니다. 잎꼭지가 두껍고 속
이 비어 있어서 물위로 떠오르는 성질이 있습니다. 여름철에 붉은
빛을 띈 흰색의 꽃이 피어서 가을철에 가시가 달린 마름모꼴의 열
매가 달립니다. 이 열매를 물밤, 말밤이라고 하고 한자로는 능실
(菱實), 또는 수율(水栗)이라 합니다. 옛날에는 이것을 따서 찌거
나 삶아서 먹고 죽을 끓여 먹는 등 식량으로 이용하기도 했습니다.

마름 열매는 술독을 풀고 더위먹은 것을 고치는 약으로 이름 높
습니다. 오래 먹으면 몸이 가벼워지고 눈이 밝아지며 더위를 타지
않으며 장수한다고 했습니다.

항암 작용이 있는 것으로도 일찍부터 알려졌습니다. 〈약용식물
사전〉에 마름 열매를 달여 먹으면 두창을 낫게 하고 술독을 풀며

눈을 밝게 할 뿐만 아니라 위암, 자궁암을 낮게 한다고 적혔습니다. 또 〈약이 되는 식물〉에 마름 열매15~20개를 물로 달여서 하루 세 번 나누어 마시면 갖가지 암에 효과가 있고 술독과 태독을 없애며 소화를 잘 되게 한다고 적혔습니다.

중국에서 실험한 것에 따르면, 좀흰생쥐 엘리히복수암과 간암에 마름 열매를 달인 물이 일정한 억제 작용을 나타냈고, 좀흰생쥐의 사르코마-180암에는 60퍼센트의 억제 효과가 있었다고 했습니다.

마름 열매는 그 껍질에 항암 활성이 있습니다. 위암, 식도암, 자궁암에는 마름 열매를 가루 내어 하루 6그램씩 물이나 꿀물과 함께 먹고, 또 갖가지 암에 마름 열매 60그램, 율무, 번행초 각 30그램, 등나무 혹 9그램을 달여서 하루 세 번에 나누어 먹습니다. 마름잎이나 줄기도 차로 달여 수시로 마시면 좋다고 합니다.

일본에서 펴낸〈가정 간호의 비결〉이란 책에는 마름 열매 30개를 흙으로 만든 그릇에 넣어 약한 불로 오래 달여서 그 물을 하루 3~4번 복용하면, 병원에서 포기한 위암이나 자궁암 환자도 희망을 가질 수 있다고 적혔습니다. 자궁암에는 마름 열매 달인 것을 마시는 것과 함께 달인 물로 음부나 자궁을 자주 씻어 주면 좋다고 했습니다.

〈동의보감〉에는 마름 열매의 약성에 대해 이렇게 적혔습니다.

"성질은 평하고(차다고도 한다) 맛은 달며 독이 없다. 속을 편안하게 하고 5장을 보한다... 물 속에서 나는 열매 가운데서 이것이 제일 차다. 많이 먹으면 배가 불러 오르는데 생강술을 마시면 곧 꺼진다."

〈동의학사전〉에도 마름 열매에 항암 작용이 있다고 적혔습니다.

"맛은 달고 성질은 평하다. 위경, 소장경, 대장경에 작용한다. 기와 오장을 보하고 더위로 인한 열을 없앤다. 마름 열매의 알코올 우림액은 항암 작용을 나타낸다. 더위를 먹어 가슴이 답답하면서 갈증이 나는데, 소갈 등에 쓰며 술독을 푼다. 식도암, 자궁암 등에 쓴다. 하루 15~60그램을 깨뜨려서 달임약으로 먹는다."

14

일엽초

결석 녹이고 암세포도 없앤다

일엽초는 고란초과에 딸린 여러해살이풀입니다. 습기
있는 바위 위나 나무 위에서 자랍니다. 줄기는 길게 옆
으로 뻗었고 버들잎을 닮은 잎이 하나씩 돋아나기 때문
에 일엽초(一葉草)라고 부릅니다.

일엽초는 위암과 자궁암 등에 효과가 있다 하여 알려졌습니다.
위암, 자궁암, 유방암 등에 하루 10~15그램을 달여 세 번에 나누
어 먹으면 효과가 있다고 합니다. 그러나 일엽초에 대한 학문적 연
구는 아직 이루어지지 않았습니다.

일엽초는 맛은 쓰고 달며 성질은 평하고 독이 없습니다. 간경,
신경에 작용하며 열을 내리고 독을 풀며 혈액순환을 좋게 하고 염
증을 삭이며 오줌을 잘 나가게 하고 출혈을 멎게 하는 등의 약리
작용이 있습니다. 요도염이나 신장염, 방광결석, 신장결석, 부종,
임질, 대장염, 이질 등에도 씁니다.

15
백화사설초
유명 의사의 간암을 고친 이름 없던 풀

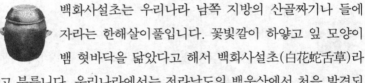 백화사설초는 우리나라 남쪽 지방의 산골짜기나 들에 자라는 한해살이풀입니다. 꽃빛깔이 하얗고 잎 모양이 뱀 혓바닥을 닮았다고 해서 백화사설초(白花蛇舌草)라고 부릅니다. 우리나라에서는 전라남도의 백운산에서 처음 발견되었다고 해서 백운풀이라고 부릅니다. 키는 10~30센티미터쯤 자라고 잎은 바늘 모양이고 가는 줄기들이 한데 엉켜서 자랍니다.

백화사설초는 우리나라는 말할 것도 없고 중국에서도 옛 의학책에는 적혀 있지 않은 약초입니다. 그러던 것이 20년쯤 전에 홍콩의 한 유명 의사가 이것을 복용하여 간암을 고친 뒤부터 세계에 널리 알려져 암 치료약으로 널리 쓰이게 되었습니다.

백화사설초는 열을 내리고 독을 풀며 염증을 삭이고 오줌을 잘 나가게 하며 피를 잘 돌게 하고 통증을 멎게 하는 작용이 있습니다. 실험에서 간암 세포를 죽이고 박테리아를 억제하는 것으로 나타났습니다. 생쥐를 이용한 실험에서 암세포를 억제할 뿐만 아니라 암세포를 괴사시키고 백혈구의 탐식 작용을 좋게 한다고 했습니다.

백화사설초는 갖가지 종양에 널리 씁니다. 특히 소화기계와 임파계 종양에 잘 든다고 합니다. 중국 강소성 오현 동산인민의원에서 악성 임파종 23례를 치료하여 임상적으로 다 나은 것이 5례, 효과를 본 것이 7례로 총 유효율이 82퍼센트에 이르렀습니다. 또 중국 남창시인민병원에서 위암 81례를 치료한 결과, 임상적으로 다 나은 것이 15례, 현저한 효과를 본 것이 7례, 약간 효과를 본 것이 39례로 총 유효율 75.3퍼센트였습니다. 직장암 3례에서는 다 나은 것과, 현저한 효과를 본 것이 각 1례씩 이었습니다. 이밖에 직장염, 간염, 기관지염, 편도선염, 후두염 등의 갖가지 염증에도 좋은 효과가 있었습니다.

〈신편중의입문〉에는 위암에 백화사설초 90그램, 백모근 60그램을 달여 설탕을 알맞게 넣어 하루에 여러 차례 나누어 마신다고 했고, 또 다른 책에는 직장암에 백화사설초, 까마중, 인동덩굴 각 60그램, 수염가래, 제비꽃 각 15그램을 달여서 하루에 여러 번 나누어 마신다고 했습니다.

16
까마중
복수 빼고 암세포 억제

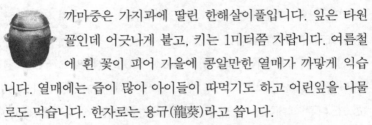

까마중은 가지과에 딸린 한해살이풀입니다. 잎은 타원꼴인데 어긋나게 붙고, 키는 1미터쯤 자랍니다. 여름철에 흰 꽃이 피어 가을에 콩알만한 열매가 까맣게 익습니다. 열매에는 즙이 많아 아이들이 따먹기도 하고 어린잎을 나물로도 먹습니다. 한자로는 용규(龍葵)라고 씁니다.

까마중은 오랜 옛적부터 옹종, 악창, 종기를 치료하는 데 썼습니다. 〈당본초〉, 〈도장본초〉를 비롯 옛 중국의 의학책에는 까마중이 열을 내리고 원기를 보하며 잠을 적게 자게 하고, 옹저와 종독과 타박상을 다스리며 광석의 독을 푸는 작용이 있다고 적혔습니다.

까마중을 달인 물은 티푸스균, 포도알균, 녹농균, 적리균, 대장균, 진균에 대한 억제 작용이 있습니다. 또 항염증 작용, 혈당 낮춤 작용이 있습니다. 그리고 기침멎이 작용, 가래삭임 작용이 있고 혈압을 낮춥니다. 갖가지 염증, 종기, 버짐, 습진, 두통, 류마티스, 종양 등에 씁니다.

까마중은 식도암, 위암, 장암을 비롯한 소화기 계통의 암과 폐암에 씁니다. 까마중 줄기나 잎, 뿌리 30그램과 뱀딸기 15그램을 물에 달여서 복용합니다. 또 까마중 30그램, 황금 60그램, 지치 뿌리 15그램을 달여서 두 번에 나누어 날마다 복용합니다. 악성포도상기태, 난소암, 융모막암, 폐암에 효과가 있습니다.

중국에서는 자궁경부암, 유방암, 위암 등을 까마중으로 치료하여 64.4퍼센트가 효과를 보았다고 합니다. 까마중은 암 환자의 복수를 줄어들게 하는 데 현저한 효과가 있습니다.

〈항암본초〉에는 까마중을 이용한 치료법에 대해 이렇게 적혔습니다.

방광상피조직종양: 까마중, 백영(白英)각 30그램을 하루 한 첩씩 달여 마신다.

자궁융모막상피암 조기 수술을 한 뒤: 까마중 45그램, 수염가래 60그램, 지치 45그램을 하루 한 첩씩 달여 마신다.

암으로 인한 복수: 까마중 신선한 것 5백 그램을 한 첩씩 달여 마신다.

간암: 까마중 60그램, 남천잎 30그램을 하루 한 첩씩 달여 복용한다.

자궁경암: 까마중 30~60그램(신선한 것은 90~150그램)을 물로 달여 3번에 나누어 복용한다.

까마중은 민간에서 흔히 쓸 뿐더러 효과도 좋은 항암 약재입니다. 까마중에 짚신나물, 오이풀 등을 함께 쓰면 항암 작용이 더 세어질 뿐만 아니라 짚신나물과 오이풀의 떫은맛을 줄일 수 있습니다.

17

짚신나물

암세포는 죽이고 정상 세포는 살린다

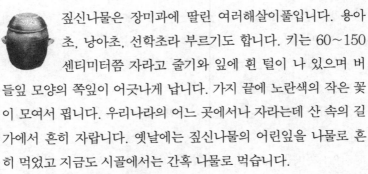 짚신나물은 장미과에 딸린 여러해살이풀입니다. 용아
초, 낭아초, 선학초라 부르기도 합니다. 키는 60～150
센티미터쯤 자라고 줄기와 잎에 흰 털이 나 있으며 버
들잎 모양의 쪽잎이 어긋나게 납니다. 가지 끝에 노란색의 작은 꽃
이 모여서 핍니다. 우리나라의 어느 곳에서나 자라는데 산 속의 길
가에서 흔히 자랍니다. 옛날에는 짚신나물의 어린잎을 나물로 흔
히 먹었고 지금도 시골에서는 간혹 나물로 먹습니다.

짚신나물은 옛부터 종창과 악창을 다스리는 약으로 썼습니다.
민간에서는 이 풀을 나물로 먹으면 여름철에 배탈을 앓지 않는다
는 말이 전해지고 있습니다.

짚신나물은 가장 추천할 만한 항암 식물의 하나입니다. 동물실
험에서 짚신나물을 에탄올로 추출한 것은 좀흰생쥐의 사르코마
180암, 간암피하형 종양에 대한 억제율이 50퍼센트이고 체외 실

험에서 JTC-26암 억제율은 100퍼센트였다고 합니다. 또 짚신나물은 암세포를 억제하면서 정상 세포의 성장을 두 배나 좋게 하는 것으로 나타났습니다.

짚신나물은 암 말고 장염, 요도염, 같은 갖가지 염증 질환의 치료와 지혈제, 강장제로도 씁니다. 잎은 심장의 활동을 강화시키는 작용이 있고 또 잎과 줄기를 달인 물은 류마티스나 습진, 설사에 효과가 있습니다.

〈항암본초〉를 쓴 상민의는 짚신나물 한가지만을 쓰거나 다른 약재와 함께 써서 백혈병을 비롯 여러 가지 암을 치료하여 대부분 효과를 보았다고 하면서 기본 처방을 다음과 같이 제시했습니다.

1. 각종 종양의 통증: 짚신나물 120그램을 1.5시간 달여 여과하고 여과액을 증기로 말린다. 이것을 하루 분량으로 하여 4시간 간격으로 6번 복용한다. 이는 여러 해 동안 써 본 것으로 15일을 먹으면 효과가 있다. 특히 통증이 심한 골암, 간암, 췌장암 등에 효과가 좋다.

2. 백혈병을 뺀 갖가지 종양에 짚신나물 60그램, 백영(白英)25그램, 빈랑 9그램, 감초 3그램을 달여 하루에 여러 차례 나누어 복용한다.

일본에서도 짚신나물 뿌리에서 뽑아 낸 11가지의 성분이 대부분 항암 활성이 있다는 연구 결과가 나왔고, 북한에서도 종양 치료에 써서 일정한 효과가 있었다는 보고가 있습니다. 짚신나물을 암 환자에게 쓰면 암세포의 핵분열상이 줄어들고 핵막이 두꺼워지며 심지어는 핵이 파괴되거나 덩어리로 뭉쳐진다고 합니다. 짚신나물은 거의 독성이 없으면서도 현저한 항암 효과가 있는 약초입니다.

짚신나물에 대해서 〈동의학사전〉에는 이렇게 적혔습니다.

"맛은 쓰고 떫으며 성질은 평하다. 폐경, 간경, 비경에 작용한다. 피나는 것과 설사를 멈추고 독을 풀며 헌 데를 잘 아물게 하고 벌레를 죽인다. 약리 실험에서 짚신나물을 달인 물이 피멎이 작용(비타민K, 탄닌, 아그리모놀), 항암 작용, 염증 없애기 작용, 설사멎이 작용을 나타내고 알콜 추출물과 아그리모놀리드 성분은 강심 작용과 혈압 높임 작용을 나타낸다는 것이 밝혀졌다. 아그리모놀은 촌충과 트리코모나스도 죽인다. 코피, 각혈, 피게우기, 피오줌, 자궁출혈, 설사, 이질, 학질, 위암, 식도암, 대장암, 간암, 자궁암, 방광암, 트리코모나스성 질염, 부스럼 등에 쓴다. 하루 9~15그램, 신선한 것은 15~30그램을 달임약, 가루약 형태로 먹거나 생즙을 짜서 먹는다. 외용약으로 쓸 때는 짓찧어 붙인다."

18

어성초
만능의 약효 지닌 천연항생제

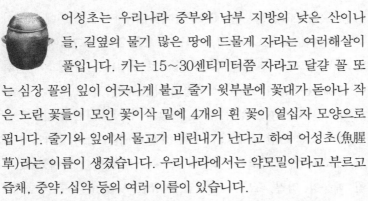 어성초는 우리나라 중부와 남부 지방의 낮은 산이나 들, 길옆의 물기 많은 땅에 드물게 자라는 여러해살이 풀입니다. 키는 15~30센티미터쯤 자라고 달걀 꼴 또는 심장 꼴의 잎이 어긋나게 붙고 줄기 윗부분에 꽃대가 돋아나 작은 노란 꽃들이 모인 꽃이삭 밑에 4개의 흰 꽃이 열십자 모양으로 핍니다. 줄기와 잎에서 물고기 비린내가 난다고 하여 어성초(魚腥草)라는 이름이 생겼습니다. 우리나라에서는 약모밀이라고 부르고 즙채, 중약, 십약 등의 여러 이름이 있습니다.

어성초의 비린내 성분은 데카노일아세트히드와 라우린알데히트라는 성분인데 신선한 것에만 들어 있습니다.

어성초는 센 오줌 내기 작용과 강심 작용이 있고 대장균, 티푸스균, 파라티푸스균, 적리균, 임균, 포도알균, 사상균에 대한 항균 작용과 모세혈관을 강화하는 작용이 있습니다. 또 무좀균, 백선균에 대한 항균 작용도 있는데 포도알균에 대한 항균 작용은 항생제 설파민보다 셉니다.

어성초는 염증약, 이뇨 해독약으로 임질, 요도염, 방광염, 자궁염, 폐염, 기관지염, 복수, 무좀, 치루, 탈홍, 악창, 갖가지 암 등에 씁니다. 어성초는 암 치료 처방에 보조약으로 흔히 씁니다. 중국에서 백합고금환(百合固金丸)이라는 처방에 어성초를 더하여 써서 폐암 중기 환자 38례를 치료하여 22례의 증상이 좋아져서 병이 진전되지 않고 안정 상태에 이르렀다고 합니다. 절강중의학원 종양연구실에서 23례의 폐암 환자를 어성초와 불갑초(佛甲草)등 약으로 치료하여 모두가 1년 이상 생명을 유지했다고 합니다.

어성초는 암으로 인한 복수를 빼는 데 상당한 효력이 있습니다. 어성초 30그램과 붉은팥 90그램을 달여서 하루 2~3번에 나누어 복용합니다. 그리고 갖가지 암에는 어성초 20~30그램에 물 400 밀리미터를 넣고 달여서 차처럼 수시로 마십니다. 어성초의 약성에 대해서는 〈동의학사전〉에 이렇게 적혔습니다.

"맛은 맵고 성질은 차다. 간경, 폐경에 작용한다. 열을 내리고 독을 풀며 오줌을 잘 누게 하고 부은 것을 내린다. 약리 실험에서 강심 이뇨 작용, 모세혈관 강화 작용, 억균 작용 등이 밝혀졌다. 폐염, 폐농양, 임질, 요도염, 방광염, 자궁염, 젖앓이, 치루, 무좀, 헌데 등에 쓴다. 하루 9~15그램을 달임약으로 먹는다. 외용약으로 쓸 때는 즙을 내어 바른다. 차처럼 늘 마시면 동맥경화를 예방할 수 있다."

19

삼백초

뱃속 덩어리 없애는 명약

삼백초는 어성초를 닮은 여러해살이풀입니다. 잎에 흰 반점이 생기고, 꽃이 희고, 뿌리가 희다 하여 삼백초(三白草)라고 부릅니다. 우리 나라에서는 제주도의 들이나 물가에 자랍니다.

삼백초는 일본에서 부종, 각기, 염증, 암 등에 쓰는 민간약입니다. 최근의 연구에서 항암 작용이 있다는 것이 밝혀졌습니다. 얼마 전에는 중국에 사는 교포 한의사 한사람이 삼백초와 짚신나물을 위주로 한 처방으로 말기암 환자 92퍼센트를 고쳤다고 해서 화제가 되기도 했습니다.

뱃속에 있는 덩어리를 풀고 가래를 삭이며 간장의 기능을 활성화하여 황달을 치료하며 갖가지 독을 풀고 말초의 혈액 순환을 좋게 하는 작용이 있습니다. 이뇨작용이 뚜렷하고 근육과 뼈를 튼튼하게 하며 변비를 없애고 장을 깨끗하게 하는 효과도 있다고 합니다. 최근에는 비만증을 치료하는 약으로도 쓰고 있습니다.

아직 삼백초의 약리작용이나 항암효과에 대해서는 분명하게 과학적으로 밝혀진 것은 없습니다. 다만 민간에서 삼백초와 짚신나물, 엉겅퀴 등을 달여 먹고 폐암, 간암 등을 고쳤다거나 호전시켰다는 사례가 여럿 있는 것으로 보아 상당히 높은 항암 활성을 지녔을 것으로 생각됩니다.

398
토종의학 암 다스리기

여덟째 가름

암을 고치는 산나물
열두 가지

1
머위
유럽에서 암 치료약으로 큰 인기

머위는 국화과에 딸린 여러해살이풀입니다. 산과 들의 물기 있는 곳에 저절로 나서 자라며 간혹 집에서 심어 가꾸기도 합니다. 이른 봄철에 뿌리줄기에서 꽃봉오리가 나와 연한 노랑 색의 꽃이 덩어리로 핍니다. 꽃이 진 다음에 뿌리에서 널찍한 콩팥 모양의 둥근 잎이 돋아납니다. 잎꼭지의 길이가 40~70센티미터, 잎은 지름이 10~20센티미터쯤 됩니다. 잎줄기를 뜨거운 물로 우려서 껍질을 벗겨 들깨즙과 무쳐서 나물로 흔히 먹습니다. 또 잎을 삶아 물에 불려 쓴맛을 빼고 양념으로 해서 먹기도 합니다.

머위는 단백질, 지방, 당질, 섬유질, 회분, 칼슘, 철, 인이 고루 들어 있는 훌륭한 영양 채소입니다. 특히 칼슘이 100그램당 718밀리그램이나 들어 있고 비타민A 와 C도 풍부합니다.

머위는 독일, 스위스, 프랑스 같은 유럽에서 가장 탁월한 암 치료약으로 인정되고 있습니다. 스위스의 자연요법 의사 알프레드 포겔 박사는 머위야말로 독성이 없으면서도 강력한 항암 작용이 있는 식물이라고 했습니다. 그는 머위의 항암 효과에 대해서 〈포겔 박사에게 물어보세요〉라는 책에서 이렇게 썼습니다.

"여러 해 동안 페타시테스(머위)를 암 환자에 투여해서 좋은 결과를 얻었기 때문에 연구가들은 이 실험을 계속하고 있다. 미래를 보장할 수 없는 절망적인 암 환자가 페타시테스의 도움을 얻어 결국에는 회복이 가능할지도 모르며, 이러한 가능성은 우리에게 희망과 가능성을 안겨 준다. 많은 약국에서 화제를 일으키며 언론에 보도되었던 소위 암 치료제들을 판매하고 있으나 이 약들 중 대부분은 갑자기 나타난 속도만큼이나 빨리 사라져 갔다. 그러나 페타시테스 추출물이 갖고 있는 치료 효과에 대한 관찰은 이 식물이 암의 전반적인 성장에 특정한 영향을 미친다는 사실을 수십 년에 걸쳐 변함없이 보여주고 있다...

한 예로 어느 큰 병원의 고참 상담원이 내게 이야기해 준 것 가운데 수술 후의 모든 환자들에게 페타시테스 추출액을 투여한 결과 변화가 일어났으며 (암이 확산되지 않았다)환자의 상태도 양호했다는 내용이 있다. 또 다른 예는 60세 할머니 환자에 관한 것으로 그녀는 악성종양이 이미 진행되어 계속 퍼지는 상태에서 병원을 찾았다. 의사는 아무런 희망도 주지 못했으며, 환자의 아들에게 오래 살지 못할 것이라고 알려주었다. 그런 상태에서 환자에게 페타시테스를 사용하였더니 의사가 깜짝 놀랄 일이 생겼다. 몇 주 뒤에 환자가 퇴원하게 된 것이다...

머위가 몰핀 주사도 소용이 없을 만큼 병이 진행된 단계에 있는 암 환자들이 겪고 있는 참을 수 없는 통증도 분명히 완화시켜 준다는 사실은 경험으로 알 수 있다. 모든 암 환자들에게 의사들의 통상적인 치료 외에도 페타포스를 처방하라고 권하고 싶다. 이것은 머위 추출 성분으로 만든 제제이다... 그것은 암이 전이되는 위험을 줄여 주며, 환자의 상태 및 치료 전망을 개선하고 통증을 완화한다. 게다가 페타포스는 전혀 부작용이 없는 무해.무독성의 식물 치료제이다... 일반적으로 상태가 호전되는 것은 페타포스 치료를 시작하고 세 번째 날로써 이때부터 환자의 상태는 개선되고 통증도 심하지 않게 된다. 간암의 경우에도 만족스러운 결과가 나타났는데, 이것은 다른 치료제로는 환자에게 희망이 거의 없을 경우일 때였다."

포겔 박사가 말하는 머위와 우리나라에 자라는 머위가 꼭 같은 종은 아닙니다. 서양 머위는 학명이 Petasites officinalis이고 우리나라에서 자라는 것은 Petasites japonicus (S.ef.z) Max로서 생김새가 약간 다릅니다. 그러나 우리나라의 머위도 옹종, 암, 기관지염, 편도선염 등에 쓴 기록이 있고 민간에서 암 치료에 활용하고 있습니다. 서양 머위에 못지 않은 효과가 있는 것으로 생각됩니다.

머위와 닮은 것으로 제주도를 비롯한 남부 지방의 물기 많은 땅에 자라는 털머위(Farfugiun japonicun)가 있습니다. 이것 역시 머위와 비슷한 약효가 있습니다.

이밖에 머위와 닮은 것으로 우리나라에는 자라지 않고 중국이나 몽고에 많이 자라는 관동(款冬)이라는 것이 있습니다. 이른 봄에 꽃이 피므로 관동이라 부르는데 기침에 특효가 있으며 암을 치료하는 데에도 씁니다. 우리나라에서는 몇 군데서 심어 가꾸고 있으며, 머위를 관동이라 부르기도 합니다.

관동에 대해서는 〈동의보감〉에 이렇게 적혔습니다.

"성질은 따뜻하고 맛은 맵고 달며 독이 없다. 폐를 눅여 주고 담을 삭이며 기침을 멎게 하고 폐위와 폐옹(肺癰)으로 피고름을 뱉는 것을 낫게 하며 번열을 없애고 허로를 보한다... 기침을 낫게 하는 데 가장 중요한 약이다... 〈신농본초경〉에 우리나라에서 난다 하였는데 지금은 없다."

〈동의학사전〉에는 관동의 약효를 이렇게 적었습니다.

"관동화는 귀중한 동약으로 기침에 특효가 있고 암을 치료하는 데도 쓴다. 이른 봄 꽃봉오리를 따서 그늘에 말린다. 맛은 맵고 달며 성질은 따뜻하다. 폐경에 작용한다. 폐를 보하고 담을 삭이며 기침을 멈춘다. 기침멎이 작용, 가래삭임 작용, 기관지 이완 작용(적은 양에서) 등이 실험에서 밝혀졌다. 폐허로 기침이 나는 데, 가래가 나오면서 기침이 나는 데 쓴다. 기관지염, 천식, 기관지확장증, 폐농양, 후두염 등에도 쓴다. 하루 10~15그램을 달여 먹는다. 관동 잎도 기침약으로 쓴다."

2
돌나물
물김치로 먹으면 간염에 높은 효과

돌나물은 경천과에 딸린 여러해살이풀로 봄철에 흔히 물김치를 담가 먹기도 하는 나물입니다. 다육 식물로 잎이나 줄기가 채송화를 닮았고 5~6월에 노란 꽃이 핍니다. 물기가 있는 땅이나 햇볕이 잘 드는 돌 위에 흔히 자랍니다.

돌나물은 간염이나 황달 간경변증 같은 간질환에 매우 좋은 효과를 가진 것으로 알려져 있습니다. 봄부터 가을철 사이에 채취하여 생즙을 내어 먹을 수도 있고, 물김치를 담가 먹을 수도 있으며 나물로 무쳐 먹을 수도 있습니다. 말려서 달여 먹기도 합니다. 종기나 종양을 치료하는 데에 민간에서 흔히 씁니다.

〈동의학사전〉에는 돌나물이 전염성 간염에 효과가 좋다고 적혔습니다.

"맛은 달고 심심하며 성질은 서늘하다. 열을 내리고 독을 풀며 부은 것을 내린다. 목안이 붓고 아픈 데, 열림, 옹종, 덴 데, 뱀에

암을 고치는 산나물 열두 가지

물린 데, 등에 쓴다. 전염성 간염에도 쓴다.(전염성 간염 환자에게 쓰면 임상 증상이 좋아지고 GPT 가 정상으로 회복된다) 하루 15~30그램을 달임약으로 쓰거나 신선한 것 60그램을 짓찧어 즙을 내어 먹는다. 외용약으로 쓸 때는 짓찧어 붙이거나 즙을 내어 먹는다."

돌나물은 성질이 차므로 몸에 열이 많은 체질인 소양인들한테 좋고, 소음이나 태음 체질에는 이롭지 않습니다. 소음인이나 태음인이 쓸 때에는 성질이 더운 식품이나 약재와 같이 쓰는 것이 좋습니다. 청석 위에서 자란 돌나물이 약성이 가장 높다고 합니다.

3
취나물(참취)
맛 좋고 간염과 기침에 효과

취나물이라면 대개 참취를 말합니다. 키 1미터에서 1.5
미터쯤 자라는 여러해살이풀로 우리나라 산과 들 어디
서나 흔히 자랍니다. 늦은 봄부터 초여름까지 어린순을
채취하여 나물로 먹습니다. 날로 쌈을 싸서 먹으면 독특한 향과 맛
이 있고, 살짝 데쳐서 나물로 무쳐도 맛이 좋습니다. 취나물 중에
서 제일 맛있는 것이라 하여 참취라 부르며 요즘에는 재배도 흔히
합니다.

참취는 만성간염이나 전염성 간염을 비롯 갖가지 간질환과 기
침, 가래를 치료하는 약초입니다. 진통 작용도 있어서 두통, 요통,
근육통 등에 참취 나물을 먹거나 참취 뿌리를 날것으로 찧어 붙이
면 통증이 완화됩니다. 〈동의학사전〉에는 참취의 약성에 대해 이
렇게 적혔습니다.

"말린 것에 플라보노이드, 사포닌, 알칼로이드가 들어 있다. 약

리 실험에서 뚜렷한 담즙 분비 작용, 진통 작용을 나타낸다. 민간에서 황달, 간염, 기침, 소화 장애, 타박상, 뱀에게 물린 것 등에 쓴다. 어린잎을 산나물로 먹는다."

4
개미취
암과 가래 삭이고 맛도 일품

개미취는 국화과에 딸린 여러해살이풀로 우리나라 어디에서나 흔히 자랍니다. 잎은 긴 타원형이고 어긋나게 붙습니다. 8~9월에 국화꽃을 닮은 연보랏빛 꽃이 핍니다. 5~6월에 넓고 부드러운 잎을 채취하여 살짝 데쳐서 말려 묵나물로 만들어 두었다가 물에 불려서 참기름으로 무쳐 먹는데, 산나물 가운데서 맛이 좋은 것에 듭니다.

개미취 뿌리에는 항암 작용이 있습니다. 뿌리를 달인 물이 좀흰생쥐의 사르코마-180암을 16.7퍼센트 억제하고, 엘리히복수암도 억제하는 것으로 동물실험에서 나타났습니다.

개미취는 폐 계통의 모든 질병에 효과가 있습니다.

폐암에 볶은 개미취 뿌리, 지모(知母)각 12그램, 행인, 패모(貝母)각 9그램, 뽕나무 뿌리 속껍질, 복령 각 15그램, 생감초, 인삼각 6그램, 율무, 더덕 각 24그램을 달여서 하루 세 번으로 나누어 마신다고 했으며, 폐암으로 피를 토하는 데에는 개미취 뿌리와 지치 뿌리를 반씩 섞어 졸인 물로 앵두알 만하게 알약을 지어 자주 한 알씩 입에 물고 있으라고 했습니다.

〈본초통현〉에는 개미취 뿌리에 대해 "맛이 매우나 조(燥)하지 않고 윤(潤)하나 차지 않으며 보(補)하나 체(滯)하지 않는다. 그러나 독용(獨用)하거나 많이 쓰면 효과가 없다. 소변 불통이나 피오줌을 눌 때 30그램을 달여 먹으면 즉시 낫는다." 하였습니다.

개미취는 뚜렷한 기침멎이 작용이 있어 폐결핵, 피가래, 천식, 기관지염 등에 좋은 약입니다. 잎도 뿌리와 비슷한 작용이 있으므로 암 환자들한테 매우 좋은 산나물이라 할 수 있습니다.

〈동의보감〉에는 개미취에 대해 이렇게 적혔습니다.

"성질은 따뜻하고(평하다고도 한다) 맛은 쓰고 매우며 독이 없다. 폐위로 피를 토하는 것을 낫게 하고 담을 삭이며 갈증을 멎게 하고 기침하면서 기가 치미는 것, 기침할 때 피고름을 뱉는 것, 추웠다 열이 났다 하는 것, 기가 몰리는 것을 낫게 한다. 피부를 윤택하게 하며 골수(骨髓)를 보태 주고 위벽증을 낫게 한다."

〈동의학사전〉에는 이렇게 적혔습니다.

"맛은 쓰고 매우며 성질은 따뜻하다. 폐경에 작용한다. 담을 삭이고 기침을 멈추며 오줌을 잘 누게 한다. 약리 실험에서 가래삭임 작용, 기침멎이 작용, 항암 작용, 억균 작용 등이 밝혀졌다. 가래삭임 작용은 사포닌 성분, 이뇨 작용은 쿠에르세틴 성분으로 인해 나타난다. 가래가 있으면서 기침이 나고 숨이 찬 데 소변 불리 등에 쓴다. 급성 기관지염, 폐농양에도 쓸 수 있다. 하루 6~12그램을 달임약, 알약, 가루약 형태로 먹는다. 실열증에는 쓰지 않는다."

5
미역취
폐결핵·두통·암에 효과 높은 울릉도의 보물

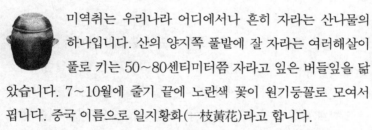미역취는 우리나라 어디에서나 흔히 자라는 산나물의
하나입니다. 산의 양지쪽 풀밭에 잘 자라는 여러해살이
풀로 키는 50~80센티미터쯤 자라고 잎은 버들잎을 닮
았습니다. 7~10월에 줄기 끝에 노란색 꽃이 원기둥꼴로 모여서
핍니다. 중국 이름으로 일지황화(一枝黃花)라고 합니다.

미역취는 맛이 썩 좋은 산나물입니다. 대개 5~6월에 어린 싹을
채취해서 살짝 데쳐 말려서 묵나물로 만들어 먹습니다. 울릉도에
서 많이 납니다. 미역취는 잎, 뿌리, 줄기를 모두 약으로 씁니다.
오래된 천식과 폐결핵, 두통, 폐암, 유방암 등에 효과가 있다고 합
니다.

미역취 뿌리를 달인 물을 사르코마-180 암을 이식한 생쥐에게
주사하고 5일 뒤에 결과를 측정하였더니 생장 억제율이 82퍼센트
에 이르렀다고 합니다. 또 백혈구의 탐식 기능을 촉진하는 작용도

실험에서 밝혀졌고 폐염구균, 황색포도상구균, 녹농간균 등에 대한 억제 작용도 뚜렷합니다.

중국에서 갑상선 종양에 미역취 15그램, 한신초(韓信草)등을 달인 약물로 치료하여 53명의 환자 가운데서 1년 안에 나은 것이 28명, 2년 안에 나은 것이 36명, 10년 안에 나은 것이 1명이었다고 합니다.

미역취에 대해 〈동의학사전〉에 적힌 것은 다음과 같습니다.

"맛은 달고 성질은 따뜻하다. 풍습을 없애고 기혈을 잘 돌게 한다. 풍한감기, 머리 아픔, 오래된 천식, 마비증, 타박상, 정창, 폐결핵, 유방암에도 쓴다. 하루 9~15그램을 알약, 가루약, 약술 형태로 먹는다. 외용약으로 쓸 때는 짓찧어 붙인다. 뿌리와 어린잎을 산나물로 먹는다."

미역취를 너무 많이 먹으면 소화 기관에 출혈이 일어날 수 있으므로 한꺼번에 너무 많이 먹거나 너무 오래 먹는 것은 좋지 않습니다.

미역취 말고 곰취, 각시취, 수리취, 그늘취 같은 갖가지 산나물들도 대개 항염증 작용, 기침멎이 작용, 해독 작용, 이담 작용 등이 있어서 암을 비롯 갖가지 난치 병자들에게 매우 좋은 식품입니다.

6
쑥
만능의 약효와 쓰임새

쑥은 흔하면서도 여러 가지 좋은 약효가 있는 식물입니다. 오랫동안 민간에서 잎과 뿌리를 갖가지 약으로 써 왔습니다. 옛 의학책을 보면 거의 모든 질병에 안 쓰는 데가 없다고 할만큼 많이 썼습니다. 쑥은 몸을 따뜻하게 하고 출혈을 멎게 하며 염증을 없애고 통증을 없애며 기침을 멈추고 마음을 안정시키는 등 다양한 약리 작용이 있습니다.

쑥은 항암 효과도 있습니다. 일본의 민간에서도 쑥잎을 달여 먹어 여러 가지 암을 치료하고 있으며 우리나라에서도 쑥을 부지런히 먹고 위암을 고친 사례가 있습니다. 어느 위암 환자는 병원에서 석 달 이상 살지 못할 것이라는 판정을 받았으나 쑥을 많이 먹으면 좋다는 소문을 듣고 산과 들을 다니면서 쑥 뿌리를 채취하여 생즙을 내어서 먹고, 죽을 끓여 먹는 등으로 열심히 먹었더니 마침내 위암이 완전히 나아 버렸습니다. 돈 한푼들이지 않고 암을 고친 사례입니다.

쑥에 대한 옛 문헌의 기록을 몇 가지 인용합니다.

쑥은 백가지 병에 뜸을 뜬다. 달여 먹으면 피를 토하는 것, 설사, 음창, 자궁출혈 등을 낫게 한다. 음기(陰氣)에 이롭고 기육(肌肉)을 나게 하며 풍한을 물리친다. 쑥을 달일 때 바람을 맞으면 좋지 않다. 날 것을 짓찧어 마시면 상혈(傷血)을 그치고 회충을 죽인다. 〈명의별록〉

쑥은 코피, 항문 출혈, 피똥을 누는 것을 그치게 한다. 물로 달여 먹거나 알약이나 가루로 만들어 쓴다. 〈당본초〉

쑥은 자궁출혈, 치질로 인한 출혈을 멎게 한다. 배아픔을 낫게 하고 태아를 안정시킨다. 식초와 함께 달여 옴이나 피부병을 치료하는 데 쓰면 좋다. 짓찧어 즙을 먹으면 뱃속의 모든 냉기와 찬 기운을 물러가게 한다. 씨는 눈을 밝게 하고 갖가지 냉기를 다스린다. 〈약성본초〉

쑥은 대하증을 다스리고 곽란과 이질 뒤에 열이 나는 것을 멈춘다. 씨는 양기를 돕고 신장을 도우며 자궁을 따뜻하게 한다. 〈일화본초〉

마른 쑥 3그램을 1회량으로 하여 물 3홉을 넣고 반쯤 되게 달여서 마시면 배아픔에 특효가 있다. 또 이 즙을 계속 마시면 요통, 천식, 치질 출혈, 창독(瘡毒) 등에 효과가 있다. 하루 세 번 차 대신 마시면 좋다. 고혈압에는 생잎을 즙을 내어 한 잔씩 밥먹기 전에 먹으면 특효가 있다. 대변 볼 때 피가 날 때는 쑥과 생강을 반씩 넣고 달여 마시면 좋다. 쑥잎을 물에 푹 삶아서 찌꺼기를 건져 버리고 그 물을 다시 끓여 고약처럼 될 때까지 달인다. 이것을 조금씩

뜨거운 물에 풀어 마시면 만성 위장병에 특효가 있다. 〈약이 되는 식물〉

성질은 따뜻하고 (뜨겁다고도 한다) 맛은 쓰며 독이 없다. 오랜 여러 가지 병과 부인의 붕루(崩漏)를 낫게 하고 안태(安胎)시키고 복통을 멎게 하며 적리(赤痢)와 백리(白痢)를 낫게 한다. 5장치루(五藏痔屢)로 피를 쏟는 것과 하부의 익창을 낫게 하며 살을 살아나게 하고 풍한을 헤치며 임신하게 한다. 〈동의보감〉

〈동의학사전〉에는 쑥에 대해 이렇게 적혔습니다.

"맛은 쓰고 성질은 따뜻하다. 간경, 비경, 신경에 작용한다. 경맥을 잘 통하게 하고 풍한을 없애며 비위를 덮여 주고 아픔을 멈춘다. 또한 피나는 것을 멈추고 태아를 안정시킨다. 약리 실험에서 피응고 촉진 작용, 억균 작용이 밝혀졌다. 비위가 허하여 아픈데, 한성이질, 여러 가지 출혈, 이슬, 월경 부조, 태동 불안, 불임증 등에 쓴다. 하루 3~9그램을 달임약, 알약, 가루약 형태로 먹는다. 열증에는 쓰지 않는다."

7
냉이
쇠약해진 간을 살리는 효능

냉이는 들이나 길가, 개울가, 밭에서 흔히 자라는 한해
살이 풀입니다. 봄이나 가을철에 뿌리째 캐서 나물로
무쳐 먹기도 하고 쌀과 함께 죽을 끓여 먹기도 하며 김
치를 담그기도 합니다. 냉이는 단백질, 당질, 섬유질, 회분, 칼슘,
인, 비타민 A, B1, B2, C 등이 고루 들어 있는 훌륭한 영양 식품인
동시에 간장을 이롭게 하고 눈을 밝게 하며 혈압을 낮추게 하는 훌
륭한 약초입니다.

냉이에 쌀을 넣고 끓인 죽은 몸이 쇠약한 사람, 노인, 부종, 만성
신장염, 각혈, 피오줌, 변혈, 눈이 잘보이지 않는 데 등에 아주 좋
은 약죽입니다. 아침저녁으로 먹으면 여러 가지 만성병 환자들의
체력을 돋구는 데 매우 좋습니다.

냉이를 한자로 제채(薺菜)라고 하는데 〈동의보감〉에는 그 약효
를 이렇게 기록했습니다.

"성질이 따뜻하고 맛이 달며 독이 없다. 간기를 잘 통하게 하고 속을 편하게 하며 5장을 편안하게 한다... 냉이로 죽을 쑤어 먹으면 그 기운이 피를 간으로 이끌어 가기 때문에 눈이 밝아진다... 냉이씨를 오래 먹으면 모든 것이 선명하게 보인다."

〈동의학사전〉에 적힌 냉이의 약효는 다음과 같습니다.

"맛은 달고 성질은 평하다. 간경, 심경, 폐경에 작용한다. 피나는 것을 멈추고 비를 든든하게 하며 오줌을 잘 누게 하고 눈을 밝게 한다. 자궁 수축 작용, 피멎이 작용, 심장 혈관 확장 작용, 혈압 낮춤 작용 등이 실험에서 밝혀졌다. 자궁출혈, 많은 달거리, 변혈, 피를 게우는 데 등 출혈성 질병과 이질, 임증, 붓는 데, 눈이 벌개지면서 붓고 아픈 데 등에 쓴다. 하루 10~15그램, 신선한 것을 30~60그램을 달임약, 알약, 가루약 형태로 먹는다."

암을 고치는 산나물 열두 가지

8
달래
빈혈 고치고 정력 세게 한다

달래는 봄철에 입맛을 돋구어 주는 들나물로 된장찌개에 넣거나 초장에 무쳐서 먹으면 별미가 있습니다. 옛날부터 정신을 안정시키고 잠을 잘 오게 하며 정력을 좋게 하는 식품으로 이름이 있습니다. 또 가래를 삭이고 염증을 삭이며 소화를 잘 되게 하는 효능이 있습니다. 달래는 마늘이나 파, 양파와 성질이 비슷합니다. 〈본초습유〉라는 책에는 달래는 뱃속의 덩어리를 낫게 한다고 적혔고 일본 사람이 펴낸 〈약용식물사전〉에는 장염, 위암, 불면증과 빈혈에 달여 먹으면 효과가 좋다고 적혔습니다.

〈동의보감〉에는 달래를 소산(小蒜)이라 하여이렇게 썼습니다.

"성질이 따뜻하고 (뜨겁다고도 한다) 맛이 맵다. 비와 신으로 들어간다. 속을 덥히며 음식이 소화되게 하고 곽란으로 토하고 설사하는 것을 멎게 하고 고독을 치료한다. 뱀이나 벌레한테 물린 데도 짓찧어 붙인다."

9
소루장이
항암 효과 높고 변비에 특효

소루장이는 마디풀과에 딸린 여러해살이풀입니다. 들이나 낮은 산의 물기 많은 땅에 저절로 나서 자랍니다. 잎 모양이 시금치와 닮았으나 그보다 더 크고 우엉 뿌리를 닮은 굵고 노란 뿌리가 있습니다. 봄철에 잎을 뜯어 국을 끓여서 먹는데 미역국과 비슷한 맛이 납니다.

소루장이 국을 먹으면 치질에 걸리지 않는다는 말이 있을 만큼 변통을 좋게 하고 염증을 다스리는 약으로 이름 높습니다. 〈식료본초〉라는 책에는 소루장이가 복어독을 풀고 나물로 먹으면 대장이 부드러워져서 가려움증, 옴 등이 낫는다고 했고, 〈본초강목〉에는 잎과 뿌리를 끓여서 한 사발 먹으면 치질과 치질로 인한 출혈에 크게 효과가 있다고 적혔습니다. 일본에서 나온 〈약용식물사전〉에 뿌리를 잘게 썰어 짓찧어 즙을 짜서 먹으면 옴, 전충(田蟲), 종기 등 모든 피부병에 효과가 있고 또 잎과 뿌리를 말려서 달여 먹으면 치질, 산후의 변비에 좋으며, 뿌리와 줄기를 갈아서 백랍에 바르면 효과가 있다고 했습니다.

북한에서 펴낸 〈약초의 성분과 이용〉에는 소루장이의 약리 작용에 대해 이렇게 적혔습니다.

"뿌리 우림약은 살균 작용과 수렴 작용이 있다. 살균 작용은 안트라글리코시드와 탄닌글시코시드로 인하여 나타난다.

뿌리는 적은 양에서 수렴성 건위약으로 적리, 설사, 게우기, 위염, 대장염에 달여 먹으며 많은 양은 설사약으로 쓴다.

민간에서는 뿌리를 짓찧어 개선, 음종에 붙인다. 뿌리를 달여 방광염, 담낭 질병, 담즙 분비 장애, 비장 질병, 혈액 질병, 임파절 질병, 여러 가지 종양 특히 암 치료에 쓴다. 그리고 해열 발한약으로 감기, 폐결핵, 기침, 기관지염에 오줌 내기 약으로 콩팥 질병에 기타 벌레 떼기 약으로 먹는다.

어린잎은 위장염, 소화 불량증, 장출혈에 달여서 먹는다. 또한 잇몸을 튼튼하게 하기 위하여 입가심한다. 뿌리와 잎은 짓찧어 습진, 옴, 피부꽃돋이, 태선, 선병, 궤양, 가려움증, 고름집에 바른다."

〈동의학사전〉에는 소루장이의 약효에 대해 이렇게 적혔습니다.

"맛은 쓰고 매우며 성질은 차다. 대변을 잘 통하게 하고 독을 풀며 피나는 것을 멈추고 벌레를 죽인다. 살균 작용, 수렴 작용이 실험에서 밝혀졌다. 많은 양에서는 설사를 일으키는데 이것은 안트라키논 화합물로 인한 것이다. 변비, 피를 게우는 데, 설사, 이질, 게우는 데, 습진, 옴, 가려움증, 태선 등에 쓴다. 위염, 대장염에도 쓸 수 있다. 하루 12그램을 달임약, 가루약 형태로 먹는다. 외용약으로 쓸 때는 짓찧어 즙을 짜서 바른다."

10

송이버섯

향기 성분이 암세포 억제

송이버섯은 9월이나 10월에 20~100년쯤 자란 소나무 숲의 양지바르고 바람이 잘 통하며 물이 잘 빠지는 땅에 잘 자라는 버섯입니다. 버섯 갓이 퍼지지 않았을 때 따서 식품으로 이용하는데 향기가 좋아서 인기가 높습니다. 우리나라의 강원도 고성, 양양 등에서 많이 채취하여 대부분을 일본으로 수출합니다.

북한에서 연구한 자료에 따르면 송이는 지금까지 알려진 버섯 중에서 항암 활성이 제일 높습니다. 송이버섯의 다당류인 -1.4-1.6 글루칸은 사르코마-180암세포에 대한 센 억제 작용이 있습니다. 동물에게 5~30mg/kg씩 10번 먹였을 때 100퍼센트의 항암 활성이 있는 것으로 나타났습니다.

또 송이버섯을 뜨거운 물로 우려내어 얼려 말린 가루는 동물에 옮겨 심은 사르코마-180 이식암을 200mg/kg씩 열 번 먹였을 때

91.3퍼센트 억제하거나 소실시켰다고 합니다. 이밖에 팽나무버섯은 86.5퍼센트, 아카시아 버섯은 암세포를 77.5퍼센트 억제합니다. 이밖에 지의류에 들어 있는 다당류도 항암 작용을 하는 것으로 나타났습니다.

송이버섯에 대해 〈동의학사전〉에는 이렇게 적혔습니다.

"맛은 달고 성질은 평하다. 많은 양의 다당류가 있는데 이것이 항암 활성을 나타낸다. 임증이나 암 치료에 하루 3~9그램을 달임약, 가루약 형태로 먹는다."

11
표고버섯
면역력 높이고 항암 효과 탁월

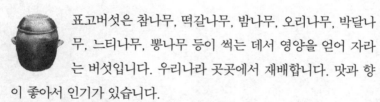표고버섯은 참나무, 떡갈나무, 밤나무, 오리나무, 박달나무, 느티나무, 뽕나무 등이 썩는 데서 영양을 얻어 자라는 버섯입니다. 우리나라 곳곳에서 재배합니다. 맛과 향이 좋아서 인기가 있습니다.

표고는 영양이 풍부합니다. 조단백 15.3퍼센트, 조지방 1.0퍼센트, 조섬유 10.8퍼센트, 회분 4.3퍼센트가 들어 있고 에르고스테린이 0.3퍼센트, 비타민 B2가 1퍼센트 넘게 들어 있습니다.

이 버섯에서 갈라낸 다당류 성분은 동물에 옮겨 심은 사르코마 180암을 80.7퍼센트 억제합니다. 또 이 버섯에서 갈라낸 다당류가 면역 부활 활성이 있는 것으로 밝혀졌습니다. 표고버섯에 대해 〈동의학사전〉에는 이렇게 적혔습니다.

"약리 실험에서 혈청 지질을 낮추고 물에 녹는 다당류 성분은 항암 작용을 나타낸다는 것이 밝혀졌다. 그러므로 면역 부활성이 있는 항암약으로 쓰며 고지혈증에도 쓴다. 하루 6~9그램을 달여 먹는다. 나물로 먹거나 국을 끓여 먹기도 한다."

　몸이 쇠약하거나 대변에 피가 섞여 나오고 치질이 있을 때는 표고버섯으로 죽을 끓여 먹으면 좋습니다. 표고버섯에 쌀, 대추를 넣고 죽을 끓이는 것으로 허약한 사람의 기운을 돋구는 데 효과가 있습니다.

느타리버섯

입맛을 좋게 몸을 따뜻하게

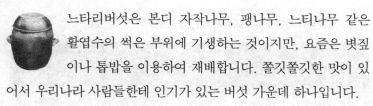느타리버섯은 본디 자작나무, 팽나무, 느티나무 같은
활엽수의 썩은 부위에 기생하는 것이지만, 요즘은 볏짚
이나 톱밥을 이용하여 재배합니다. 쫄깃쫄깃한 맛이 있
어서 우리나라 사람들한테 인기가 있는 버섯 가운데 하나입니다.

느타리버섯은 그 성질이 따뜻하여 몸을 따뜻하게 덥혀 주고 손
발이 저린 것, 신허로 인한 요통을 낫게 합니다.

느타리버섯을 민간에서 위암에 써서 효과를 본 사례가 있습니
다. 실험에서도 흰생쥐의 사르코마-180암에 대해 75.3퍼센트의
억제 효과가 있는 것으로 나타났습니다.

버섯류에는 항암 활성이 있는 것이 꽤 많습니다. 떡다리버섯이
나 기와버섯, 자작나무버섯 등에도 항암 성분이 있는 것으로 밝혀
졌습니다. 특히 자작나무버섯을 달인 물은 종양의 증식을 억제하
며 환자의 일반 증상을 좋게 합니다. 위암 환자에게 쓰면 밥맛이

좋아지고 소화가 잘 된다고 합니다. 외과 수술이나 방사선 치료를 할 수 없을 때 써서 효과를 보았다는 사례가 있습니다.

다음의 도표는 북한에서 펴낸 〈약초의 성분과 이용〉에 실려 있는 것으로 갖가지 버섯의 항암 효과를 실험한 것입니다. 이것은 각각 3백 그램의 버섯을 물 1리터에 넣고 8~15시간 끓여 우려낸 액을 졸여 냉동 건조한 것을 사르코마-180암을 이식한 흰생쥐에게 200mg/kg씩 10일 동안 뱃속에 주사한 다음 한 주일 간격으로 암의 크기를 재고 마지막에는 암을 떼어 내어 무게를 달아 대조와 비교해 보고 억제율을 계산한 것입니다. 이 실험에서 송이버섯과 팽나무버섯, 표고버섯이 가장 항암 작용이 센 것으로 나타났습니다.

버섯 추출물과 사르코마-180암에 대한 항종양성

버섯 이름	암이 줄어든 수/실험 동물수	암의 무게 시료/대조	종양 억제율 (%)
넙적떡다리버섯(상황버섯)	5/10	2.4/6.9	64.9
기와버섯	4/8	1.5/6.4	77.5
털기와버섯	2/10	4.0/11.5	65.0
비로도조개버섯	1/10	5.0/9.8	49.2
조개버섯	0/8	10.6/13.9	23.9
밤색주름조개버섯	4/7	4.1/13.9	70.2
떡다리버섯	3/10	5.2/9.4	44.2
보라색구멍버섯	1/10	5.4/9.8	45.5
검정버섯	0/9	4.9/8.3	42.6
팽나무버섯	3/10	2.1/11.4	81.1
송이버섯	5/9	0.76/9.3	91.8
표고버섯	6/10	2.2/11.4	80.7
느타리버섯	5/10	2.3/9.4	75.3

아홉째 가름

암을 고친 이야기

요도암

 저는 시골에서 농사를 짓고 있는 일흔셋 된 윤원길이라는 사람입니다. 나이 일흔이 넘도록 거의 병이라곤 모르고 건강하게 살아왔습니다.

그런데 네 해전인 93년 초부터 소변을 볼 때 소변이 잘 안 나오고 피가 조금씩 나오는 등의 불편함을 느꼈습니다. 별 대수롭지 않게 생각하고 있었더니 차츰 증세가 더 심해졌습니다. 아들과 함께 어느 대학 병원에 가서 정밀 검사를 받아 보니 요도암이라고 했습니다.

의사 선생님은 항암제 치료를 권했고 다른 치료 방법이 있는 줄 몰랐던 터여서 항암제 치료를 받았습니다. 항암 약물의 부작용으로 체력이 몹시 쇠약해지고 입맛이 떨어져 음식을 제대로 먹을 수도 없게 되었습니다. 의사 선생님은 제가 나이가 많고 또 병이 상당히 깊어서 회복되기 어려울 것 같다고 했습니다.

병원에서 퇴원하여 죽을 날만 기다릴 수밖에 없는 처지에 있을 때 아들이 잘 아는 사람의 소개를 받았다고 하면서 익산에 있는 민속약국으로 가 보자고 해서 혹시나 하는 희망을 걸고 찾아갔습니다.

민속약국 약사님도 제가 병이 깊은 데다 나이도 많고 체력이 몹시 쇠약해진 상태여서 약을 써도 큰 효과를 기대하기 어렵다고 했습니다. 그러자 제 아들이 만약 아버님이 약을 드시다가 다 드시지 못하면 제가 대신 먹을 테니 약을 먹도록 해 달라고 졸라서 간신히 약을 받아 왔다는 얘기를 뒤에 아들한테 들었습니다.

유황을 비롯 한약재를 먹여서 키운 오리에 여러 가지 한약재를 넣고 달인 것이라는 약을 하루 4~6번 먹으면서 마늘을 프라이팬에 구워서 죽염에 찍어 먹는 것이 날마다의 일이었습니다. 마늘은 처음에는 하루 한 통을 먹는 것에서부터 시작하여 날마다 한 통씩 늘려 열흘째부터는 열 통이 넘게 먹었습니다. 또 약사님의 권고대로 물이나 보리차 대신 느릅나무 뿌리 껍질을 비롯 몇 가지 약재를 넣고 끓인 물을 날마다 몇 잔씩 마셨습니다.

음식도 아무것이나 먹지 않고 체질에 따른 맞는 것을 약사님이 권하는 그대로 충실하게 따르려고 애를 썼습니다. 약을 먹는 것이나 마늘을 날마다 먹는 것이 쉬운 일이 아니었지만 부지런히 해야 몸이 좋아진다고 해서 열심히 먹었습니다.

약을 복용한지 40일쯤 지나면서부터 몸무게가 늘고 얼굴빛이 좋아지는 것을 누가 봐도 알 수 있게끔 되었습니다. 저는 꼭 나을 것이라는 희망을 갖고 약을 꾸준히 먹고 또 마늘과 죽염, 느릅나무 등을 넣고 끓인 약차도 열심히 마시고 식이요법도 나름대로 충실히 했습니다.

6개월쯤 지나자 몸이 다 나은 듯하여 처음 정밀 검사를 받았던 병원에 찾아가 진단을 받았더니 몸에 아무 탈이 없다고 했습니다. 그로부터 4년이 지났지만 지금까지 몸에 별다른 이상이 나타나지 않고 있습니다.

　암이 자연 요법과 한약으로 효과를 볼 것이라고 처음에는 믿지 않았지만 제 암을 고친 뒤로는 자연 요법과 우리 민속 의학의 훌륭함을 깨달을 수 있습니다.

　무서운 병마로부터 이겨낼 수 있도록 많은 도움을 준 민속약국과 병원 그리고 자식들에게 늘 고마움을 느끼며 하루하루 기쁘게 살아가고 있습니다.

암을 고친 이야기

폐암

저는 전라북도 옥구군에서 농사를 짓는 사람입니다. 나이는 일흔 둘이고 이름은 고성운입니다.

평생을 거의 병을 모르고 살아왔는데, 94년 1월에 기침이 나고 감기 몸살 비슷한 증상이 있었습니다. 약국에서 약을 지어먹어도 낫지 않아서, 근처에 있는 병원에서 20일쯤 치료를 받으며 약을 먹었지만 역시 효과가 없었습니다.

병원에서는 폐에 이상이 있는 것 같으니 방사선과에 가서 컴퓨터 촬영을 해보라고 했습니다. 익산시에 있는 어느 방사선과 병원에 가서 폐사진을 찍어 보니 폐에 종양이 이미 많이 퍼져 있는 상태라는 것이었습니다.

그 사진을 갖고 사위가 근무하고 있는 대학의 부속병원에 갔더니 역시 폐암으로 진단이 났습니다. 의사 선생님의 말로는 나이가 많고 증세도 상당히 악화되어 있으므로 수술이나 약물 치료가 어렵다고 했습니다. 그런 중에 사위가 가까이 지내던 교수님한테서 민속약국에 가면 혹 좋은 효과를 볼 수도 있을 것이라는 얘기를 들었습니다.

저는 그때까지 그냥 폐가 조금 나빠진 줄로만 알았지 암에 걸린 줄은 모르고 있었습니다. 자식들이 차마 아버지가 암에 걸렸다고 할 수가 없었던 모양입니다. 그로부터 여러 달 뒤에 다 낫고 나서야 제가 폐암에 걸렸던 것을 알았습니다.

제 자식들과 사위는 저의 치료 방법을 놓고 여러 의사나 한의사들과 상의한 결과 민속약국의 약을 먹는 것이 최선의 방법이라는 결론을 내렸습니다.

민속약국에서 달여 준 유황 오리에 갖가지 한약재를 넣고 달인 약물을 먹으면서 마늘을 구워서 죽염에 찍어 먹었습니다. 직접 밭에서 키운 마늘을 처음에는 하루 한 통을 먹는 것에서부터 시작하여 차츰 날마다 한 통씩 늘려서 나중에는 하루에 20통쯤 먹었습니다. 또 기침이 몹시 심했는데 호도 기름을 짜서 먹으면 좋아진다고 그러기에 호도를 한 자루 사서 자녀들과 함께 까서 기름을 짰습니다. 호도를 까서 보자기에 싸서 밥물에 세 번 쪄서 말린 다음 기름집에 가서 볶아서 기름을 내어 밥숟갈로 하나씩 수시로 복용하니까 차츰 기침이 없어졌습니다.

좀 멀리 있는 약수터까지 가서 길어 온 물에다 느릅나무 뿌리 껍질과 감초, 대추 같은 몇 가지 약재를 넣고 달인 물을 차처럼 늘 마셨습니다. 음식도 민속약국 약사님이 몸에 별로 좋지 않다고 한 음식은 먹지 않고 집에서 안사람이 만들어 준 것만 먹었습니다.

민속약국에서 권하는 대로 20일쯤 하니까 기침이 거의 나지 않게 되고 한 달쯤 지나니까 몸이 약간 나아진 것 같았습니다. 3개월 쯤 되니까 몸무게도 늘어나고 누가 봐도 병자처럼 보이지 않을 정도로 몸이 회복되었습니다. 94년 5월에, 약을 먹기 시작한지 3개월이 지난 뒤에 병원에 가서 컴퓨터 촬영을 했더니 의사 선생님이 깜짝 놀라더군요. 상태가 많이 호전되었다는 겁니다. 병의 뿌리를 뽑으려면 약을 몇 개월 더 먹어야 한다는 주위의 권고대로 저는 그 해 8월까지 유황 오리약을 먹고 또 마늘 복용, 식이요법 등 자연요법을 열심히 했습니다. 약을 먹는 도중에 담석 제거 수술을 받기도 했습니다.

그 뒤에 병원에서 검사를 받았는데 몸에 아무 탈이 없고 정상인과 꼭 같다는 판정이 났습니다. 물론 체력도 병에 걸리기 전의 상태로 회복되었고 몸무게도 많이 늘어나서 옛날 입던 옷을 입지 못할 정도가 되었습니다.

요즘은 느릅나무 뿌리 껍질과 몇 가지 자연 약재를 넣어 달인 약차를 늘 마시는 것과 마늘을 구워서 죽염에 찍어 먹는 일을 계속하고 있습니다. 또 산나물이나 채소를 많이 먹는 것으로 음식 습관을 바꾸었습니다.

병과 오랫동안 싸우면서 가장 어려웠던 것은 날마다 마늘을 수십 통씩 먹는 것과 나중에 내가 암에 걸렸다는 것을 알고 난 뒤의 정신적인 불안감이었습니다.

암은 못 고치는 병이라고 다들 그러지만 저는 지금 탈없이 건강하게 살고 있습니다. 제가 암과 싸워 이길 수 있도록 도움을 주신 민속약국과 사위와 자식들에게 고마움을 전합니다.

위암

저는 종합병원에서 위암으로 판정을 받았으나 지금은 회복되어 건강하게 살고 있는 사람입니다. 나이는 쉰넷이고 이름은 왕수길입니다. 암으로 거의 죽을 지경에까지 이르러다가 다시 건강을 되찾아 지금은 다시 가정과 직업에 충실할 수 있게 되었으니 세상에 이보다 더 기쁜 일이 있겠습니까. 혹 저와 같은 병으로 고생하는 분이 있다면 그분들에게 조금이나마 도움이 될까 하고 제가 병과 싸운 얘기를 몇 자 적습니다.

그런대로 건강에 자신이 있었던 제가 위장에 탈이 난 것을 느낀 것은 94년 초였습니다. 뱃속이 편치 않고 더부룩하며 소화가 잘되지 않았습니다. 위장약을 먹어도 먹을 때뿐이어서 광주에 있는 어느 대학병원에 가서 진단을 받으니 위궤양이라고 했습니다. 3개월 동안 약을 먹으며 치료를 받았으나 증상이 좋아지지 않아서 다른 병원에 가서 정밀 진단을 받아 보기로 했습니다. 그때가 94년

10월이었습니다. 병원의 진단 결과는 놀랍게도 위암 중기였습니다. 저는 하늘이 무너지는 듯한 충격을 받았습니다. 의사 선생님은 내시경 검사, 씨티 촬영, 조직 검사 등을 한 다음에 수술을 권했습니다.

암은 수술로 못 고친다는 말을 주변에서 흔히 들어온 터여서 수술에 대한 공포감으로 며칠을 수술을 받겠다는 결정을 내리지 못하고 망설이고 있는데, 집사람이 전라북도 익산에 있는 민속약국에서 자연 요법으로 암 환자를 치료하여 좋은 효과를 보고 있다는 얘기를 들었다면서 한 번 가 보자고 했습니다. 한동안을 망설이다가 민속약국을 가 보기로 했습니다.

민속약국에서는 유황 오리에 수십 가지 약재를 넣어 달인 약물과, 느릅나무 뿌리 껍질, 생강, 감초 등을 넣고 달인 약차, 마늘을 구워 죽염에 찍어 먹는 것 등 자연 요법을 권했는데 그 치료법에 대한 설명을 들어보니 과연 여기서 권하는 대로 하면 암을 고칠 수도 있겠다는 마음이 들어 거기에 따르기로 했습니다. 민속약국에서 권하는 치료법이 나름대로 자연의 원리에 따른 것처럼 보였습니다. 저는 그 때부터 죽염을 조금씩 입에 물고 침으로 녹여서 먹고, 육 쪽짜리 좋은 밭마늘을 구하여 구워서 먹으며, 유황 약오리를 넣고 달인 약물을 먹는 등 거기서 권하는 대로 열심히 따랐습니다.

마늘을 많이 먹으니까 방귀가 많이 나와서 여러 사람이 모이는 장소에서는 미안한 적이 한두 번이 아니었고, 약을 먹는 동안 속이 거북하고 힘든 적도 여러 번 있었지만 신뢰를 갖고 꾸준히 치료를 해 나갔습니다. 치료를 시작한지 20일쯤 지나자 속이 더부룩하던 증상이 차츰 사라지는 것을 느꼈습니다. 한 달이 지나자 몸이 완전히 나을 것이라는 자신이 생겼습니다.

제 아내는 음식 하나 하나에 신경을 써서 제가 체력을 잃지 않도록 도와 주었고, 또 약이나 마늘을 잊지 않고 먹도록 꼬박꼬박 챙겨 주었습니다. 산이나 들에서 나는 산나물을 구해 와서 반찬을 만들어 주기도 했고, 몸에 좋지 않은 음식 이를테면, 닭고기나 돼지고기, 인스턴트식품 같은 것을 먹지 않도록 세심하게 배려를 해 주었습니다. 집에서는 모든 음식의 간을 대나무 통속에 넣고 아홉 번을 구운 소금이라는 죽염으로 간을 맞추어 먹었습니다.

약을 복용한지 다섯 달쯤 지나니까 소화 기능이 제대로 돌아왔고 위 부분의 통증도 완전히 없어졌습니다. 거의 다 나은 듯한 느낌이 들었지만 병의 뿌리를 뽑으려고 3개월 동안 유황 약오리 약물을 복용하고 그 외 여러 보조 치료법을 겸하여 치료를 했습니다.

그 뒤로는 지금까지 마늘을 구워서 죽염에 찍어서 가끔씩 먹고, 또 느릅나무 뿌리 껍질 달인 차를 늘 마시면서 건강을 지켜 나가고 있습니다. 약국의 약사님은 병원에서 한번 검사를 해서 확인해 볼 것을 권했지만 제가 판단하기에 몸이 완전히 나은 듯하여 병원에 가지는 않았습니다. 다 나은 상태에서 굳이 병원에 갈 필요가 없다는 것이 제 생각입니다.

제가 암과 싸우면서 크게 느낀 것은, 모든 암 환자는 음식을 잘 먹어서 체력이 떨어지지 않게 하는 것이 무엇보다도 중요하다는 것입니다. 주위에서 치료를 잘 못 받거나 음식을 잘 먹지 못하여 체력이 극도로 쇠약해져서 결국 목숨을 잃고 마는 암 환자를 많이 보아 왔습니다.

제가 암으로 고생한 뒤로는 저의 집 식단이 된장과 김치, 산나물 같은 우리 고유의 음식으로 바뀌었습니다. 밥도 흰쌀밥을 먹던 것에서 서너 가지 혹은 대여섯 가지 잡곡을 섞어 짓는 것으로 바뀌었는데 그것이 건강을 되찾는 데 큰 보탬이 되었습니다. 저는 우리 민족 고유의 음식이 난치병을 이겨내는 데 제일 좋은 식품이라고 생각합니다.

암과 싸운 불안과 절망의 세월 1년은 저는 지금까지 살아온 어느 때보다 많은 것들을 배우고 깨우침을 얻게 해준 시간이었습니다.

저는 지금 거짓말같이 멀쩡하게 나아서 가족들과 함께 즐겁고 행복한 삶을 살고 있습니다. 병과 싸우는 동안 헌신적으로 뒷바라지를 해준 아내와 좋은 약과 치료법을 알려주신 민속약국에 고마운 마음을 전합니다.

백혈병

 저는 서른아홉 된 청년으로 백혈병으로 죽을 고비에 이르렀다가 살아났기에 제 이야기가 저와 같은 병으로 고생하는 이들에게 조금이나마 도움이 될까 하여 이 글을 적습니다. 제 이름은 이규원입니다.

제가 백혈병이라는 판정을 받은 것은 95년 12월입니다. 늘 건강에는 문제가 없다고 생각하고 있었는데, 갑자기 몸이 나른해져 기운을 차릴 수가 없고 한기가 들곤 하여 가까운 병원에 다니며 치료를 받아 보았으나 별 효과가 없었습니다. 몸이 갈수록 더 나빠지자 의사 선생님은 혈액검사를 해볼 것을 권했습니다. 검사를 받고 나자 의사 선생님은 곧 큰 병원에 가 보는 것이 좋겠다고 했습니다.

무슨 큰 병에 걸렸나 보다 하는 막연한 불안감을 안고 서울에 있는 큰 대학병원에 입원해서 정밀 검사를 받았습니다. 검사 결과는 골수성백혈병이었습니다. 가끔 영화에서나 나오는 줄 알았던 병이

나한테 걸릴 줄은 꿈에도 몰랐습니다. 눈앞이 캄캄했습니다.

병원 치료는 항암제 요법이었습니다. 의사 선생님의 권고대로 두 달 동안 두 번 항암제 치료를 받았습니다. 항암제의 부작용은 무섭더군요. 머리가 뭉텅뭉텅 빠지고 입맛이 떨어져 음식을 제대로 먹을 수도 없을뿐더러 몸이 극도로 쇠약해졌습니다. 이제 곧 죽음이 가까이 온 듯한 느낌이었습니다.

그런 중에 한 친척이 전라북도 익산에 있는 민속약국에서 암을 많이 고친다는 소문을 들었다고 했습니다. 항암제 치료로는 회복될 가망이 거의 없는 터여서 물에 빠진 사람이 지푸라기라도 잡는 심정으로 민속약국을 찾아갔습니다.

민속약국에서는 제 체질이 태음인이라면서 사람들이 흔히 먹는 신선초나 케일 같은 것은 먹지 않거나 적게 먹는 것이 좋다고 했습니다. 그 대신 당근이나 감자 같은 것을 권했습니다. 음식 중에서도 보리나 영지버섯 같은 것은 별로 이롭지 않다고 하더군요.

민속약국에서 한 시간쯤 자연 요법에 대한 설명을 들으니, 과연 이대로 하면 내 병이 나을 수도 있겠구나 하는 생각이 들었습니다. 약사님의 설명은 자연의 원리를 거슬러서 병이 왔으니 철저하게 자연의 원리에 따르는 생활을 하면서 몸의 체력을 크게 북돋아 주고 또 겸하여 항암 효과가 높은 자연 약재를 쓰면 만에 하나 나을 수도 있지 않겠냐는 것이었습니다.

병원에서 퇴원한 뒤로 곧 민속약국에서 지어온 약을 복용하면서 중완, 신궐, 관원의 세 군데 혈에 하루 두 번씩 쑥뜸을 떴습니다. 쑥뜸은 몹시 뜨거운 직접뜸이 아니라 쑥뭉치 밑에 콩가루와 밀가루를 반죽하여 만든 받침대를 놓고 불을 붙여 태우는 간접뜸으로 전혀 뜨겁거나 고통스럽지 않으면서도 치료 효과가 나타나는 것이었습니다. 쑥뜸을 뜨니까 뱃속이 훈훈해져서 소화가 잘되고 입맛이 훨씬 좋아졌습니다.

또 마늘을 껍질째 쪽을 내어 프라이팬에 넣고 말랑말랑하게 구워서 죽염에 찍어 부지런히 먹었습니다. 라면, 빵, 과자 같은 일체의 가공식품을 멀리하고 가능하면 제철에 난 채소나 나물을 많이 먹도록 노력했습니다. 물도 약사님의 권하는 대로 생강, 감초, 대추, 겨우살이, 느릅나무 같은 것을 넣고 끓여서 마셨습니다. 닭고기, 돼지고기는 몸에 좋지 않다고 하여 피하고, 술, 담배, 커피, 밀가루 음식 등 병치료를 하는 동안 금해야 하는 것들을 철저히 지키려고 애썼습니다.

약물 복용에다 여러 가지 종합적인 자연 요법으로 치료를 시작한 지 한 달쯤 지나면서 얼굴빛이 좋아지고 입맛이 돌아오는 등 호전 반응이 나타났습니다. 체력도 웬만큼 회복되어 바깥으로 산보를 마음대로 다닐 수 있게 되었습니다. 두 달쯤 지나서 병원에 가서 골수 검사를 받았습니다. 검사 결과는 상당히 좋아진 것으로 나타났습니다.

병이 완전히 나을 수 있다는 생각이 들어 더욱 열심히 약을 먹고 뜸을 뜨고 약차를 마시고 또 운동을 하고 음식도 골라 먹었습니다. 시장에서 오리를 사서 머리와 발을 그대로 두고 털과 똥만 빼낸 다음에 마늘, 파, 생강, 죽염, 후추, 고추 등 양념을 많이 넣고 끓여서 자주 먹곤 했는데 이 방법도 체력을 회복시키는 데 좋은 효과가 있었습니다.

민속약국에서 하는 방법대로 치료를 해 나간지 5개월 뒤에 먼젓

번 그 병원에 가서 다시 골수 검사를 받았습니다. 검사 결과는 모든 기능이 정상이라는 것이었습니다. 저는 몹시 기뻐서 날아갈 듯한 기분이었습니다.

지금 저는 약은 전에 먹던 양보다 훨씬 줄여서 복용하고 있고, 약차와 마늘과 죽염 먹는 것, 식이요법은 전에 하던 대로 해 나가고 있습니다. 약사님도 이 방법은 앞으로도 얼마 동안 계속해야 병의 뿌리를 뽑고 재발을 막을 수 있다고 하더군요.

저는 지금 누가 봐도 환자로 여기지 않을 만큼 건강을 회복했습니다. 아직 완전하게 나은 것이라고 생각하지는 않지만 이대로 꾸준히 치료를 해 나간다면 틀림없이 더 나은 결과가 나오리라고 믿고 있습니다. 그 동안 제 병치레를 옆에서 도와준 아내에게 고마운 마음을 전합니다. 그리고 이처럼 훌륭한 자연 요법으로 많은 환자들을 구료하고 있는 민속약국에 감사드리고 앞으로 더 많은 사람의 목숨을 구해 주시기를 기원합니다.

피부지방종양·임파선종양

저는 전라남도의 한 농촌에서 농사를 짓고 있는 사람으로 나이는 쉰 여덟이고 이름은 박영진입니다.

5년쯤 전부터였던 것으로 생각됩니다. 목과 배에 조그맣고 딱딱한 혹이 생기더니 점점 커졌습니다. 또 입맛도 떨어지고 기운도 빠지는 등 증상이 좋지 않아서 한 대학병원에서 진단을 받았습니다. 진단 결과는 피부지방종양이고 임파선에도 전이가 되었다는 것이었습니다.

하늘이 무너지는 듯한 기분이었습니다. 암이나 교통사고 같은 불행한 일이 남의 일이라고만 여기고 있다가 벼락같이 내가 이런 병에 걸렸다고 생각하니 하늘이 원망스러웠습니다. 큰 죄를 지은 적 없는데 어찌하여 나한테 이런 병이 걸릴 수 있습니까.

혹시나 하는 마음에 병원을 몇 군데 다니며 검사를 받아 보았으나 결과는 역시 피부지방종양이었습니다. 병원의 의사 선생님은 수술을 해서 떼어 낸 뒤에 항생제로 치료를 하자고 했습니다. 그러나 종양 부위가 목과 배 같은 민감한 곳이어서 혹 잘못될지도 못한다는 생각 때문에 선뜻 따를 수가 없었습니다.

수술을 하지 않기로 한 후에 전국에 소문난 병원과 한의사를 찾아다녔습니다. 좋다는 약을 다 구해서 먹고, 용하다는 의사마다 가서 치료를 받았지만, 병이 낫기는커녕 날이 갈수록 종양 덩어리가 더 커졌습니다. 목과 배의 종양은 큰 것은 야구공만큼 자랐고 목에 있는 것을 비롯해서 배에 네 개의 종양 덩어리가 생겨 모두 다섯 개가 되었습니다.

그런 중에 아들이 어디서 들었는지 전라북도 익산에 있는 민속약국에서 종양을 잘 고친다는 소문이 있으니 한번 가 보자고 했습니다. 저는 지금까지 여러 이름난 데를 찾아다녔으나 별 효과를 못 봤으므로 안가겠다고 했습니다. 그러나 아들은 몇 번에 걸쳐 가 보자고 권했습니다. 하는 수 없이 한번 더 속는 셈치고 가보기로 했습니다.

민속약국의 치료법은 유황은 먹여 키운 약오리에 수십 가지 약재를 넣고 달인 약물을 복용하면서 겸하여 마늘과 죽염을 먹고 약차를 마시며 뜸을 뜨고 체질에 맞게 식이요법을 하고 적절하게 운동을 하는 등 여러 가지 보조 요법을 합친 일종의 종합 요법이었습니다. 어느 한 가지 약물이나 치료법으로 병을 고치려는 것보다는 체력을 길러 주면서 병을 고치는 여러 치료법을 함께 쓰면 효과가 더욱 빠르게 나타날 것은 틀림없을 것입니다. 저는 민속약국에서 권하는 치료법에 한번 희망을 걸어 보기로 했습니다.

저는 민속약국을 다녀온 후 곧 태음 체질인 제 체질에 맞게 식단을 바꾸고 산나물, 들나물, 채소 등을 반찬으로 많이 먹었습니다. 유황 오리 약물, 마늘과 죽염도 부지런히 먹고 약사님이 가르쳐 준 방법대로 쑥뜸도 열심히 떴습니다. 쑥뜸은 배의 세 군데에 쑥을 올려놓고 하루 한시간씩 꾸준히 떴는데 쑥뜸을 뜨고 나면 뱃속이 훈훈하고 편해지는 것을 느낄 수 있었습니다.

오리가 몸에 좋다고 하여 수시로 오리를 잡아서 마늘을 많이 넣고 파, 생강, 죽염으로 양념과 간을 해서 먹고 느릅나무 뿌리 껍질에 산죽잎, 솔잎, 생강, 감초, 대추 등 여러 가지 약재를 넣고 끓인 약차를 물처럼 자주 마셨습니다.

한 달쯤 약을 먹으며 치료를 하고 나니 딱딱하던 종양 덩어리가 물렁물렁해졌습니다. 기쁘기도 하고 신기하기도 했습니다. 이제는 살겠구나 하는 기분이었습니다.

그러나 집안 형편이 어려워서 유황 오리 약물은 더 먹을 수가 없었습니다. 하는 수 없이 쑥뜸과 약차, 마늘과 죽염 복용, 식이요법 같은 것만을 부지런히 했습니다. 증상은 계속 호전되어 종양의 크기도 상당히 줄어들었습니다. 넉 달 뒤에 형편이 조금 나아져서 다시 한 달치 약을 주문하러 약국에 주문하러 갔더니, 약사님이 목과 배의 종양을 살펴보고는 많이 호전되었다면서 앞으로도 약을 끊지 말고 여섯 달쯤은 더 복용해야 된다고 했습니다. 그 약을 한달 더 복용하는 동안 목과 배의 작은 공 만하던 혹이 거의 다 사라지고 조그맣게 되었습니다.

약을 더 복용하고 싶지만 시골 살림살이가 여의치 못하여 가을 걷이가 끝나면 한 번 더 복용하려 마음을 먹고 있습니다. 지금은 느릅나무 뿌리 껍질에 겨우살이 등 여러 가지 약재를 넣고 달인 약차를 물대신 마시고, 마늘을 구워서 죽염에 찍어 먹는 등 약사님의 가르침대로 하려고 노력하고 있습니다. 그러나 힘들고 바쁜 일이 많은 농촌에서 살다 보니 그나마 제대로 하지 못할 때가 많습니다.

지금은 기력도 병에 걸리기 전에 못지 않게 돌아왔고 종양은 조그맣게 남아 있지만 몸에 아무런 불편을 느끼지 않고 있습니다. 계속하여 치료를 하면 더 나아질 것이라고 믿고 있습니다.

종양이 세상에서 제일 어려운 병중에 하나라고 하지만 좋은 약과 치료법을 쓰면서 끝까지 포기하지 말고 반드시 이기겠다는 신념을 갖고 싸워 나간다면 반드시 좋은 결과가 올 것이라고 저는 믿고 있습니다. 제가 치료한 것과 같은 좋은 치료법들이 더 많이 알려져서 더 많은 사람들이 병고에서 벗어날 수 있게 되기를 바라마지 않습니다.

췌장암

저는 나이가 일흔셋 먹은 할머니로 이름은 오순례입니다. 평생 큰 병을 앓는 적이라곤 없이 살아오던 터에 95년 초부터 이상하게 소화가 잘 안되고 속이 거북하고 또 가끔 속이 쓰린 증상이 있었습니다. 약국에서 약을 지어먹어도 효과가 없어서 가까운 병원에 가서 엑스레이 사진을 찍고 검사를 했더니 의사 선생님이 여기서는 잘 모르겠으니 큰 병원에 가보라고 했습니다. 딸과 사위들과 함께 대학병원에 가서 정밀 진단을 받았습니다. 검사 결과는 췌장암 말기로 앞으로 얼마 살지 못할 것이라는 진단이 나왔습니다.

딸과 사위들은 병원의 검사 결과를 감추고 다만 위가 좀 좋지 않다고만 해서 저는 그런 줄로만 알았습니다. 그때 의사 선생님 말로는 병이 깊고 또 제 나이가 많아서 병원 치료를 받더라도 석 달 넘게 살기가 어려울 것이라고 했다는 것입니다.

그 무렵 저는 딸자식 여섯 중에서 다섯은 출가시키고 막내딸만

남겨 둔 처지였습니다. 물론 남편은 오래 전에 돌아가셨지요. 딸과 사위들이 다 효성이 지극하여 사위도 자식이나 마찬가지로 여기고 믿고 의지하는 터였습니다. 그런데 맏사위가 어디서 소문을 들었다면서 민속약국에 가서 약을 한번 지어먹어 보자고 했습니다. 95년 3월에 민속약국에 갔더니 약사님이 쑥뜸 뜨는 법, 몸에 맞게 음식을 가려먹는 법, 느릅나무뿌리껍질에 몇 가지 다른 약재를 넣어서 차를 끓여 먹는 법 등을 친절하게 일러주었습니다. 그러나 저는 위장이 좀 나쁜 줄로만 알고 있었기 때문에 왜 그렇게 여러 가지 약을 먹고 뜸을 떠야 되는지를 이해할 수 없었습니다.

집에 와서 약국에서 달여 온 약을 먹으면서 쑥뜸을 하루 한두 시간씩 떴습니다. 쑥뜸을 뜨니 뱃속이 편해지고 소화가 잘되고 뱃속에서 무언가 꿈틀꿈틀 살아 움직이는 듯한 느낌이 들곤 했습니다. 쑥뜸은 손녀딸이 옆에서 도와주었습니다.

마늘을 프라이팬에 구워서 죽염에 찍어 많이 먹었습니다. 마늘이 처음에는 먹기가 괜찮았지만 오래 지나니까 질려서 쳐다보기도 싫었습니다. 마늘을 부지런히 먹는다는 것이 여간 어려운 일이 아니었습니다. 약국에서 느릅나무뿌리껍질에 생강, 감초 같은 약재를 넣고 끓인 물을 먹으라고 권하여 그것도 열심히 먹었습니다.

그러나 오리고기를 많이 먹으라고 했지만 본래 고기를 좋아하지 않고 또 오리 냄새가 싫어서 먹지 않았습니다. 다만 몸에 별로 좋지 않다는 음식은 될 수 있으면 피했습니다.

제 병치료를 시작하면서 막내딸의 결혼식을 본래 예정보다 앞당겨 치렀습니다. 병원의 의사 선생님이 3개월밖에 못산다고 하기에 제가 죽기 전에 막내딸 시집가는 것을 보게 할 요량으로 사위와 딸들이 서둘러 결혼식을 올리게 한 것입니다.

민속약국 약사님의 권고대로 약을 먹고 뜸을 뜬지 한 달쯤 지나니까 몸이 좋아진 것 같았습니다. 배의 묵직한 통증이 사라지고 입맛이 돌아왔으며 얼굴빛도 좋아졌다고 만나는 사람마다 말을 했습니다. 석 달쯤 지나니까 가벼운 집안일도 할 수 있고 또 움직이는 데 거의 불편함을 느끼지 않을 만큼 나았습니다.

그러나 사위와 딸이 약값을 대어 주고 있었으므로 미안해서 이제 몸이 괜찮은 것 같으니 약을 그만 먹겠다고 했습니다. 다섯 달 뒤부터는 약을 끊고 느릅나무와 다른 약재 몇 가지를 넣고 끓인 약차와 마늘을 구워서 죽염에 찍어 먹는 것만을 계속했습니다. 그 뒤로 기력이 옛날 좋을 때보다는 좀 떨어진 것 같기도 해도 그런 대로 이것저것 집안일을 하며 탈없이 지낼 수 있었습니다.

그러다가 대학병원에서 3개월밖에 못 산다는 판정을 받은지 1년하고도 두 달 만에 다시 그 병원에 진단을 받으러 갔습니다. 먼저 3개월밖에 못살 거라고 한 그 의사 선생님은 웃으면서 "할머니 그 병으로 참 오래 사셨네요."라고 하면서 종양이 완전히 없어진 것은 아니지만 매우 좋아졌다고 했습니다.

지금은 병이 거의 다 나은 것 같지만 간혹 소화가 잘 안된다고 느껴질 때도 있습니다. 약사 선생님은 오리에 마늘, 파, 생강, 죽염을 넣어 자주 끓여 먹고, 마늘과 죽염 복용, 쑥뜸 같은 것을 3년 동안은 꾸준히 해야 암의 뿌리를 뽑을 수 있다고 했지만 그것을 오래 지속하기란 쉬운 일이 아니었습니다. 몹시 속이 부대끼고 아플 때에는 꼭 살아야 되겠다는 욕심으로 열심히 하라는 대로 하지만 조금 속이 편해지면 귀찮고 게을러서 잘 안하게 됩니다. 막내딸을 서

둘러 시집보낼 때만 해도 앞으로 얼마 못 가서 죽을 줄 알았는데 지금까지 탈없이 살아 있습니다. 저는 제가 살아 있는 것이 가끔 거짓말같이 느껴지곤 합니다.

그 동안 딸과 사위들한테 너무 부담을 안겨 준 것같아 미안할 뿐입니다. 암은 다 못 고치는 병이라고 하지만 나이가 일흔이 넘은 저도 아직까지 살아 있는 것을 보니 그렇게 어려운 병만은 아닌가 봅니다. 친절하게 제 병을 보살펴 주시고 좋은 약을 만들어 주신 민속약국의 약사 선생님께 고마움을 전합니다.

유방암

저는 경상북도 포항에서 조그마한 사업을 하고 있는 사람으로 이름은 김복순이고 나이는 마흔 넷입니다. 늘 바쁘게 살다 보니까 건강에는 별로 관심을 두지 않고 살아왔습니다. 특별히 아픈 곳도 없었기 때문에 큰 병에 걸릴 것이라고는 생각도 못했습니다.

그런데 96년 초부터 한쪽 유방에 멍울이 만져졌습니다. 처음에는 별것 아닌 것으로 여겼으나 차츰 멍울이 커져서 밤톨만하게 자랐고 손으로 누르면 아팠습니다. 몸도 예전 같지 않아 입맛이 떨어지고 몸무게도 줄어들며 일을 조금만 해도 쉬 피로해졌습니다. 무언가 몸에 큰 탈이 난 것이 틀림없었습니다.

병원에서 진단을 받아 보았더니 의사 선생님은 종양이 분명하므로 조직 검사를 해서 수술과 항암제로 치료를 하는 것이 좋겠다고 했습니다. 종양은 수술로 고치기 어렵다는 말을 여러 번 들어온 터여서 어찌할까 망설이고 있는 중에 가끔씩 다니는 절의 스님이 쑥뜸을 뜨면 좋을 것이라고 했습니다. 그래서 수술을 받지 않고 쑥뜸으로 병을 고쳐 보기로 마음먹고 부지런히 뜨거움을 참아 가며 뜸을 떴습니다. 그러나 별로 효과는 없는 것 같았습니다.

몇 달 뒤인 96년 5월에 스님은 전라북도 익산에 있는 민속약국에서 자연 요법으로 암을 잘 고친다고 하니 한번 가 보자고 했습니다. 먼저 전화로 민속약국에 문의를 한 다음 스님과 함께 약국으로 찾아갔습니다. 그 무렵 유방의 종양은 큰 밤톨만했고 입맛이 떨어지고 몸무게도 줄었으며 또 병에 대한 걱정 때문에 스트레스를 많이 받고 있었습니다.

민속약국의 치료법은 체질에 따라 몸에 맞는 음식을 섭취하면서 유황 오리를 이용한 약물요법, 뜨겁지 않은 쑥뜸 요법, 마늘과 죽염 요법, 느릅나무뿌리껍질, 산대나무잎, 겨우살이 등을 넣고 끓인 약차 요법 등의 여러 가지 보조 요법을 종합한 치료법이었습니다.

약국에서는 체질을 검사해서 자기에게 맞는 음식을 찾아 먹을 수 있도록 음식 조절 분류표를 주었는데 그것을 보니 평소에 몸에 좋다고 먹던 것들이 실제로는 별로 도움이 안되는 것이 많았습니다. 또 쑥뜸도 배 위에 콩가루와 밀가루를 반죽해서 만든 받침대를 놓고 그 위에 쑥뭉치를 놓고 태우는 뜨겁지 않은 쑥뜸법을 가르쳐 주었습니다. 이밖에 마늘을 구워서 먹는 방법, 오리에 마늘, 파, 생강, 죽염 등을 넣고 끓여 먹는 방법, 산이나 들에서 나는 나물을 많이 먹어야 된다는 것 등을 한 시간쯤에 걸쳐 자세하고 친절하게 설명을 해 주시더군요.

집에 와서 약사님 권고대로 약을 먹고, 마늘을 먹고 뜸을 떴습니다. 직업이 장사를 하는 사람이라 어려운 점이 많았지만 나름대로 열심히 노력했습니다.

약을 먹은 지 한달 열흘쯤 지나니까 몸상태가 썩 좋아졌습니다. 단단하던 유방의 종양이 물렁물렁해졌고 크기도 줄었습니다. 얼굴빛도 좋아지고 몸의 기력도 되살아났습니다.

다시 한 달이 지났을 때에는 몸무게가 1.5킬로그램쯤 늘었고 피부가 고와졌으며 유방에 만져지던 종양 덩어리도 본래 크기의 반이 안되게 줄어들었습니다. 처음 약을 먹기 시작한 뒤로 3개월쯤 뒤에는 유방의 종양이 거의 사라져 손에 잡히지 않게 되었습니다.

약을 복용한지 4개월쯤 지났을 때 약사님을 찾아갔더니 병의 뿌리를 뽑기 위해서는 약을 몇 달 더 복용하고 그 외에 보조 요법을 2년 동안을 해야 한다고 했습니다.

치료를 시작한지 그다지 오래되지 않아서 아직까지 자신 있게 말하기는 어렵지만 거의 다 나은 것으로 생각하고 있습니다. 유방의 멍울이 완전히 사라졌고 또 몸의 기력도 정상으로 회복되었기 때문입니다. 이제는 삶에 의욕이 생기고 하루하루가 즐겁고 기쁩니다.

저는 제 병을 통하여 많은 깨달음을 얻었습니다. 사람이 자연을 떠났기 때문에 병이 왔고 그 병을 고치려면 자연으로 되돌아가야 합니다. 암을 비롯한 갖가지 난치병들은 자연과 멀어졌기 때문에 받는 벌입니다. 난치병을 예방하고 이길 수 있는 방법은 문명과 공해를 벗어나 자연 속에서 욕심과 헛된 것들을 버리고 자연의 원리를 따르는 것이라고 생각합니다.

어려운 병을 이길 수 있도록 늘 옆에서 힘이 되어 주신 스님께

감사드리고 좋은 치료약과 치료법을 알려주신 민속약국 약사님께
도 깊이 고마움을 전합니다.

위암

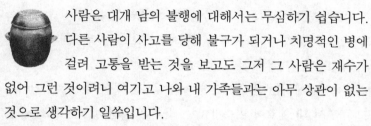 사람은 대개 남의 불행에 대해서는 무심하기 쉽습니다. 다른 사람이 사고를 당해 불구가 되거나 치명적인 병에 걸려 고통을 받는 것을 보고도 그저 그 사람은 재수가 없어 그런 것이려니 여기고 나와 내 가족들과는 아무 상관이 없는 것으로 생각하기 일쑤입니다.

그러나 사람은 누구든지 불행해질 수 있는 소지를 늘 갖고 살기 마련입니다. 나 자신도 암이라는 치명적인 병에 걸려 사경을 헤매게 되리라고는 전혀 상상도 못했습니다. 그런 큰 병은 아무나 걸리는 게 아니라 좀 특별한 사람한테나 걸리는 병으로 알았습니다.

나는 경기도 성남시에 사는 오성운이라는 사람으로 나이는 일흔입니다. 위장이 약하여 가끔 소화제를 먹었던 것 말고는 늘 건강하다고 자부해 오던 터였습니다. 그런데 94년 후반기 무렵부터 점점 소화가 잘 안되고 속이 더부룩하며 가끔씩 속이 쓰린 증상이 나타났습니다. 위장이 나빠졌나 보다 하고 소화제를 열심히 먹었으나 호전이 되지 않더군요. 이것저것 약국에서 약을 지어먹었으나 갈수록 더 나빠지는 것 같아서 대학병원에 가서 정밀 진단을 받아 보기로 했습니다.

검사 결과는 충격적이었습니다. 위암이 심하게 진행되어 있어서 손을 쓰기가 어려운 상태라는 것이었습니다. 의사 선생님은 수술을 권했지만 내가 나이가 많고 체력이 떨어져 있었으므로 수술을 받으면 몸이 더 약해질 것 같아서 며칠 동안을 망설였습니다. 그러던 중에 제 자식들이 암은 수술하는 것보다는 자연 요법으로 고치는 것이 낫다면서, 전북 익산에 있는 민속약국에서 암을 잘 고친다고 하니 한번 가 보자고 했습니다.

병원에서도 어렵다는 병을 약국의 약으로 고칠 수 있겠냐는 의구심도 있었지만 다른 뾰족한 방법이 없으므로 지푸라기라도 잡는 심정으로 민속약국을 찾아갔습니다.

민속약국에서는 먼저 간단한 체질 검사를 하여 내가 소양인이라고 하면서 내 체질에 이롭지 않은 음식은 먹지 말고 이로운 것을 골라 먹으라고 했습니다. 또 마늘 먹는 법과 느릅나무뿌리껍질과 생강, 감초 같은 약재를 여러 가지 넣어 약차를 만들어 마시는 법도 가르쳐 주었습니다. 유황 오리와 여러 가지 한약재를 넣고 달인 약물을 열심히 복용하면서 식이요법과 마늘과 죽염 먹기, 느릅나무뿌리껍질 약차 마시기 등을 약국에서 권하는 대로 열심히 했습니다.

음식을 까다롭게 골라서 먹으니까 집안 식구들에게 불편을 많이 끼쳤습니다. 또 냄새나는 마늘을 날마다 먹기도 쉬운 일이 아니었습니다. 보름쯤 치료를 하니까 몸이 약간 좋아지는 것 같았습니다. 20일쯤 지나니까 속이 더부룩한 증세가 한결 덜하고 소화 능력도 좋아진 것 같았습니다. 이 방법대로 치료를 하고 약을 먹으면 내가 살 수 있겠구나 하는 생각이 들었습니다.

한 달 뒤에 약을 한 번 더 지어 먹고, 다시 한달 뒤에 한 번 더 지어 먹고 나니까 소화불량이나 속이 불편한 느낌이 완전히 없어졌습니다. 몸도 더 좋아져서 주위 사람들한테서 얼굴이 훤해졌다 또는 얼굴에 살이 붙었다는 소리를 흔히 들었습니다. 약을 먹고 약차를 마시고 마늘을 먹는 것 등 치료법이 좀 번거롭기는 했지만 분명히 몸은 건강해졌습니다.

5개월 동안 약을 복용하였더니 위장 장애 같은 것은 없어졌고 몸이 다 나은 것 같았습니다. 그 뒤부터는 유황 오리를 달인 약물만 끓고 마늘 먹기, 약차 마시기, 식이요법 등은 계속했습니다. 암을 뿌리뽑으려면 꽤 많은 시간이 걸린다고 하기에 몇 달 동안을 더 치료를 계속했습니다.

처음 암 판정을 받은 지 꼭 1년 만에 종합병원에 가서 검사를 받았습니다. 검사 결과는 모든 것이 정상이었습니다. 위장 기능도 좋고 다른 장부에도 문제가 없다고 했습니다.

병을 고치는 데에는 체질에 맞는 음식을 골라 먹는 지혜가 매우 중요한 것 같습니다. 암이 대개 음식을 잘못 먹어서 이를테면 가공된 음식, 오염된 음식, 상한 음식을 먹거나 체질에 안 맞는 음식을 먹기 때문에 암을 비롯한 갖가지 병이 생긴다고 들었습니다. 암 환자는 체력이 급격히 약해지기 쉬우므로 몸에 맞는 음식을 부지런히 잘 먹어서 체력을 돋구는 것이 매우 중요하다는 것을 느꼈습니다. 약도 중요하지만 몸에 힘이 있어야 그 약을 몸에서 받아들일 수 있다는 것을 나는 경험을 통해서 배웠습니다. 못 먹으면 기운이 떨어져 암과의 싸움에서 이길 수 없게 됩니다. 체질에 맞는 음식을 부지런히 먹어서 기운이 딸리지 않게 하는 것이 암 치료에서 가장 중요한 부분이라고 생각합니다.

암으로 고통받는 이들에 내 이야기가 작은 희망이 되고 도움이 되기를 바라마지 않습니다.

간암

 나는 전북 전주에 사는 사람으로 이름은 이정욱입니다.
나이는 예순여덟이고 2년 전에 간암으로 죽을 지경에
이르렀다가 감쪽같이 나았기에 그간의 얘기를 적어 볼
까 합니다.

나는 나이 예순 다섯이 될 때까지 몸의 별 이상을 모르고 살아왔
습니다. 간혹 감기에 걸리거나 허리가 아프거나 하는 일은 있었지
만 암이나 당뇨병 같은 무서운 병이 나한테 닥치리라곤 생각을 못
했습니다.

1995년 5월 무렵 음식을 먹기만 하면 뱃속에서 꾸럭꾸럭 소리
가 나고 소화가 잘 안되는 것 같았습니다. 소화제를 먹으면 조금
낫는 듯하여 처음에는 소화제를 열심히 먹었지만 그것도 좀 지나
니까 전혀 효력이 없는 것 같았습니다.

갈수록 소화가 더 안되고 몸이 나른하여 아무것도 하기 싫으며

암을 고친 이야기

모든 일이 짜증스러워지더군요. 그 동안에 몸무게도 6킬로그램이 줄어 68킬로그램 나가던 것이 62킬로그램이 되었습니다. 아무래도 큰 병이 난 것 같아 전주에 있는 종합병원에 가서 종합 검진을 받고, 또 서울에 있는 더 큰 병원에 가서 검사를 받았습니다.

검사 결과 간암 말기라는 판정이 나왔습니다. 이미 병이 너무 깊어 수술을 할 수도 없고 항암제 치료 같은 것도 별로 도움이 안 된다고 했습니다. 몇 달 뒤에 죽을 수밖에 없다는 것이었습니다.

병원에서 나와 가만히 앉아 죽기만을 기다릴 수도 없고 하여 물에 빠진 이가 지푸라기라도 잡는 마음으로 이것저것 좋다는 것을 알아보고 있는 중에 가까운 친척한테서 익산에 있는 민속약국에서 암을 고친 사례가 많다는 얘기를 들었습니다.

배에 물이 차서 고통스럽고 음식도 거의 먹지 못하는 상태에서 민속약국을 찾아갔습니다. 거기서 약을 주문하여 복용하고 또 권하는 대로 체질에 맞게 음식을 가려 먹고 산나물이나 야채 등을 많이 먹는 것으로 식단을 바꾸었습니다. 약물은 처음에는 먹기가 힘들었지만 열흘쯤 지나니까 좀 나아졌습니다.

또 오리탕을 많이 먹으라고 권하길래 오리탕을 수시로 먹고 또 소금 대신에 죽염으로 모든 음식에 간을 했습니다. 다슬기가 간질환에 좋다고 하여 거의 하루도 빼놓지 않고 다슬기국을 먹었는데 분명히 다슬기국을 먹고 나면 속이 편해지는 것을 느꼈습니다.

약을 먹고 음식을 가려먹는 것이 쉬운 일이 아니지만 이대로 해야 살아날 가망이 있다는 믿음이 들어 나름대로 성실하게 치료와 투병 생활을 했습니다. 배 위에 링 받침대를 놓고 그 위에 큰 밤톨만한 쑥을 얹어 놓고 뜸을 뜨는 것도 하루에 1~2시간씩 거의 빼놓지 않고 하고 마늘도 구워서 열심히 먹었습니다.

치료를 시작한지 한 달쯤 뒤부터 소화 기능이 좋아져서 음식을 잘 먹을 수 있게 되고 복수가 차는 일도 없어졌습니다. 이대로 가면 틀림없이 낫겠구나 하는 확신과 희망이 생겼습니다. 두 달, 석달이 지나면서 몸이 더욱 좋아지고 힘이 났으며 6개월쯤 지나니까 누가 봐도 환자라고 볼 수 없을 만큼 건강해졌습니다. 6킬로그램이나 빠졌던 몸무게도 제자리로 돌아왔습니다.

치료를 시작한지 1년이 지났을 때 의사인 친척에게 내 병이 다 나았는지 어쩐지 한번 검사를 해 보자고 부탁했습니다. 그랬더니 그 의사는 몸이 그만큼 좋아진 것을 보면 틀림없이 나았을 것이니 일부러 돈을 들여 검사를 할 필요가 없다고 했습니다. 또 암 검사가 몸에 아무런 도움이 되지 않는다고 했습니다. 그러니 검사 받을 생각을 하지 말고 지금까지 치료를 해 온 대로 치료를 계속하는 것이 좋겠다고 하더군요.

나는 지금까지 냉이, 취나물, 머위, 달래 같은 나물들을 많이 먹고, 느릅나무뿌리껍질에 생강, 감초, 대추 같은 것을 넣고 끓인 약차를 늘 마시고 있습니다. 다슬기국도 거의 빼놓지 않고 날마다 먹고 있습니다. 마늘도 많이 먹고 음식도 몸에 맞는 것으로 가려먹고 있습니다.

암이 반드시 죽는 병은 아닌가 봅니다. 치료 방법이 없는 것이 아닌데 사람들이 좋은 방법을 찾지 못하고 있기 때문에 암으로 죽는 사람이 많아지는 것 같습니다. 내가 암과 싸워 이긴 이야기가 같은 병을 앓고 있는 많은 분들에게 조금이나마 도움이 되기를 바랍니다.

간경화

나는 전북 군산에서 조금 떨어진 농촌에서 농사를 짓는 사람입니다. 나이는 마흔 아홉이고 이름은 김성봉입니다. 몇 년 전부터 몸이 몹시 피곤하고 음식이 잘 소화되지 않는 등의 증세가 있어 병원에 가서 종합 검사를 받았습니다. 검사 결과는 놀랍게도 간경화였습니다. 의사 선생이 처방해 주는 대로 약을 복용하면서 지냈습니다. 간경화는 몸을 무리하지 말아야 된다고 했지만 농사를 짓다 보니 일이 많고 일을 안할 수도 없었습니다. 조금 힘드는 일을 하고 나면 몸이 견딜 수 없이 아팠습니다.

여러 번 심하게 아플 적마다 병원에 입원하여 치료를 받기도 하고 또 이것저것 좋다는 약도 먹어 보았지만 별효과는 없었습니다.

간이 부어 올라 갈비뼈 밑에 딱딱한 덩어리가 만져지고 몸은 바짝 야위었으며 아무 일도 않고 가만히 누워서 손가락 하나 움직이는 데도 온몸이 피로했습니다.

그러나 사람 죽으라는 법은 없는지 고향 후배가 익산의 민속약국이란 데에 근무하는데 거기 약을 먹고 갖가지 암을 비롯, 간경화, 중풍, 관절염 같은 병원에서 못 고치는 어려운 병을 고친 사례가 많다는 얘기를 들었습니다. 아무 일도 못하고 집에서 쉬고 있던 터여서 그 얘기를 들은 즉시 민속약국으로 찾아갔습니다.

민속약국에서는 간의 기능을 되살려 주는 약을 지어 주는 한편 체질에 맞는 식이요법, 마늘과 죽염 복용, 쑥뜸 요법 등을 권했습니다. 산머루덩굴, 지구자나무, 느릅나무 껍질 같은 것이 좋다 하여 그것들로 차를 끓여 물대신 늘 먹기도 했습니다. 민속약국의 치료법은 내가 보기에는 한의학도 아니고 서양 의학도 아니고 민간 요법도 아닌 것 같았습니다. 그것은 자연 치유력을 높이고 몸의 면역력을 키워 주는 자연 요법이라고 해야 옳을 듯 했습니다.

약물을 복용하면서 식이요법, 약차 마시기 등을 계속하였더니 차츰 몸이 좋아졌습니다. 심한 피로감, 간장, 부위의 아픔, 소화불량 등이 없어지고 몸이 가벼워졌습니다. 치료를 시작한지 2개월이 지나면서부터는 복수가 차는 일도 없어졌고 밖에 나가서 힘들지 않은 일은 할 수가 있게끔 되었습니다.

3개월쯤 지나고 나서 늘 다니던 종합병원에 가서 진단을 받았습니다. 검사 결과는 간 기능에 아무런 탈이 없는 것으로 나왔습니다. 병원에서 도저히 치료가 불가능하다는 병이 3개월 만에 거의 다 나아 버린 것입니다.

그러나 경제 사정이 넉넉치 못하고 몸도 이제 거의 나은 듯하고 하여 약을 그만 먹으려 하였더니 제 아내가 막무가내로 완치될 때까지 먹어야 한다고 우겼습니다. 하는 수 없이 아내의 말을 따라 3개월 동안 약을 더 복용하고 치료를 계속했습니다. 병은 단번에 뿌리를 뽑지 않으면 두고두고 사람을 괴롭히는 법입니다.

간은 어지간히 탈이 나서는 겉으로 아무 증상이 나타나지 않고 증상이 나타났을 때에는 이미 간의 80퍼센트 이상이 망가진 상태라는 겁니다. 또 망가진 간을 25퍼센트쯤만 회복시켜 놓으면 몸에 아무런 증상도 나타나지 않는다고 합니다. 그러므로 간병은 철저하게 치료하여 병의 뿌리를 뽑는 것이 무엇보다도 중요합니다.

6개월 동안 약을 복용하며 치료를 한 뒤로는 몸이 정상으로 회복되어 지금은 힘든 농사일을 하는 데도 아무런 지장이 없습니다. 몸이 좋아졌다 하더라도 다시 간이 나빠지지 않도록 주의해야 한다고 해서 요즘도 가끔 다슬기국을 끓여 먹거나 지구자나무나 느릅나무뿌리껍질, 산머루덩굴 같은 것으로 차를 달여 먹는 것 등으로 건강 관리를 하고 있습니다.

지금도 완벽하게 다 나은 것이라고 생각하지는 않지만 이대로 몸을 무리하지 않으면서 생활하기만 한다면 다시 악화되거나 하는 일은 없을 것이라고 믿고 있습니다.

내가 어려운 병을 고치도록 잘 내조를 해준 아내와 민속약국의 관계자분들, 그리고 고향 후배에게 고마운 마음을 전합니다.

위암

나는 경상북도 포항에 사는 정순임입니다. 나이는 마흔한 살이고 자그마한 가게를 운영하고 있습니다.

내가 위암에 걸린 것을 안 것은 96년 3월입니다. 건강에 별 탈없이 지내고 있던 중에 언제부터인가 몸이 축 처지고 피로하고 소화가 잘 되지 않는 증상이 나타났습니다. 가벼운 위장병이려니 여겨 소화제나 위장약을 먹으며 한동안을 지냈습니다. 그런데 어찌된 것인지 속이 거북한 증상이 약을 먹은 뒤에는 없어지는 듯하다가 조금 지나면 더 심해지곤 하는 것이었습니다. 가끔씩 속이 쓰리고 구토가 나기도 했습니다. 이제 정말 위장이 많이 나빠진 모양이다 했습니다.

아무래도 예사로운 병이 아닌 것 같아 포항에 있는 한 종합병원에 가서 종합 검사를 받았더니 뜻밖에도 위암으로 판정이 났습니다. 그것도 수많은 종양 덩어리들이 포도알 모양으로 위 속에 퍼져 있다는 것이었습니다.

남편과 나는 깜짝 놀라서 혹 진단을 잘못했을 수도 있다고 생각하여 서울로 올라가 큰 대학병원에서 검사를 받았습니다. 검사 결과는 마찬가지로 암이 더 심해져 있다는 것이었습니다.

의사 선생님은 수술을 권했고, 낙담해 있던 나는 본래부터 수술에 대한 공포감과 거부감을 갖고 있던 터여서 수술하지 않고 치료를 하는 방법을 찾지 못하면 그때 가서 수술하기로 마음을 먹고 포항으로 내려왔습니다. 며칠을 집에 있으면서 여기저기를 수소문하던 중에 전북 익산에 있는 민속약국에서 암 환자를 많이 고쳤다는 얘기를 들었습니다. 암 말기에 이르러 수술도 할 수 없게 된 환자가 민속약국의 약을 몇 달 동안 먹고 완전히 나았다는 것이었습니다.

설마 그렇게 좋은 약이 있을까 하는 의심이 들었지만 몸이 더욱 나빠진 데다가 더 찾아 볼 데도 없고 하여 민속약국까지 먼 길을 찾아갔습니다.

민속약국 약사님은 먼저 내 체질을 감별하여 식이요법에 대한 설명을 해준 다음에 뜸뜨는 법, 마늘 먹는 법, 약차 마시는 법, 약물 복용하는 법 등을 상세하고 친절하게 가르쳐 주었습니다.

체질 검사를 해 본 결과 나는 소양 체질이어서 감자, 고구마, 찹쌀, 사과, 귤 같은 것이 몸에 별로 좋지 않다고 했습니다. 나는 평소에 고구마, 감자, 사과, 귤 같은 것을 아주 좋아했기 때문에 혹시 그런 것들을 너무 많이 먹어서 위장병이 생긴 것이 아닌가 하는 생각이 들었습니다.

약 한 보따리를 갖고 집으로 돌아와서 약국에서 권하는 대로 치료를 시작했습니다. 죽염을 입에 물고 있다가 삼키는 일, 마늘을 구워서 하루 열 통씩 먹는 일, 느릅나무뿌리껍질과 겨우살이, 생강, 감초, 대추 같은 것을 넣고 끓인 약차를 늘 마시는 일, 쑥뜸을 뜨는 일 등이 여간 번거롭고 성가시며 불편하고 정성이 많이 드는 일이 아니었습니다. 오직 병을 고치기 위해서 하루하루를 보내는 것 같았습니다. 마늘도 먹고, 약차도 마시고, 음식도 몸에 좋다는 것만 골라 먹고, 달인 약물도 먹고, 죽염도 수시로 먹고... 먹어야 할 것들이 너무 많더군요. 뜸을 뜨는 것도 쉬운 일이 아니었습니다. 방안에서 뜸을 뜨니까 쑥냄새가 방에 배어 있어 좀체로 사라지지를 않아 애를 먹었습니다. 그렇지만 쑥뜸은 확실히 위장병에 효과가 좋은 것을 느꼈습니다. 쑥뜸을 하고 나면 배가 따뜻해지고 소화가 잘되며 뱃속이 한결 편해지곤 했습니다.

한달 반쯤을 나름대로 열심히 식이요법, 약물요법 등을 하고 나니까 몸에 호전 반응이 나타나는 듯했습니다. 속이 거북하던 증상, 트림이 나던 것, 속쓰림 같은 것들이 없어지고 소화가 잘 되고 밥맛이 좋아졌습니다.

음식을 마음대로 잘 먹게 되니까 얼굴빛이 좋아져서 만나는 사람마다 몸이 좋아졌다는 말을 했습니다. 3개월, 4개월이 지나면서는 거의 완전히 건강을 되찾은 듯 아무런 이상도 느껴지지 않았습니다.

약을 복용한 지 5개월이 지나고 나서 먼저 암이라는 진단을 받았던 병원에 가서 검사를 받았습니다. 의사 선생님은 깜짝 놀라면서 무슨 약을 썼는지 모르지만 암이 흔적도 없이 사라졌다고 했습니다. 내시경 검사에서도 아무런 탈이 나타나지 않았습니다. 걸리기만 하면 죽는 것으로만 알았던 암에서 완전히 해방된 것입니다.

암을 고친 이야기

*참고문헌

〈동의학사전〉 북한과학백과사전출판사, 까치
〈항암본초〉 상민의, 김수철 역주, 바람과 물결
〈약초의 성분과 이용〉 북한과학백과사전출판사
〈동의보감〉 허준
〈향약집성방〉 세종임금 편찬
〈신약〉 김일훈 광제원
〈신약본초〉 김일훈, 광제원
〈죽염요법〉 김윤세, 광제원
〈중약대사전〉 상해인민출판사
〈한방식료해전〉 심상룡, 창조사
〈동의과학연구논문집〉 북한고등교육도서출판사
〈장수학〉 북한과학백과사전출판사
〈동의비방전서〉 연변인민출판사
〈암과 싸우지 마라〉 곤도 마코토, 노영민 옮김, 한송
〈동물성동약〉 고순구, 평양의학과학출판사
〈동약법제〉 북한과학백과사전출판사
〈동의처방대전〉 북한동의과학원
〈동의학개론〉 한상모 외, 북한평양의학출판사
〈쑥뜸 치료법〉 김용태, 서울문화사
〈체질을 알면 건강이 보인다〉 이명복, 대광출판사
외 다수

자연건강총서 1

토종의학 - 암 다스리기

1판 1쇄 발행 · 1997년 4월 10일
1판 4쇄 발행 · 2001년 10월 20일

지은이 · 김인택, 박천수
감수 · 최진규
펴낸이 · 이태권
펴낸곳 · 태일출판사

서울시 성북구 성북동 178-2 (우)136-020
전화 | 745-8566~7 팩스 | 747-3238
e-mail | sodam@dreamsodam.co.kr
등록번호 제2-42호(1979년 11월 14일)

ⓒ 김인택, 박천수 1997
* 잘못된 책은 바꾸어 드립니다.

ISBN 89-8151-071-7 03510
ISBN 89-8151-070-9 (세트)